基础群体药动学和药效学分析

焦 正 主编

科学出版社

北京

内 容 简 介

本书介绍了群体药动学-药效学的基本理论,并基于"金标准"软件 NONMEM 系统地阐述了群体药动学和药效学数据分析的具体过程和方法,包括数据文件的编辑、数据探索性分析、基础模型的建立、协变量的筛选、模型的优化和评价、模拟应用、常见错误及解决方案、数据分析的质量控制等。案例介绍中以抗菌药物万古霉素、抗凝药物华法林和抗癫痫药物丙戊酸为例,详细阐述了群体药动学和药效学模型的建立、优化、评价和临床应用的完整过程。此外,为了帮助读者更深入地学习和应用群体药动学和药效学数据分析、开展相关的研究工作,书中附有丰富的代码,并介绍了分析计划书示例、群体药动学研究报告的大纲示例及研究论文的撰写和示例,NONMEM 的常用辅助工具和供拓展学习的定量药理学资源网站等。

本书适用于具有经典药动学知识的高年级本科生、研究生、医药院校的教师、科研人员、医院药师等,也适用于从事临床药理、定量药理和新药研发等领域的科研人员及制药企业、药品监管部门的工作人员和从事药动学临床药理学等领域的专业人员参考。

图书在版编目(CIP)数据

基础群体药动学和药效学分析 / 焦正主编. —北京:
科学出版社,2019.8
ISBN 978-7-03-061323-3

Ⅰ. ①基… Ⅱ. ①焦… Ⅲ. ①药物代谢动力学 ②药理学 Ⅳ. ①R96

中国版本图书馆 CIP 数据核字(2019)第 102844 号

责任编辑:周 倩 / 责任校对:谭宏宇
责任印制:黄晓鸣 / 封面设计:殷 靓

科学出版社 出版

北京东黄城根北街 16 号
邮政编码:100717
http://www.sciencep.com

南京展望文化发展有限公司排版
广东虎彩云印刷有限公司印刷
科学出版社发行 各地新华书店经销

*

2019 年 8 月第 一 版 开本:787×1092 1/16
2024 年 9 月第十九次印刷 印张:17
字数:372 000

定价:120.00 元
(如有印装质量问题,我社负责调换)

序 1

Preface 1

　　群体药动学-药效学联合模型(PK-PD)分析可定量地描述药物、机体和疾病之间的关系,为新药临床试验定量设计、临床给药剂量优化、个体用药方案制定等提供强有力的工具,属于定量药理学的核心技术。由于 PK-PD 的建模与模拟方法在国外已广泛应用,形成了标准化研究流程和软件,成就了一大批学者、专家和专业化工作岗位。近年来,我国新药研发如火如荼,亟须大量定量药理学专业人员,但高校的常规教学体系不能满足社会对此类人才的需求。鉴于此,焦正教授于 10 年前开办了 PK-PD 建模和 NONMEM 软件培训班,且多年从未间断,在国内形成了品牌效应,并在此基础上撰写此书。

　　本书主要介绍了群体 PK-PD 的基本理论,并以"金标准"软件 NONMEM 为例,系统阐述了开展群体 PK-PD 分析的基本过程和方法。每个章节均有详实的案例。最后一章的案例介绍中,详细地描述了万古霉素和华法林的建模过程。此外,案例介绍中叙述了基于既往的丙戊酸群体药动学报道,采用模拟方法开展依从性相关问题的研究和应用。本书的附录部分还介绍了分析计划书、研究报告的大纲和研究论文的撰写、常见错误提示及解决方案和供拓展学习的网络资源等。因此,本书的出版将帮助从事定量药理、临床药理等领域的专业人员及广大药学的同道提供更好地应用群体药动学和药效学分析相关工具以进行深入学习。

　　焦正教授作为我国著名的定量药理学家,长期从事 PK-PD 的研究,其知识渊博、作风严谨、勤于钻研,有丰富的教学和实践经验,现在又为业内同仁提供了一本实用的定量药理学参考书。他邀我作序,故欣然命笔。

郑青山

上海中医药大学　　　教授,博士生导师
上海中医药大学药物临床研究中心　　主任
中国药理学会定量药理专委会　　主任委员
2019 年 4 月 12 日

序 2

Preface II

焦正教授的《基础群体药动学和药效学分析》一书就要付梓了,这对于渴求进入群体药动学-药效学领域的初学者可说是雪中送炭,对于在新药研发与临床实践中一直从事相关工作的专业人员来说也是一件有意义的事情。

药物进入机体之后往往都要经历吸收、分布、代谢和排泄的过程。药物代谢动力学(以下简称"药动学")应用数学手段,以不同的模型定量地表述这些过程。这一学科的出现使人们对于药物体内过程的认识实现了由定性到定量的升华。但是,机体是一个非常复杂的体系,药物的体内命运在不同的个体之间,甚至在同一个体的不同时间、场合之间都有可能不同。其原因可以从机体和药物两个角度予以考虑。从机体的角度,人口统计学因素和临床因素都可以导致药物的体内行为出现差异。前者包括年龄、体重、性别、种族及肝肾功能等,后者则包括疾病的种类和程度、并发症、合并用药及患者的周边环境等。如果从药物的角度考虑,那么药物的制剂处方和工艺、生产厂家和批号、贮存和运输过程等有可能影响到药物的体内行为。虽然药品说明书给出了生物利用度和药物半衰期等参数,但是人们并不能确定这些参数是否为群体的平均值,是否可以适用于每个真实的个体。

一个人群可以根据所具特征分为不同的亚群,如性别、种族或肝肾功能。实践中,人们观察到在不同的亚群中各种参数都可能有其特有的典型水平,而个体的参数值则在该典型值的周围随机分布。人们还注意到无论是个体之间还是同一个体之内,体内药物水平的观察值也在围绕着一条隐含的曲线上下随机波动。群体药动学在传统药动学的理论基础和模型框架的基础上,有机地结合了统计学的理念和技术。与传统药动学的相同点在于群体药动学也可以估算药动模型中各个参数的典型值;而不同点则在于群体药动学可以估算出这些典型值在不同亚群中可能的差异、各个参数的变异幅度、参数拟合值的信度及模型预测值的信度等。由于这部分的结果是在严格统计学检验和模型验证的基础上完成的,所以具有很好的可信程度。

关于机体内的药物水平(浓度或量)与时间之间的定量关系是药动学研究的内容。但是,人们还会关心给药之后药效发生和变化的过程,关心药效反应与药物水平之间的定量关系,这就是药效学研究的内容。本领域的先驱者 Lewis B. Sheiner 博士对于药效学的研究做出了开创性的贡献,将时间-体内药物水平-药效反应三者通过模型连接在一起,提出了著名的药动学-药效学链式模型。而本书的内容则是这一模型在群体方面的拓展。

随着时间的推移,群体药动学-药效学已经得到了人们越来越广泛的认可。它的出现使人们对于药物体内过程的认识无论是深度还是广度上都实现了又一次里程碑式的飞跃。

群体药动学-药效学的应用主要体现在新药研发、临床合理化用药及药物监管等几个领域。模型化和模拟则是其主要的研究手段。面向群体的模型化和模拟在新药研发领域发挥着越来越大的影响,在降低研究的盲目性,减少研发中的人力、物力和时间成本,规避研发风险等方面产生了有目共睹的效益。因为各种原因,临床患者往往不能进行多次采样,无法获取丰富的观测数据。而群体药动学原理与贝叶斯估算的结合,可以实现对稀疏数据的解析,为临床上的治疗药物监测(therapeutic drug monitoring,TDM)提供了强有力的支持。

群体药动学-药效学是一门实践性非常强的学科,其研究主要通过非线性混合效应模型法的 NONMEM 软件来实现,在理论和实践上均具有一定的难度。焦正教授团队十余年来坚持不辍,每年都开设培训班普及群体药动学-药效学的理论和方法,将一批又一批的有志者引进了这一领域,为学科培育了大量的人才,积极推动了学科的发展。本书是在学员们的迫切要求下,在总结历届办班教学的经验基础上撰写完成的。全书既介绍了相关的基本原理,也注重于 NONMEM 软件的实践应用,并附有研究实例供学习参考。通过学习,相信初学者可以初步掌握群体方法的基本原理、思路和手段,而已经具有一定实践经验的人员则可以进一步加深对于学科的理解,并提高以模型化和模拟方法解决药学实践中所遇问题的能力。

尽管群体药动学-药效学的出现距今已近 50 年,但是依然是一门朝阳学科,无论是在新药研发、临床药学方面,还是在药品监管方面都发挥了不可替代的作用,具有广阔的发展前景。美国食品药品监督管理局(Food and Drug Administration,FDA)在 2004 年颁布的白皮书——*Challenge and Opportunity on the Critical Path to New Medical Products* 中推荐基于模型的新药研发(model based drug development,MBDD);近年更有人提出了模型指导的新药研发(model informed drug development,MIDD)的理念。同时,群体药动学-药效学还是一门有趣的学科,在模型化和模拟中,人们可以时时体会到数学的神妙,在成功建模、获得优美拟合曲线后体会到成功的喜悦,也可以在所做假设得到模型印证时获得很大的成就感!

所以,我在此将郑重向大家推荐此书。

卢炜

北京大学药学院　　　教授,博士生导师

中国药理学会定量药理专委会　　　副主任委员

2019 年 3 月 25 日

前　言

Foreword

群体药动学-药效学理论从萌芽至今已近 50 年,现已得到各国药政审评部门的认可和推荐,广泛应用于新药研发和临床个体化用药实践,大大提高了新药的研发效率、优化了患者的药物治疗方案,造福于患者。在我国,该理论自引入至今也已逾 30 年。近年来,随着我国新药研发实力和能力的不断提升及经费投入的快速增长,越来越多的国内学者和专业人员关注、应用该理论。近年来,群体药动学-药效学理论不断发展,与疾病、临床试验、药物治疗等紧密相结合,作为定量药理学的重要基石,在药物研发和应用等领域发挥着越来越大的作用。

笔者投身群体药动学-药效学的教学、研究和实践 20 余年,深感国内专业人员对该理论的学习和实践之不易。本领域一直缺乏系统的入门介绍书籍。基于多年的教学培训经验,笔者撰写此书作一尝试,抛砖引玉,以期能符合国内医药学教育背景的专业人员阅读和学习,为学科的普及和发展尽一份绵薄之力。

本书介绍了群体药动学-药效学的基本理论,并以"金标准"软件 NONMEM 为例,系统阐述了群体研究和数据分析的具体过程和方法,包括数据文件的编辑和质量控制、数据探索性分析、基础模型的建立、协变量的筛选、模型的优化和评价、模拟应用和常见错误及解决方案。此外,本书以常用抗菌药物万古霉素和抗凝药物华法林为例,详细地叙述了群体药动学-药效学的建模过程,并介绍了采用模拟方法开展用药依从性相关问题的研究和应用,以期使读者能更好地理解相关理论知识。此外,本书的附录中还介绍了常用工具软件和供拓展学习的资源网站,旨在使读者能更好地应用相关计算工具和深入拓展学习。

本书适用于具有经典药动学知识的高年级本科生、研究生、医科院校的教师、科研人员、医院药师等阅读。也适用于从事临床药理、定量药理和新药研发等领域的科研人员,以及制药企业、药品监管部门的工作人员和从事药动学、临床药理等领域的专业人员阅读。

本书在撰写过程中得到了历年培训班的学员和进修学员的支持、鼓励和鞭策。他们的热情和鼓励是我们工作的源泉和动力。此外,相关工作也得到了众多研究生们的帮助,没有他们的艰辛付出,本书也无法如期成稿。

　　囿于笔者的学识有限,加之群体药动学-药效学领域日新月异的发展,错漏之处也恳请各位批评指正。

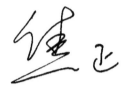

上海交通大学附属胸科医院　　教授,药剂科主任

中国药理学会定量药理专业委员会　　副主任委员

2019 年 3 月 25 日

目 录

Contents

附录　　　　　　　　　　　　　　　　　　　　　　　　　　　　210

第1章 概 论

第一节 发展史和定义

一、发展史

群体药动学-药效学理论的起源可追溯至 20 世纪 60 年代末。Lewis B. Sheiner 和 Roger Jeferill 开启了应用药动学-药效学理论开展个体化用药的先河。1972 年,Lewis B. Sheiner 正式提出了群体分析的概念,并介绍了应用贝叶斯法计算个体参数的方法。

1977 年,Lewis B. Sheiner 等首次系统阐述了非线性混合效应模型的理论,并以地高辛为例,叙述了应用该理论分析临床稀疏数据、获取群体药动学特征的过程。1980 年,Lewis B. Sheiner 和 Stuart Beal 成功开发了首个群体药动学-药效学计算软件——NONMEM(nonlinear mixed effects modeling)。该软件的诞生代表了该技术从理论真正走向了实践应用。同时,该软件通过不断地改进和升级,至今已成为群体药动学-药效学数据分析的"金标准"软件,也是应用最为广泛的定量药理建模和模拟软件。

1997 年,Lewis B. Sheiner 又提出了新药研发中的"学习和确认"(learn and confirm)循环,为群体药动学-药效学理论成功应用于新药研发的各个阶段铺平了道路。同年,美国食品药品监督管理局(Food and Drug Administration,FDA)颁布了《群体药动学制药工业指南》的草案。经过两年的多方意见征询和反复修订,1999 年美国 FDA 颁布了该指南的正式稿。该指南的颁布标志了该理论走向了成熟,并被业界广泛认可,成为新药研发的重要方法之一。之后,欧洲、日本、澳大利亚等国家或地区的药政审评部门和各国制药企业也纷纷认可,并采纳了该技术,将其广泛应用于新药研发的各个阶段。

在我国,1986 年中国科学院上海药物研究所的曾衍霖研究员撰文,首次引入了群体药动学的概念;1987 年,孙瑞元教授编著出版了国内第一本该学科专著——《数学药理学》;同期,成立了中国的学术组织——中国药理学会数学药理专业委员会(2014 年更名为中国药理学会定量药理专业委员会)。20 世纪 90 年代,南京军区总医院陈刚教授团队在国内率先开展了系列群体药动学研究和临床实践工作。2014 年以来,我国药品审评中心在多项技术指导原则中纳入了群体药动学研究方法。随着我国新药研发的发展和进步、临床个体化精准用药的需求及国家大健康战略的实施和推进,群体药动学-药效学理论必将发挥越来越重要的作用。

二、定义

1999 年,FDA 发布的《群体药动学制药工业指南》对群体药动学作出如下定义:"群体药动学是在目标人群中,鉴别影响药动学的生理和病理等因素。这些因素带来的影响具有临床意义,须据此进行剂量调整。"经典的药动学-药效学分析需要对每个受试者采集多个样本,才能获取和计算所需的药动学和药效学参数,而群体分析方法可充分利用临床的稀疏采样数据进行分析。对每个研究对象仅须采样一个到数个样本,即可估算个体的特征参数,有利于在实际患者人群(尤其特殊人群)中开展研究,如老年人、新生儿、孕产妇和危重症患者等。

群体药动学考察药物在体内的吸收、处置等过程,而群体药效学分析体内的药物浓度与疗效的关系。群体药动学-药效学是定量药理学的基石,定量描述了药物、机体和疾病之间的关系,可作为新药研发、临床制定和优化给药方案的强有力工具。

第二节　研究内容和应用

一、研究内容

群体药动学-药效学理论是建立在经典药动学-药效学理论基础之上,将其与统计学模型相结合,考察目标群体中药动学和药效学的群体特征。"群体"指根据研究目的所确定的研究对象的集合。"群体特征"包括群体平均值或典型值(typical value),也包括由于不同个体在生理、病理、遗传等方面的差异所导致的变异。群体分析方法可定量解析群体中变异的大小及影响因素的作用。

群体药动学-药效学研究可充分利用药物研发中各个阶段的试验信息,将多个不同试验设计的临床研究数据进行汇总分析,更为准确地描述药动学-药效学特征,并据此进行剂量选择和临床试验模拟,比较和优化给药方案。此外,通过群体分析还可研究药物和药物之间、药物和食物之间的相互作用,分析发生相互作用的机制;明确药动学和药效学变异性的来源,据此优化给药方案等。将群体药动学-药效学分析与疾病进展模型、临床试验设计等其他定量药理学技术相结合,进行知识管理和整合,应用于新药研发决策的制定是近年来的研究领域之一。

此外,将群体药动学-药效学与贝叶斯法相结合,可进行用药方案的选择、制定和调整,还可对长期用药患者的血药浓度监测数据进行依从性评估等。开发更高效的算法和计算工具、紧密连接临床药物治疗实践,也是目前的重要研究内容之一。

二、应用

(一) 新药研发

群体药动学-药效学分析是目前新药研发的重要技术。如图 1-1 所示,该技术贯穿于新药的发现、研发、上市后评价的整个生命周期中,在药物研发的内部决策,后期药政审评的决策等过程中发挥了举足轻重的作用。现已被各国监管部门和人体用药品注册技术要求国际协调会(International Conference on Harmonization of Technical Requirements for Registration of Pharmaceuticals for Human Use, ICH)认可。

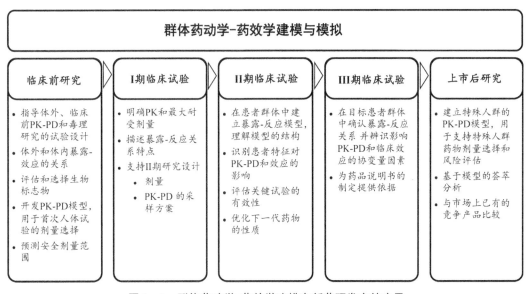

群体药动学-药效学建模与模拟

临床前研究	I 期临床试验	II 期临床试验	III 期临床试验	上市后研究
• 指导体外、临床前 PK-PD 和毒理研究的试验设计 • 体外和体内暴露-效应的关系 • 评估和选择生物标志物 • 开发 PK-PD 模型,用于首次人体试验的剂量选择 • 预测安全剂量范围	• 明确 PK 和最大耐受剂量 • 描述暴露-反应关系特点 • 支持 II 期研究设计 　• 剂量 　• PK-PD 的采样方案	• 在患者群体中建立暴露-反应模型,理解模型的结构 • 识别患者特征对 PK-PD 和效应的影响 • 评估关键试验的有效性 • 优化下一代药物的性质	• 在目标患者群体中确认暴露-反应关系,并辨识影响 PK-PD 和临床效应的协变量因素 • 为药品说明书的制定提供依据	• 建立特殊人群的 PK-PD 模型,用于支持特殊人群药物剂量选择和风险评估 • 基于模型的荟萃分析 • 与市场上已有的竞争产品比较

图 1-1　群体药动学-药效学建模在新药研发中的应用

1. 临床前研究

在新药开发的临床前研究阶段,群体药动学-药效学分析可以处理临床前的稀疏数据,并可与经典的非房室模型分析法相互补充,考察实验动物体内的药动学行为,评估新化合物的临床前药动学-药效学及安全性的特征,支持首次人体试验(FIH)的最大起始剂量和剂量递增方案设计,预测最大耐受剂量等。此外,群体药动学-药效学分析有助于确定药物作用的靶标,加深对药物作用机制的理解。

2. I 期临床试验

一般而言,I 期临床试验以健康人群为研究对象,确定药物的安全有效剂量与最大耐受剂量,并考察其药动学特征。群体药动学分析可提高 I 期临床试验的价值,有助于进一步挖掘 I 期临床试验数据中潜在的有用信息,如食物、性别等因素对药动学行为的影响,从而指导后期的临床给药方案。

3. II 期临床试验

II 期临床试验的目的在于以少量患者人群为对象,通过试验对新药的安全性和有效性做出较确切的评价,是新药研发过程中确定研究策略、目标适应证、治疗方案的重要阶段。该阶段获取的药动学-药效学及疾病进展的定量关系和影响因素,可为后期确证性临床试验中目标人群选择、给药方案优化、样本量大小的确定、药动学-药效学采样方案、风险控制等作出定量评估,为临床试验设计提供指导。

4. Ⅲ期临床试验

Ⅲ期临床试验是以较大范围的患者人群为研究对象,对新药的适应证、疗效和不良反应作进一步评价,是新药研发的中心环节。该阶段临床试验是进一步开展药动学-药效学研究的理想阶段。既往的美国 FDA 审评案例中,有不少实例通过群体药动学-药效学分析修改了前期给药方案,并确定最终剂量。正确地应用该技术,还可成功地从成人的临床研究结果外推至儿童,替代或简化部分儿童的临床试验。

近年来,随着药物研发全球化的发展趋势,国际多中心临床试验数据可以被不同国家和地区的政府监管机构接受。群体药动学-药效学分析可定量考察种族间的差异,支持后期的临床研究设计,或进行合理外推,将国际多中心临床试验数据作为药物上市的直接证据。

5. 上市后研究

新药上市后研究是在更广泛人群中开展试验,重点观察特殊人群的应用、药物相互作用和罕见的不良反应等,评价特殊人群中的受益和风险关系。群体药动学-药效学建模与模拟可辨识有临床意义的影响因素,如年龄、体重、肝肾功能、合并用药和基础疾病等,用于支持特殊人群的药物剂量选择。此外,还采用基于模型的荟萃分析,比较不同产品的疗效等。

总之,群体药动学-药效学研究可充分利用所获的数据,描述药物和机体之间的关系,考察多种因素的影响。运用该技术指导新药研发,可大大降低临床试验的风险、优化设计方案、加快试验进程,提高临床试验的成功率并降低研发成本。

(二)临床个体化用药

由于药物研发阶段具有局限性,如研究时间短、研究对象是经选择的人群等,与实际患者大不相同。实际患者可罹患多种疾病、应用多种药物治疗等。此外,新药研发阶段获得的最佳给药方案仅针对群体或亚群体层面。对个体而言,无法达到量体裁衣式的个体化用药的效果。合理应用群体药动学-药效学分析方法,可综合考虑患者的个体特征,如生理、病理、遗传等因素,以更精准地制定药物治疗方案。群体药动学-药效学分析方法,不仅应用于药物治疗方案的选择、制定和调整,还可解决一些特殊问题,如用药依从性的判断、制定用药依从性不佳时的补救方案等,均可发挥不可替代的作用和优势。

1. 药物治疗方案的选择、制定和调整

基于药物特征,结合患者生理、病理及疾病的所有信息(如年龄、体重、肝肾功能、基因型、体内药物相互作用等),应用群体药动学-药效学分析方法,可解释药物浓度和药物效应之间的关系及相关的影响因素,计算特定患者达到目标效应所需的给药剂量,在制定个体化给药方案中发挥重要作用。新西兰奥克兰大学的 Nick Holford 教授提出了目标浓度干预(target concentration intervention,TCI)理论,归纳了群体药动学-药效学理论在药物治疗方案的制定和调整中发挥的作用。

如图1-2,上述过程主要分为以下步骤:① 根据患者期望和疾病特点,确定药物治疗的目标效应;② 根据体内的药物浓度和效应之间的关系(药效学)确定目标浓度;③ 根据药物浓度和剂量的关系(药动学),结合患者特征,设计给药方案;④ 评估患者用药后的治疗效果,包括治疗作用和不良反应;⑤ 若结果满意,达到预期目标效应,则终止治疗,或者维持原给药方案并继续随访疗效;⑥ 若评估结果偏离预期值,则须测定体内的药物浓度水平;⑦ 当体内药物浓度与目标浓度不相符时,可结合最大后验贝叶斯法(maximum a posterior Bayesian estimation,MAPB)估算个体的药动学-药效学参数,重新计算给药剂量;⑧ 若体内的药物浓度达到期望的目标浓度时,则须根据患者的疗效和不良反应的情况重新调整目标浓度,即根据该患者的浓度和效应关系(药效学),应用最大后验贝叶斯法计算患者目标效应所对应的目标浓度,进一步调整给药方案。如此往复,直至患者达到并维持预期的目标效应。

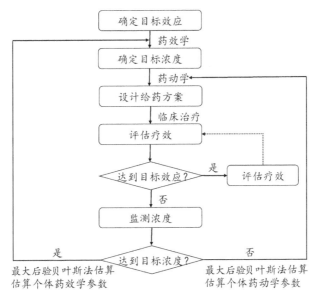

图1-2 目标浓度干预的流程

目前,该方法已广泛应用于抗肿瘤药物、免疫抑制剂、抗感染药物和抗癫痫药物等治疗领域的给药方案的制定,获得了预期的效果。

2. 用药依从性的判断、提高和用药依从性不佳时的补救

患者的用药依从性往往是治疗成败的关键因素之一。良好的用药依从性是合理用药的一个重要方面。尤其在治疗方案有效的情况下,患者的用药依从性就成为保障疗效的决定性因素。长久以来,各方为提高用药依从性作了坚持不懈的努力,但用药依从性不佳在疾病的预防和治疗中普遍存在,是困扰医患双方的难题。在慢性疾病的药物治疗中,用药依从性不佳的问题尤为突出。世界卫生组织(World Health Organization,WHO)的报告

中指出,药物治疗的平均依从率仅约 50%。

当怀疑患者用药的依从性不佳时,常可通过测定体内药物浓度来帮助判断。当体内药物浓度接近或低于定量下限时,可以较容易地判定患者用药依从性差。但在其他情况下(如体内有一定的药物浓度时),用药依从性的判断是一个难题。群体药动学-药效学模型与模拟提供了有效的方法。通过结合体内药物浓度与群体药动学-药效学模型,应用贝叶斯法,可以估算各类用药不依从事件发生的后验概率;或者根据药物的群体药动学特征,模拟不同给药方案和用药依从性场景,计算不同场景下的血药浓度概率分布,为用药依从性的判断提供一种科学的评价手段。

用药依从性和疗效间存在着复杂关系。选择不同给药频次或制剂时,须综合考虑用药不依从带来的后果,从而选择更有利的药物治疗方案。既往的艾滋病抗病毒治疗及抗癫痫药物治疗的研究报道表明:一日一次给药尽管有助于提高用药依从性,但当漏服或晚服药物时可能导致体内的药物浓度波动更大,不利于维持疗效。因此,须进行药动学-药效学分析,制定合理的治疗方案。

在慢性疾病的长期药物治疗过程中,患者不可避免地会因各种原因未按既定方案服药。晚服或漏服药物时如何补救是一个重要的问题。由于缺乏有效的补救指导方案,患者常按个人意愿随意服药,易导致疗效不佳或严重不良反应的发生。应用群体药动学-药效学分析,可对用药依从性不佳的影响进行定量评估,并估算合适的补救治疗方案。上述方法在抗癫痫药物和器官移植术后抗免疫排斥的治疗中已有相关的研究报道。

作为定量药理学的重要组成部分,群体药动学-药效学在"模型指导的新药研发"(model informed drug development,MIDD)中取得了巨大的成效,大大提高了新药研发的效率。但在临床合理用药和个体化用药方面的研究和应用相对滞后。近年来,越来越多的学者提出并推荐"模型指导的精准给药"(model informed precision dosing,MIPD),以期应用群体药动学-药效学等定量药理学理论和技术开展精准治疗。随着对健康和生命质量要求的不断提高,该理论技术必将发挥其应有的巨大作用。

参考文献

国家食品药品监督管理总局. 总局关于发布儿科人群药物临床试验技术指导原则的通告(2016 年第 48 号). http://www.nmpa.gov.cn/WS04/CL2182/300128.html[2019-2-20].

国家食品药品监督管理总局. 总局关于发布药物临床试验的一般考虑指导原则的通告(2017 年第 11 号). http://www.nmpa.gov.cn/WS04/CL2182/300278.html[2019-2-20].

陈文君,周田彦,卢炜. 群体药物动力学及其在新药研究中的应用. 药学学报,2017,52(3):371-377.

焦正,丁俊杰,赵晨妍. 建模和模拟技术在用药依从性研究中的应用. 药学服务与研究,2014,14(6):418-420.

凌静,焦正,钟明康. 目标浓度干预概况及研究进展. 中国药学杂志,2013,48(8):1337-1342.

刘东阳,王鲲,马广立,等. 新药研发中定量药理学研究的价值及其一般考虑. 中国临床药理学与治疗学杂志,2018,23(9):961-973.

孙瑞元. 定量药理学. 北京:人民卫生出版社,1987.

曾衍霖. 临床药代动力学中群体及个体参数的估算. 中国临床药理学杂志, 1986, 2(1): 24-31.

Barrett J S, Shi J, Xie H T, et al. Globalization of quantitative pharmacology: First international symposium of quantitative pharmacology in drug development and regulation. J Clin Pharmacol, 2008, 48 (7): 787-792.

Beal S L, Sheiner L B. The NONMEM system. American Statistician, 1980, 34(2): 118-119.

Holford N. Target concentration intervention: Beyond Y2K. Br J Clin Pharmacol, 2001, 52 (supplement): 55S-59S.

Jelliffe R W. Computer assistance in digitalis dosage. Federation Proc, 1968, 27: 348.

Keizer R J, Ter Heine R, Frymoyer A, et al. Model-informed precision dosing at the bedside: Scientific challenges and opportunities. CPT Pharmacometrics Syst Pharmacol, 2018, 7(12): 785-787.

Sheiner L B. Computer-aided long-term anticoagulation therapy. Computers in Biomedical Research, 1969, 2(6): 507-518.

Peck C C, Sheiner L B, Martin C M, et al. Computer-assisted digoxin therapy. N Engl J Med, 1973, 289 (9): 441-446.

Polasek T M, Rostami-Hodjegan A, Yim D S, et al. What does it take to make model-informed precision dosing common practice? Report from the 1st Asian Symposium on precision dosing. AAPS J, 2019, 21(2): 17.

Sheiner L B, Halkin H, Peck C, et al. Improved computer-assisted digoxin therapy. A method using feedback of measured serum digoxin concentrations. Ann Intern Med. 1975, 82(5): 619-627.

Sheiner L B, Rosenberg B, Marathe V V. Estimation of population characteristics of pharmacokinetic parameters from routine clinical data. J Pharmacokinet Biopharm, 1977, 5(5): 445-479.

Sheiner L B, Rosenberg B, Melmon K. Modelling of individual pharmacokinetics for computer aided drug dosage. Comput Biomed Res, 1972, 5(5): 441-459.

第2章 基本原理

第一节 基 本 原 理

群体药动学-药效学是一门将统计学模型应用于药理学领域的学科,其目的是用数学表达式定量表征药物在机体的吸收和处置过程、机体对药物的反应过程和疾病进展等,旨在根据患者的特征信息预测药物浓度和疗效,制定和调整给药方案。

个体模型描述个体的数据。群体模型在个体模型的基础上,增加了解释个体间参数变异的大小及来源的模型。混合效应模型是一种同时考察固定效应和随机效应的模型,以及模型参数的分布、集中趋势和离散程度等,以下将作详细介绍。

一、个体模型和群体模型

(一) 个体模型

个体模型是表征个体数据特征的模型,可由一个结构模型和一个统计学模型组成。结构模型即经典的药动学-药效学模型。统计学模型即表征模型预测值与个体观测值差异的模型。后文将模型预测值简称为预测值,个体观测值简称为观测值。构建个体模型可将观测值与预测值相联系,描述观测值和预测值的差异情况。

口服一级吸收和一级消除的一房室模型的药动学模型可由图 2-1 表示。

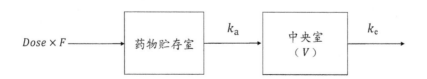

图 2-1　口服一级吸收和一级消除的一房室模型

单次给药后血药浓度随时间的变化可表示为式 2-1。

$$C_{\text{pred},\ i} = \frac{k_{\text{a}} \times F \times Dose}{V \times (k_{\text{a}} - k_{\text{e}})} (e^{-k_e \times t_i} - e^{-k_a \times t_i}) \qquad (\text{式}\,2-1)$$

其中,k_{a} 是一级吸收速率常数,k_{e} 是一级消除速率常数,$Dose$ 是给药剂量,F 是吸收分数,即进入体循环的药量占给药剂量的百分数,V 是分布容积,$C_{\text{pred},\ i}$ 是单次给药后第 i 个时间点的预测值。

预测值与观测值的关系,可用下面的误差模型(式 2-2)表示。

$$C_{\text{obs},\ i} = C_{\text{pred},\ i} + \varepsilon_i \qquad (\text{式}\,2-2)$$

其中,$C_{\text{obs},\ i}$ 是第 i 个时间点的观测值,ε_i 是 t_i 时的观测值与预测值的差值,即随机效应。

通过模型拟合,可计算模型参数(V/F、k_{a}、k_{e})的个体估算值和随机效应的大小。

(二)群体模型

群体模型是在个体模型基础上,增加了个体间变异的模型。个体间变异模型描述了个体参数的变异大小以及变异的来源。群体模型不仅包含了个体模型的所有组分,还包含了个体间变异相关的参数和表征群体特征的子模型,用以描述群体的典型值和变异程度。

群体模型包含了多层嵌套的随机效应。第一层是参数水平,描述了个体模型参数的变异;第二层是个体观测值水平,描述了个体预测值的变异。第二层嵌套在第一层之上,即在不同的参数水平下产生的预测值。随机效应的嵌套性,也是群体模型与个体模型之间的差异所在。

二、非线性混合效应模型

(一)结构模型

药动学结构模型通常包括了吸收模型和处置模型。常见的吸收模型包括简单的零级吸收模型、一级吸收模型,以及复杂的渐进吸收模型、混合吸收模型、威布尔吸收模型等。一般可选择简单的模型来描述药物的吸收过程。但对于需要准确估算药物的达峰时间和峰浓度,或描述不同时间段的吸收过程、吸收滞后等特殊的吸收过程,可采用上述复杂的吸收模型。

药物的处置模型常用房室模型表征,包括一房室、二房室、三房室等。房室数越多,药动学参数也越多,拟合的药动学过程更准确。但是房室数越多,模型也越复杂,易导致参数计算的失败。

在药效学研究中,常用模型包括直接效应模型、效应室模型、翻转模型等。药动学-药效学模型建模过程中可以一步同时拟合药动学和药效学参数,也可先建立药动学模型计算药动学参数,再进一步链接药效学模型计算药效学参数。具体内容将在第 8 章中详细介绍。

（二）固定效应

固定效应是一类特定的或可测量的模型参数，其来源和影响相对明确和固定。固定效应一般用 θ（THETA）表示，θ 的数字下标用来标注不同的固定效应。群体模型中，固定效应参数定义了结构模型参数的群体典型值，如清除率、分布容积、吸收速率和生物利用度等。

固定效应还包括了协变量，即可能影响药动学和药效学的因素，如研究对象的生理（年龄、性别、体重、种族、基因多态性）、病理（疾病类型、并发症、肝肾功能）和其他因素（合并用药、吸烟、饮酒、饮食）等。

例如，描述某个主要经肾脏清除的药物（如氨基糖苷类抗生素）的清除率（CL）时，可用式 2-3 表示。

$$CL = CL_{nre} + CL_{re} = \theta_1 + \theta_2 \times CL_{cr} \qquad \text{（式 2-3）}$$

式中，CL_{nre} 和 CL_{re} 分别表示清除率中非肾清除和肾清除的部分，CL_{cr} 表示肌酐清除率（单位：mL/min）。θ_1 和 θ_2 为固定效应参数，其中 θ_1 表示非肾清除部分的清除率，θ_2 表示与肌酐清除率成恒定正比的比例系数。

（三）随机效应

随机效应是一类未知的、难以测量或不可观测的因素，用来量化固定效应参数无法解释的变异或模型预测误差。

随机效应主要可分为个体间变异（between-subject variability，BSV）和个体内变异（within-subject variability，WSV），后者也称为残差变异（residual variability，RUV）。个体间变异是指个体参数值相对于群体典型值的偏离；个体内变异指个体预测值相对于实际观测值的偏离，两者的含义如图 2-2 所示。个体间变异和个体内变异分别用 η（ETA）和 ε（EPS）表示，一般假设个体间变异和个体内变异均符合正态分布。

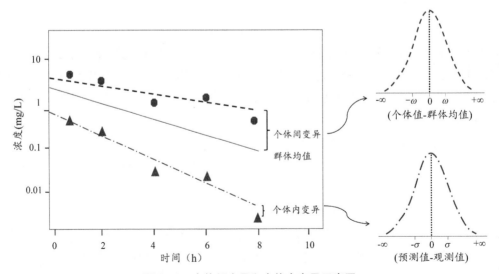

图 2-2　个体间变异和个体内变异示意图

有些研究中,研究周期中包含了多个给药周期或采血周期。此时须考虑场合间变异(inter-occasion variability,IOV),即不同研究阶段中个体药动学或药效学参数的变异。

1. 个体间变异

(1) 定义:个体间变异即个体参数值相对于群体典型值的偏离。当个体间变异较小时,受试者间的药动学行为相似,各受试者间达到目标浓度所需的剂量接近,可使用固定剂量。当个体间变异较大时,统一的固定剂量则不能满足所有用药人群的需求。

此时,若已知变异的来源,则可据此调整剂量。例如,氨基糖苷类抗生素常通过肾脏清除,肌酐清除率是造成个体间变异的原因,因此可通过肌酐清除率进行个体化给药(如式 2-3)。但如果个体间变异大且无法找到变异来源,难以解释患者剂量差异的原因,则需要寻找更合适的个体间变异模型、并估算其大小。

(2) 常用函数表达式:个体间变异常用加和型(式 2-4)、比例型(式 2-5)、指数型(式 2-6)模型等表示。

加和型: $$P_i = \hat{P} + \eta_i \qquad (式 2-4)$$

比例型: $$P_i = \hat{P} \times (1 + \eta_i) \qquad (式 2-5)$$

指数型: $$P_i = \hat{P} \times e^{\eta_i} \qquad (式 2-6)$$

其中, P_i 为个体参数, $\hat{P}$ 为群体参数, η_i 为第 i 个个体的随机效应, η_i 符合均值为 0,方差为 ω^2 的正态分布。

描述药效学参数时,如药物最大效应 E_{max},由于个体间的差异通常在一个数量级内,因此可用加和型模型,如式 2-7、式 2-8。

$$\hat{E}_{max} = \theta_1 \qquad (式 2-7)$$

$$E_{max,\ i} = \hat{E}_{max} + \eta_i \qquad (式 2-8)$$

其中, $\hat{E}_{max}$ 为药物最大效应的群体典型值, $E_{max,\ i}$ 为第 i 个个体的药物最大效应, η_i 是第 i 个个体的随机效应。每个个体的 η 不同,对应的 E_{max} 也不同。

在描述药动学参数时,如消除速率常数 k_e,个体间的差异可能超过一个数量级,此时可用比例模型表示,如式 2-9 和式 2-10;或用指数模型表示,如式 2-9 和式 2-11。

$$\hat{k}_e = \theta_2 \qquad (式 2-9)$$

$$k_{e,\ i} = \hat{k}_e \times (1 + \eta_i) \qquad (式 2-10)$$

$$k_{e,\ i} = \hat{k}_e \times e^{\eta_i} \qquad (式 2-11)$$

常用计算软件 NONMEM 中使用一阶估算法时,在个体间变异水平较低时比例型变异模型和指数型变异模型可得到相同的随机效应估算值。与比例型模型相比,指数型模型可以避免计算时出现负值,更为常用。

2. 残差变异

（1）定义：个体内变异又称为残差变异。为了避免与个体间变异混淆或错误识读，后文中用残差变异一词。残差变异来源于测量误差、实验室间的差异以及模型本身等。其大小反映了预测值相对于观测值的随机变化的程度。残差较大表明同一个受试者在相同剂量和给药间隔内的变异大，模型的预测性不佳。若一个线性动力学药物的残差变异较小，在每个给药间隔内的药动学行为一致，则可准确地预测浓度，并提供理想的治疗方案。

（2）常用函数表达式：残差变异可用加和型（式 2 - 12）、比例型（式 2 - 13）、结合型（式 2 - 14）和对数型（式 2 - 15）模型等表示。

加和型：
$$Y = F + \varepsilon_1 \qquad\qquad (式 2 - 12)$$

比例型：
$$Y = F \times (1 + \varepsilon_1) \qquad\qquad (式 2 - 13)$$

结合型：
$$Y = F \times (1 + \varepsilon_1) + \varepsilon_2 \qquad\qquad (式 2 - 14)$$

对数型：
$$Y = \log(F) + \varepsilon_1 \qquad\qquad (式 2 - 15)$$

式中，Y 为观测值，F 为模型预测值，ε 为残差变异。残差变异符合均值为 0、方差为 σ^2 的正态分布。其中对数型模型假设残差变异为对数正态分布，且 F 须为正值。

残差模型的选择应符合药动学和药效学特征以及观测值的范围。当药动学和药效学观测值的范围在一个数量级以内时，如稳态谷浓度或恒速静脉滴注时的稳态血药浓度，可以选择加和型残差变异模型描述。当药动学或药效学数据的范围大于一个数量级时，可考虑选择比例型残差变异模型。

在选择残差变异模型时，须注意不同模型中预测值与残差变异的关系。如图 2 - 3 所示，加和型和对数型模型的残差是一个固定值，比例型和结合型模型的残差会随着预测值的增大而增大。比例型模型预测值趋近 0、残差亦趋近 0，而结合型模型在预测值趋

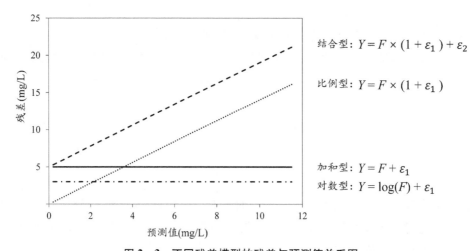

结合型：$Y = F \times (1 + \varepsilon_1) + \varepsilon_2$

比例型：$Y = F \times (1 + \varepsilon_1)$

加和型：$Y = F + \varepsilon_1$

对数型：$Y = \log(F) + \varepsilon_1$

图 2 - 3　不同残差模型的残差与预测值关系图

于0时,残差逐渐趋于一个常数。此外,须注意图2-3中对数型的预测值(Y)指经对数转换后的浓度值。

通过绘制加权残差-预测值的散点图,可初步评估两者之间是否存在相关性。模型诊断图及相关内容将在第6章中详细论述。

3. 场合间变异

场合间变异(inter-occasion variability, IOV)表示个体的药动学或药效学参数在不同研究阶段中的变异,如在不同的给药周期或不同的采血周期中清除率的变异等。忽略场合间变异可影响个体参数估算值的准确性。图2-4展示了有无清除率场合间变异时的药-时曲线。

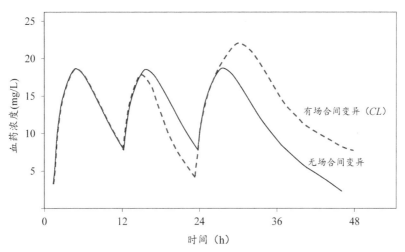

图2-4 清除率有/无场合间变异时的药-时曲线

IOV 与个体药动学或药效学参数的关系可表示为

$$k_{e, \text{in}} = \left[k_{e, \text{pop}} + \kappa_n \right] + \eta_i \qquad (\text{式 } 2-16)$$

式中,$k_{e, \text{in}}$ 表示第 i 个个体在第 n 个场景中的一级消除速率常数;$k_{e, \text{pop}}$ 是群体一级消除速率常数;κ 表示场合间变异,符合均值的 0、方差为 π^2 的正态分布;η 表示个体间变异,符合均值为 0、方差为 ω^2 的正态分布。

第二节 估 算 方 法

目前,模型参数的估算方法主要有参数法、非参数法和贝叶斯法。与非参数法相比,参数法的应用更为广泛。参数法中一阶条件估算法(first order conditional estimation,FOCE)、含个体间和个体内变异交互作用的一阶条件估算法(first order conditional estimation with inter- and intra-subject variability interaction,FOCE-I)是最经典的计算方法。贝叶斯法综合了未知参数的先验信息和观测样本信息,根据贝叶斯定理,推断后验信息和未知参数。

一、参数法

参数法是在假设模型参数服从正态分布(或对数正态分布)的前提下,结合经典的药动学和药效学理论与混合效应模型(固定效应和随机效应),直接求算出群体药动学和药效学参数。该法是目前群体药动学和药效学研究中使用最为广泛的一种方法。

1977 年,Sheiner 教授提出的非线性混合效应模型法(nonlinear mixed effects modeling, NONMEM)采用了参数法估算群体参数。传统方法一般先计算个体参数,进而计算群体参数。而非线性混合效应模型法通过统计学模型来处理分析患者的特征信息(病理生理学信息、给药剂量等)、观测值(如血药浓度等)以及可能的误差。参数估算时,采用了扩展最小二乘法(extended least square, ELS 法),一步求算所有的群体参数。

常用的 NONMEM 软件包提供了多种参数估算方法,包括一阶估算法(first order, FO)、FOCE、FOCE-I、拉普拉斯法(Laplace)等。在 NONMEM 7 以上版本的软件中,还增加了新的算法,包括迭代两步法(iterative two-stage method)、蒙特卡洛抽样重要最大期望值法(Monte Carlo importance sampling expectation maximization method)、随机近似最大期望值法(stochastic approximation expectation maximization method)等。其中 FOCE 和 FOCE-I 的估算结果准确可靠,是经典的计算方法。

二、非参数法

与参数法不同,非参数法无须假设参数符合正态分布(或对数正态分布)即可求算参数,适用于多种概率分布或联合分布的数据。目前,基于非参数法原理的算法有非参数最大似然法(nonparametric maximum likelihood,NPML)、非参数最大期望值法(nonparametric expectation maximization,NPEM)、半非参数法(semi nonparametric,SNP)、非参数自适应网格法(nonparametric adaptive grid,NPAG)等。Pmetrics 软件和 NONMEM 7.2 以上版本软件纳入了相关算法。

三、贝叶斯法

贝叶斯法由英国学者托马斯·贝叶斯创建。其基本原理是根据某一事件既往发生的概率特征,预测之后发生该事件发生的可能性。在群体药动学-药效学研究中,贝叶斯法可以根据群体内的参数分布特征和个体实际的观测数据(如血药浓度、生物标志物浓度、药效学效应值等),估算最大概率的个体参数,其表述如下:

$$P(\phi \mid C) = \frac{P(C \mid \phi)P(\phi)}{P(C)} \tag{式 2-17}$$

式中,ϕ 表示模型参数值,C 表示个体观测数据。$P(C)$ 和 $P(\phi)$ 分别是 C 和 ϕ 的先

验概率（或边缘概率）；$P(\phi|C)$ 表示在已知 C 发生的情况下 ϕ 的发生概率，称为后验概率；$P(C|\phi)$ 表示在已知 ϕ 发生的情况下 C 的发生概率，称为似然度。在群体药动学-药效学研究中，贝叶斯法是基于个体观测数据寻找一组最有可能的参数解，即 $P(\phi|C)$。

最大似然法（maximum likelihood）估算参数时，假设参数是固定且未知的，但研究数据稀疏、数据不满足正态分布或模型过于复杂时，最大似然法易致计算失败。与最大似然法不同，贝叶斯法在参数估算时纳入了先验信息，并假设模型参数是随机的。例如，马尔科夫链蒙特卡洛（Markov Chain Monte Carlo，MCMC）贝叶斯法无须假设参数的分布形式，可从某个建议分布（proposal distribution）中抽取样本，获得稳定的后验分布，进而分析计算。在稀疏数据建模分析时，MCMC 贝叶斯法可作为参数估算的方法。此外，最大似然法的结果通常是点估算值，如平均值；而贝叶斯法获得的通常是参数的概率分布。

与最大似然法相比，贝叶斯法估算参数基于先验信息，具一定主观性。当使用不同的先验信息时，可得到不同的估算结果。因此，贝叶斯法估算的可信度也取决于先验信息的可信度。尽管如此，贝叶斯法在医学研究中的应用仍日益增加。2010 年，美国 FDA 颁布了关于应用贝叶斯法分析医疗设备数据的指导原则。当传统的概率方法失败时，贝叶斯法常常作为替代方法使用。2011 年，NONMEM 7.2 以上版本软件纳入了 MCMC 贝叶斯算法。目前，该方法也成为群体数据分析中的重要算法之一。

参考文献

蒋新国. 现代药物动力学. 北京：人民卫生出版社，2011：106-123.

张弨，单爱莲，赵荣生，等. 群体药代动力学研究方法. 中国临床药理学杂志，2013，29（9）：643-646.

Anders N. Kristoffersson, Lena E. Friberg, Joakim Nyberg. Inter occasion variability in individual optimal design. J Pharmacokinet Pharmacodyn, 2015, 42(6): 735-750.

Hiroyuki Y, Yasuhiko I, Taku S, et al. Markov Chain Monte Carlo bayesian analysis forpopulation pharmacokinetics of dasatinib injapanese adult subjects with chronic myeloidleukemia and philadelphia chromosome positiveacute lymphoblastic leukemia. Jpn J Clin Pharmacol Ther, 2012, 43(1): 29-41.

Owen J S, Fiedler-Kelly J. Introduction to population pharmacokinetic/pharmacodynamic analysis with nonlinear mixed effects models. Hoboken: John Wiley & Sons, Inc., 2014: 9-27.

Trägårdh M, Chappell M J, Ahnmark A, et al. Input estimation for drug discovery using optimal control and Markov Chain Monte Carlo approaches. J Pharmacokinet Pharmacodyn, 2016, 43(2): 207-221.

Food and Drug Administration. Guidance for the use of Bayesian statistics in medical device clinical trials. http://www.fda.gov/regulatory-information/search-fda-guidance-documents/guidance-use-bayesian-statistics-medical-device-clinical-trials [2019-08-01].

第3章 NONMEM 软件概览及数据文件

第一节 NONMEM 软件概览

一、软件的发展史

NONMEM 是一款用 FORTRAN 语言编写的群体数据分析的计算机软件。NONMEM 是"nonlinear mixed effects modeling"的缩写,代表了该软件采用了非线性混合效应模型进行数据分析。该软件由美国加利福尼亚大学旧金山分校的 Lewis Sheiner 教授和统计学家 Stuart Beal 于 1980 年开发而成,是目前用户数最多、应用最为广泛的群体数据分析的"金标准"软件。本书以该软件为计算工具,讲授群体药动学-药效学的理论和具体实施方法。

1984 年,NONMEM Ⅱ 增加了 PREDPP 模块,PREDPP 是药动学模型库,可以降低数学运算的复杂性。随后,1989 年更新的 NONMEM Ⅲ 增加了转译器 NM-TRAN,用于数据预处理和模型文件转译。NONMEM Ⅲ 及其之后的版本包含了全部转译模块。2000 年,NONMEM 软件由商业公司 Globomax 接管和运营,现被 ICON 公司收购。

最初的 NONMEM 1.0 只包含了 FO 算法,1992 年的 NONMEM 4.0 增加了 FOCE 算法。2006 年的 NONMEM 6.1.0 对 FOCE 和 FOCE-I 的运算速度和稳定性进行了较大的改进。2009 年的 NONMEM 7.1.0 中,增加了最大期望值法、非参数法等新算法。2011 年的 NONMEM 7.2.0 中,增加了并行运算功能,可更充分地利用多核或多线程中央处理器的计算能力,大幅缩短计算时间。目前最新的版本是 2017 年更新的 NONMEM 7.4.0。

二、软件的组成

NONMEM 软件主要由三部分组成:NONMEM 转译器——NM-TRAN,群体药动学模型和参数计算的子程序——PREDPP,估算非线性混合效应模型的计算工具包 NONMEM。其中 NONMEM 是整个程序的核心部分。NONMEM 系统的主要组件间的交互作用如图 3-1 所示。

用户须编写数据文件和控制文件,递交 NONMEM 进行计算。NONMEM 运行时,首先

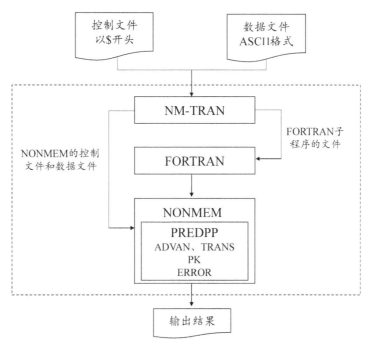

图 3 - 1　NONMEM 软件组成图解

由 NM - TRAN 将数据和控制文件转译为 NONMEM 可执行文件。在此过程中,NM - TRAN 根据用户定义的控制文件,调用合适的子程序,并发送至 FORTRAN 编译器进行编译和计算。若控制文件中调用 PREDPP 子程序,则会生成"PK"和"ERROR"子程序,与 NM - TRAN 转译的可执行文件合并后进行计算。最后,根据用户定义输出相应的计算结果文件。

第二节　数据文件

一、排列规则

(一) 结构

NONMEM 软件对分析数据集的结构有一定的要求。数据文件为包含行和列的二维数据。除某些特殊项(TIME、DATE 等)外,所有数据应以数字的形式表示。数据之间以适当的分隔符进行分隔,以文本格式的文件保存。一般可采用以逗号为分隔符的 CSV 文件进行保存,并用 Microsoft Excel 软件编辑。

表 3 - 1 展示了一个数据文件的基本结构。第一列表示 ID,第二列表示时间(TIME),第三列表示给药剂量(AMT),第四列表示观测值(DV),如血药浓度值。本例中编号为 1001 的受试者,0 时给予 500 单位的药物,12 h 又给予 500 单位的药物,12.5 h 的测定值为 10。

表 3-1　数据集基本结构示例

ID	TIME	AMT	DV
1001	0	500	.
1001	12	500	.
1001	12.5	.	10

（二）变量

NONMEM 中的变量名应为大写英文字母或大写英文字母与数字的组合。此外，NONMEM 对于变量的数量及变量名的长度有一定的限制。在早期版本中，一个数据文件最多只允许 20 个变量，NONMEM 7.1.0 以上版本可允许至 50 个。若数据集中的变量数多于 50 个，则需采用 $INPUT 语句中的 DROP 选项，忽略某些变量项。在 NONMEM 7.1.0 之前的版本中，变量名可为 1~4 个字符，在 NONMEM 7.1.0 以上版本中变量名的长度可允许 20 个字符。

某些变量名在 NONMEM 中有特定含义，不可更改，包括 ID、TIME、DATE、DAT1、DAT2、DAT3、DV、MDV、EVID、AMT、RATE、ADDL、II、CMT、SS、PCMT、CALL、CONT、L1、L2 等。在 ADVAN 子程序模块中，药动学参数的名称也是固定的，不可更改，如 ADVAN2 中的 KA、CL、V、F1、F2、ALAG1、ALAG2、S1 和 S2 等。

（三）数据

数据集中的变量顺序无特殊规定，但变量的数量和变量名应对应。在出现缺失值时，可写为"."或"0"，但是同一个数据集中缺失值填写方式应保持一致。

使用 NONMEM 的 PREDPP 程序时，数据集需要定义事件类型，如给药事件、观测事件或其他类型的事件。给药事件中，需要在特定时间点记录 AMT 项（给药剂量）；观测事件中，需要在特定时间点记录 DV 项（测定值）；其他类型的事件记录了其他参数的变化，如体重的变化、合并使用其他药物等。但是一条记录中不能同时包含给药事件和观测事件。如表 3-2 所示，第一条记录的 AMT 项和 DV 项同时赋值，NONMEM 软件将无法正确计算，并有警示信息。

表 3-2　给药事件和观察事件同时发生的错误示例

ID	TIME	AMT	DV	MDV	AGE	SEX
1001	0	500	15.2	0	36	1
1001	12	500	.	1	36	1
1001	24	500	.	1	36	1

若在某一时刻同时发生给药事件和观测事件，则两个事件应分别记录。如表 3-3 所示，编号为 1001 的受试者，0 时刻给予剂量 500 单位，且观测值为 15.2。

表 3 - 3　给药事件和观察事件同时发生的正确示例

ID	TIME	AMT	DV	MDV	AGE	SEX
1001	0	500	.	1	36	1
1001	0	.	15. 2	0	36	1
1001	12	500	.	1	36	1
1001	24	500	.	1	36	1

此外,数据集中的所有协变量的记录都不能省略。尽管某些协变量在多条记录中是固定不变的(如性别、年龄、体重等),但仍需在数据集中逐行填写。如表 3 - 3 的案例中,尽管给药和观测事件中患者年龄(AGE)和性别(SEX)不变,但仍需逐条填写。若协变量缺失,将会视为 0,可致计算结果产生偏差,或计算失败。

二、常用变量

(一) ID

ID(identification)项是个体标识符,在数据集中是必需项。每个研究对象均须创建一个唯一的 ID。当数据来自多个研究时,为了区分不同研究中相同序号的患者,须为每个研究指定一个唯一的序号进行标识。例如,可将 A、B、C 3 项研究分别记为 1、2、3,每项研究中的某个体,如第 145 号,可分别赋予 ID 为 1145、2145、3145。当同一个 ID 的数据被其他 ID 数据分开时,分离的同一个 ID 数据被视为不同的个体。虽然同一个 ID 可以循环多次使用;但易产生混淆,不宜使用。

NONMEM 7. 1. 0 以上版本中,ID 由科学计数法表示的 11 个字符组成,如 1. 430 6E+05 表示 14306。ID 最多可达 14 位数,但默认设置下输出的列表文件中仅报告 5 位有效数字。当 ID 超过 5 位有效数字时,如 1234567890 和 1234567891,虽然 NONMEM 软件会将其解读为两个不同个体,但在表格文件中 ID 项都显示 1. 234 6E+09。可通过更改列表文件的输出格式,应用 LFORMAT 和 RFORMAT 选项来解决此问题。

(二) TIME

TIME 项表示数据集中每一条记录发生的时间,因此应为正值,且在同一个个体中 TIME 应为升序排列,不可缺失。TIME 可采用时钟时间(如 12: 30)或十进制时间 (12.5)表示,在同一个数据集中应保持统一格式。

(三) DATE

DATE 项表示数据集中每一条记录发生的日期,可以与 TIME 项结合起来构建事件发生的时间序列。当使用 DATE 项时,TIME 项的值范围须在 0~24 h 范围内。若两个事件的发生间隔超过 24 h,则须相应地增加 DATE 项的值,使 TIME 项的值始终不超过 24 h。DATE 项可用绝对时间也可用相对时间表示。

当使用"/"或"-"作为日期的分隔符时(如表 3 - 4 所示),若使用变量 DAT1,则需在

$INPUT 语句中指定 DAT1 = DROP。NONMEM 将根据 DATE 项来计算相对时间,但不会在列表文件中输出。此时输出到 $TABLE 文件中的 TIME 项并非原始数据文件中输入的 TIME 值,而是指从第一条事件发生的时间以来的相对时间。

表 3 - 4　DATE 项不同表示形式及格式

变　量	格　式
DATE	MM/DD/YY 或 MM − DD − YY
DAT1	DD/MM/YY 或 DD − MM − YY
DAT2	YY/MM/DD 或 YY − MM − DD
DAT3	YY/DD/MM 或 YY − DD − MM

(四) DV

DV(dependent variable)项表示因变量数据项,即观测值。可为药动学模型中的药物浓度,或者药效学模型的药物效应。只有在观测事件发生时 DV 项才能赋值。给药事件或其他类型的事件下,DV 项必须缺失。

(五) MDV

MDV(missing dependent variable)项是一个逻辑变量,常与 DV 项连用,表示 DV 项的缺失情况。若 DV 项不缺失,即发生观测事件,则 MDV 项为 0;若 DV 项缺失,即发生给药事件或其他类型的事件,则 MDV 项为 1。若数据集中缺失 DV 项,但 MDV = 0 或未指定 MDV 项,则会出现警示信息。MDV 项不是必需项,若数据集中不包含 MDV,则系统可自动添加 MDV 项及其相应的值。但推荐自行设定 MDV 项是一种很好的做法,有助于发现 DV 项中的一些记录错误。

(六) EVID

EVID(event identification)项表示对当前数据记录的类型的说明。其值可取 0、1、2、3 和 4。

EVID = 0 表示该记录为观测事件。

EVID = 1 表示该记录为给药事件。

EVID = 2 表示该记录为其他类型的事件。

EVID = 3 和 EVID = 4 表示该记录为系统复位后的值,复位后模型各房室内的药物剂量或浓度都会被重置为 0。两者区别在于 EVID = 4 是 EVID = 3(仅复位)和 EVID = 1(给药)的组合,表明在给药记录之前即发生了复位。例如,交叉研究中需要将受试者随机化到不同的试验组中,受试者在各试验阶段接受对应的治疗。为了避免交叉研究中第一研究阶段的试验影响第二研究阶段,可以设置 EVID = 3 或 EVID = 4。

使用 EVID 项时,注意 AMT 和 DV 项的值应与之对应,如表 3 - 5 所示:

表 3 - 5　不同 EVID 中 DV 和 AMT 变量的要求

EVID	含　义	DV	AMT
0	观测事件	通常不缺失	缺失
1	给药事件	缺失	赋值
2	其他类型的事件	缺失	缺失
3	系统复位	缺失	缺失
4	给药且系统复位	缺失	赋值

（七）AMT

AMT(amount)项表示给药剂量。AMT 项只有在给药事件发生时才能赋值,观测事件或其他类型的事件下 AMT 项必须缺失,即 AMT 和 DV 项不能同时有记录,如表 3 - 2。由于数据集中无法定义 AMT 的单位,故在同一个数据集中所有 AMT 的单位应统一。

（八）RATE

对于输注给药或零级吸收的药物,RATE 项表示药物的给药速率。输注速率可作为一个数据项,也可以作为参数进行估算,但在数据集中必须包含 RATE 项。RATE 项的取值可以为-2、-1、0 或大于 0 的任意实数。RATE 项的赋值代表了不同输注速率的处理方式。

RATE=-2 时,定义输注持续时间 D_n 为模型参数,其中 n 为药物进入的房室序号。D_n 表示药物持续进入第 n 房室内的时间。例如,D_1 表示药物持续进入第一个房室的时间。

RATE=-1 时,定义输注速率 R_n 为模型参数,其中 n 为药物进入的房室序号。R_n 表示药物持续进入第 n 房室内的速率,例如,R_2 表示药物进入第二房室的速率。

RATE=0 时,表示不进行输注给药。例如,若在数据集中同时给予静脉推注和静脉输注药物时,静脉推注的记录行上 RATE 项应为 0;而静脉输注的记录行上 RATE 项可为 -1、-2 或大于 0 的实数,但不能为 0,否则系统将视为静脉推注给药。

RATE 为大于 0 的实数时,指定输注速率为单位时间内的给药量。例如,RATE = 2 000 时,表示单位时间 1 h 内的给药 2 000 单位,因此输注速率为 2 000 单位/小时。此外,输注时间可以通过 AMT/RATE 进行计算。

（九）ADDL 和 II

ADDL(additional doses)项表示除首次给药外的额外给药次数,II(inter-dose interval)项表示给药间隔。当以相同剂量和相同给药间隔进行多次给药时,可以使用 ADDL 和 II 实现。例如,ID 为 1001 的个体以 500 mg、q12h. 的给药方式连续给药 8 次,不使用 ADDL 和 II 时,数据集可以记录为表 3 - 6 的形式。

使用 ADDL 和 II 后,可以简化为表 3 - 7 的形式。

简化后的数据集表明在 0 时给予 500 mg 药物,之后 q12h.,除首次给药外额外给予了 7 次。须注意,ADDL 的值等于总给药次数-1。例如,总给药次数为 n,则 ADDL=n-1。

表 3 - 6　相同剂量重复给药时数据集示例

ID	TIME	AMT	EVID	MDV
1001	0	500	1	1
1001	12	500	1	1
1001	24	500	1	1
1001	36	500	1	1
1001	48	500	1	1
1001	60	500	1	1
1001	72	500	1	1
1001	84	500	1	1

表 3 - 7　相同剂量重复给药时使用 ADDL 项的数据集示例

ID	TIME	AMT	ADDL	II	EVID	MDV
1001	0	500	7	12	1	1

临床实践中可能难以严格按照相同的给药间隔进行给药,如 1 日 3 次给药,难以每隔 8 h 给药,若分别在早上 7: 00、中午 12: 00 和下午 18: 00 连续给药 8 天,每次 500 mg,给药间隔分别是 5 h、6 h、13 h。此时可视为同一天内给予 3 个给药方案,每个方案的给药间隔都是 24 h。数据集可表示为表 3 - 8。

表 3 - 8　不规则重复给药时使用 ADDL 项的数据集示例

ID	TIME	AMT	ADDL	II	EVID	MDV
1001	7: 00	500	7	24	1	1
1001	12: 00	500	7	24	1	1
1001	18: 00	500	7	24	1	1

此外,II 的单位须与 TIME 项中的单位保持一致,在观测事件和其他类型事件中,II 项的值必须缺失。

（十）CMT

CMT(compartment)项指定了给药或采样观测事件在哪一个房室发生。如在两房室模型中,若给药事件定义为发生于第 2 个房室(CMT = 2),则表示在中央室给药即静脉给药。用户可在 PREDPP 模块中使用已定义的 ADVAN 子模块指定了给药室和采样观测室,无须再次定义 CMT 项。如表 3 - 9 所示:ADVAN1 表示一房室静脉给药,使用 ADVAN1 子模块时,默认给药和采样均发生在中央室。ADVAN4 表示两房室一级吸收,使用 ADVAN4 时,默认在药物贮存室(如肠道室)给药,在中央室采样观测。

表 3-9　不同 ADVAN 模块中默认定义的给药室和采样室

ADVAN	默认的给药室	默认的采样室
1	1	1
2	1	2
3	1	1
4	1	2
10	1	1
11	1	1
12	1	2

但在用户自定义模型中,给药事件或观测事件发生在默认房室外,以及描述两种类型的数据(如母药和代谢物的浓度、药动学和药效学观测值)时,须使用 CMT 项(详见第 7 章"自定义模型")。

（十一）SS

SS(steady state)项表示过去和当前给药的状态,取值为 0、1 或 2。

SS=0,表示未达到稳态。

SS=1,表示已达稳态,当前的给药剂量为稳态剂量,并且之前任何的给药记录都会被忽略。

SS=2,表示已达稳态,但未复位,之前的给药记录不能被忽略。由于 SS 的值取决于给药间隔,因此在 II 为非缺失值时,对应的 SS 应大于 0。此外,SS 项在观测事件和其他类型事件的记录中必须为缺失值。

三、其他数据项

（一）注释行

为了便于理解和交流,用户可在数据集文件中加入注释行,定义每一列数据的释义,如体重(WT)、肌酐清除率(CL_{cr})等。NM-TRAN 读取控制文件 $DATA 中指定的数据集时,并不读取注释行。NONMEM 中通过控制文件的 $INPUT 语句,指定数据文件中的注释行和各变量的排列顺序。此外,通过控制文件或数据后处理软件导入数据文件时,也须忽略注释行。

（二）随时间变化的协变量

有些研究中,协变量可随时间变化而变化,须多次、完整地收集该协变量的数据信息。例如,一项探究某药物对体重影响的长期研究中,体重作为分布容积(V)的协变量,药物的分布容积可能会随时间不断发生改变。再如,研究通过肾脏消除的药物时,肌酐清除率可作为药物清除率的协变量,而肾功能也可因药物的肾毒性而受损,药物的清除率也会随肾功能的时间变化而不断变化。

例如,表 3-10 展示了一个协变量随时间变化的案例。患者在 0 时刻给予药物

500 mg,之后连续给药 11 次,给药间隔为 8 h。第一次给药前肌酐清除率基线值为 93 μmol/L。后续记录将该值作为对应时间段的肌酐清除率。血药浓度监测发生在第 3、6、9 和 12 剂给药前 1 h,并且第 12 剂给药前的肌酐清除率更新为 144 μmol/L。NONMEM 中默认 TIME=63 h 的肌酐清除率为 93 μmol/L,63 h<TIME≤87 h 的肌酐清除率为 144 μmol/L。以肌酐清除率为协变量的参数将在该段时间内发生改变。欲使肌酐清除率从第 87 小时开始改变,须用 $BIND 语句,具体可参见 NONMEM 用户手册。

表 3 - 10　协变量随时间变化的数据集示例

ID	TIME	DV	AMT	ADDL	II	CLCR
1001	0	.	500	11	8	93
1001	15	7.5	.	.	.	93
1001	39	14.5	.	.	.	93
1001	63	16.4	.	.	.	93
1001	87	18.9	.	.	.	144

四、典型案例

(一) 时间的定义

如前所述,TIME 项可采用时钟时间或十进制时间表示,且可不从 0 时刻开始。TIME 也可表示患者接受第一次给药后经过的时长。

表 3-11 展示了口服一级吸收的一房室模型中,每天早上 8:00 给予 100 mg 口服药物的 3 种数据集编写方式。

表 3 - 11　时间的不同表达形式示例

	ID	TIME	AMT	DV	EVID	MDV	CMT
(1)	1001	8:00	100	.	1	1	1
(2)	ID	TIME	AMT	DV	EVID	MDV	CMT
	1001	8.0	100	.	1	1	1
(3)	ID	TIME	AMT	DV	EVID	MDV	CMT
	1001	0	100	.	1	1	1

(二) 静脉输注和零级输入

对于静脉输注或零级吸收过程的药物,其数据集可有多种不同的编写方式。假设从早上 8:00 开始输注药物 1 000 mg,输注时间为 30 min。

(1) 定义 AMT 和 RATE 分别为 1 000 mg 和 2 000 mg/h,持续输注时间为 30 min。

(2) 定义 AMT=1 000 mg,RATE=-2,将持续输注时间定义为模型参数并添加变量 DUR 表示持续时间。控制文件中需要相应地设置参数 D1 = DUR 。数据集如表 3 - 12 所示。

表 3 - 12　静脉输注 RATE 项不同表示形式示例

	ID	TIME	AMT	RATE	DUR	DV	MDV	EVID
（1）	1001	0	1 000	2 000	.	.	1	1
（2）	ID	TIME	AMT	RATE	DUR	DV	MDV	EVID
	1001	8：00	1 000	-2	0.5	.	1	1

当持续时间无法准确获取时,如使用膜控释透皮药物,可采用第二种编写方法来估算零级吸收药物的吸收过程。

（三）ADDL 的应用

前文主要介绍了如何用 ADDL 和 II 项编写给药间隔固定和不固定的两种情况下的数据集。须注意 ADDL 项包含了事件发生的先后顺序,且默认先发生给药事件,后发生观测事件。例如,对于每天 7：00 给药,并定期在给药前监测血药浓度。若在数据集中将给药事件和观测事件的时间都记为 7：00,则系统将解读为先发生给药事件再发生观测事件。这与研究设定是相悖的。一般,可将观测事件的 TIME 设为 7：00,再在观测事件与给药事件之间添加一个极短的时间段,如将给药事件的 TIME 设为 7：01。

除上述两项之外,还可以加入 TAD(time after dosing)项,表示距上次(或最近一次)给药以来经过的时长,如表 3 - 13 所示。

表 3 - 13　在数据集中添加 TAD 项示例

ID	TIME	AMT	ADDL	II	DV	EVID	MDV	CMT	TAD
1001	0	500	9	24	.	1	1	1	0
1001	2	.	.	.	5.7	0	0	2	2.0
1001	122	.	.	.	6.7	0	0	2	2.0
1001	243	.	.	.	6.3	0	0	2	3.0

患者每 24 h 服用某药 500 mg,共持续 10 天,在 TIME 为 2 h、122 h、243 h 的时刻采集血样。3 个观测事件分别发生在最近的一次给药事件后 2 h、2 h、3 h。TAD 可以通过手动添加,也可在 NONMEM 控制文件中计算后输出。在多次给药事件中,以 TAD 为横坐标对浓度或剂量绘图,有助于发现一些数据集中的错误。

（四）稳态给药

对于某些长期服用的药物,可以选择 ADDL 和 II 项来编辑数据集。但对于一些 ADDL 项数值较大的记录(如>100),另外一种简单的方法是使用 SS 项。例如,某患者长期服用某种药物(≥6 个月),每 24 h 服用 1 次,每次 2.5 mg,在第 30 天晚上 8：00 给药后,于第 31 天早上 8：00 采集血样,在采集血样前已经达到稳态。数据集可编写如表 3 - 14。

表 3 - 14   稳态给药场景数据集示例

ID	TIME	AMT	SS	II	DV	MDV	EVID	CMT	TAD
1001	696	2.5	1	24	.	1	1	1	0
1001	708	.	.	.	2.44	0	0	2	12.0

在第一行记录中,TIME 项为第一次给药后经过的时长 $[(30-1) \times 24 = 696]$。指定 SS = 1 且 II = 24,表明在 696 h 之前已多次给药,并达稳态。

(五) 多途径给药

在多途径给药(如同时口服和静脉注射)的情况下,可通过指定不同的 CMT 来实现。例如,应用 ADVAN2 模块,定义肠道室为 1(CMT = 1),中央室为 2(CMT = 2)。口服给药的给药事件发生在肠道室(CMT = 1),观测事件发生在中央室(CMT = 2);而静脉给药的给药事件和观测事件都发生在中央室(CMT = 2)。

上述情况的数据集如表 3 - 15 所示,ID 为 1001 受试者仅给予口服给药、1002 受试者仅给予静脉给药、1003 受试者先静脉注射给药,然后 0.5 h 后口服给药。不同的给药途径可通过给药事件记录的 CMT 项来表示(详见第 7 章"自定义模型")。

表 3 - 15   多途径给药数据集示例

ID	TIME	AMT	DV	MDV	EVID	CMT
1001	0	200	.	1	1	1
1001	2	.	10.5	0	0	2
1002	0	150	.	1	1	2
1002	2.5	.	15.5	0	0	2
1003	0	100	.	1	1	2
1003	0.5	100	.	1	1	1
1003	2.5	.	16.4	0	0	2

(六) 多个因变量

母药与代谢物浓度的建模(详见第 7 章)或药动学-药效学建模(详见第 8 章)中,亦可采用 CMT 项指定或区分不同因变量(DV)项的含义。如表 3 - 16 所示,每 12 h 口服某药 1 000 mg,给药后 2 h 测量血药浓度和药效学的效应值,可以指定 CMT = 1 为肠道吸收室,CMT = 2 为血药浓度观测室,CMT = 3 为药效学效应观测室。

表 3 - 16   给药后同时测量 PK 和 PD 指标的数据集示例

ID	TIME	AMT	DV	MDV	EVID	CMT
1001	0	1 000	.	1	1	1
1001	2	.	7.6	0	0	2
1001	2	.	133	0	0	3
1001	12	1 000	.	1	1	1

(七) $PRED 模块

$PRED 模块也可构建模型,其数据集的结构与其他非线性模型的数据处理软件所采用程序的结构相似,但每条记录都是观测事件,数据集中不包含剂量(AMT)、事件(EVID)和房室序号(CMT)等信息。表 3-17 展示了峰浓度(C_{max})与心率(HB)之间关系的数据集。该数据集包含了 3 个受试者,WT 项为患者的体重,DOSE 项为子模型的指示变量,NONMEM 不将其视为给药剂量。

表 3-17　$PRED 模块数据集示例

ID	WT	DOSE	CMAX	HB
1001	72	500	27	67
1002	64	1 000	30	78
1002	64	1 000	29	58
1003	68	750	25	84

五、质量控制

建模过程中,数据集的质量控制(quality control,QC)是确保数据的正确性、可靠性和完整性关键步骤之一。初学者常因急于对数据进行分析,而忽略了数据集在收集、创建和编辑过程中的质量控制,导致了错误的建模和计算结果。严格地控制上述过程,可确保建立正确的模型和对结果的合理解读。以下将介绍数据集质量控制的方法和关键点。

(一) 数据收集过程

试验前制订合理的数据收集策略和方法是十分重要的。试验前须对数据收集的内容、过程以及数据管理进行规划,否则易造成试验数据分析的延误或失败。录入数据前,应确保给药时间、药物剂量、给药途径等信息的完整性并进行核查。若分别收集和录入上述信息,则须在合并和编写数据集前,创建相应的数据处理程序。

(二) 创建分析数据集

建立数据集之前,应制定数据分析计划,详细说明数据集的格式和要求,包括数据的纳入和排除标准、观测数据的分析方法、缺失数据的处理方式等。分析计划书中可采用列表的方式,列出创建数据集过程中的要点,并根据数据分析中遇到的问题,即时更新和完善。

在大型研究机构中,一般由独立人员负责数据集的质控工作。在一些小型研究机构或没有独立审查员的情况下,建立过程记录的文档仍是十分必要的。数据分析人员应根据研究需求核查数据集的内容是否与预期一致。若有独立的质控审查人员,还应根据说明文档和数据集核对原始数据。有时,不必对 100% 的数据进行核查,可随机选择一个子集进行核查。

探索性数据分析也是数据集质量控制中十分重要的环节,可在建模前核查分析数据集的内容。探索性数据分析通过计算频数、绘制直方图、散点图等,可识别一些异常值、错误记录或量纲不统一的问题。

(三)数据集注意事项

1. 格式

应仔细检查和核对数据集中是否有空白单元格、除了注释行以外是否有非数字形式的记录、是否有不合理的负值,如年龄、体重、剂量等变量的赋值应为正数。此外,还应核查同一个受试者的固定变量,如 ID、性别是否随时间而发生变化。

2. 单位和量纲

数据集中的变量单位应保持一致。当数据来自多中心研究,须尤为注意。如发现收缩压的范围为 13~150,则很可能是因为一些研究以 mmHg 为收缩压的单位,而另一些研究以 kPa 为单位。又如体重,须注意不同国家可采用不同的单位,英联邦国家大多采用英制单位 lb,而非英联邦国家多采用公制单位 kg,须注意进行单位转换和统一。

此外,还应核查多中心研究数据的实验室指标是否有统一的测定方法,或测定方法是否标一化。若药物以盐的形式给药,则数据集中 AMT 项的数值应该转换为摩尔质量或游离形式的质量。剂量和浓度的量纲也保持统一。例如,若浓度的单位为 mg/L,但剂量单位为 ng 或 g,则须核查换算系数(scaling factor,详见第 4 章)是否正确等。

3. 日期和时间

应仔细核对数据集中的日期和时间是否与原记录一致,所有日期的格式是否一致。对于不同地域研究机构的数据,日期的表示形式可能不同。例如,“2019 年 1 月 2 日”中国、美国和欧洲的分别记为“2019-01-02”“01-02-2019”和“02-01-2019”。3 个国家和地区的记录方法各不相同,合并数据时应特别注意。此外,有些数据集中可用到 TAD 项,应注意核查该项的单位是否保持一致。

4. 因变量

药动学-药效学研究中,因变量(DV 项)常可出现一些异常值或极端值。如研究某个药物时,目标浓度范围为 10~20 mg/L,但出现了>50 或<0.1 的情况。应仔细检查数据的真实性,并根据数据分析计划中的设定,确定可疑值是否是异常值。此外,还可按照不同的分类变量或分组形式,对因变量进行划分,绘制散点图、因变量-时间曲线图、栅栏图(trellis plot)等(详见第 5 章、第 6 章),识别潜在的异常值。

当因变量不是同一类型数据或同一种物质的数据时,如药动学数据和药效学数据,母药和代谢物的浓度数据,应核对是否有 CMT 项或其他指示变量对这些数据进行标识或划分。此外,可以通过绘制因变量和指示变量的散点图,检视两者之间的关系。

5. 协变量

应仔细核对协变量的范围和分布等是否符合生理学常识。对于连续变量,若在协变量的分布中出现双峰,则可能是由于不同来源的数据单位没有统一标化。对于分类变量,应查看分类级别的数量是否与之匹配。如在数据集中,种族包含了白种人、黄种人、黑种人和其他人种 4 个分类变量,则分类级别也应为 4。

与因变量类似,协变量数据中可能出现异常值,特别是随时间变化的协变量,如肝肾功能、血浆白蛋白等。此外,应注意是否有急剧改变的值。通过绘制协变量和时间的散点图,可发现潜在的异常值。还可针对每个受试者(ID)分别绘图。当发现某个受试者的协变量-时间散点图与其他受试者明显不同时,应仔细核查数据是否有误。

6. 缺失数据和推算数据

应根据数据分析计划查看是否有缺失值,缺失值是否按照规定进行处理或剔除。若数据因疑为异常而被剔除,则须有合理的原因。一些研究的数据中可能包含了低于定量下限的观测值,此时应核查是否按照计划进行处理,以及处理方式是否得当。对于从其他变量推算得到的新变量,如通过血清肌酐值计算肌酐清除率,应检查计算公式是否正确。

7. 其他

若在数据集中使用了如下数据项：MDV、EVID、CMT、RATE、ADDL、SS 等,应按照本章第二节中的所述内容仔细核对是否有误。如当 DV 项有数值时,MDV 是否为 0；给药事件和观测事件是否用正确的 EVID 项标识；CMT 项是否能明确表示不同类型的 DV 项或给药途径；当 RATE 项有不同取值时,是否定义了其他必要项；使用 ADDL 时,是否扣除了给药记录；使用 SS 项之前的给药记录是否可忽略。

参考文献

Bonate P L, Strougo A, Roy Desai M, et al. Guidelines for the quality control of population pharmacokinetic-pharmacodynamic analyses: An industry perspective. The AAPS J, 2012, 14(4): 749-758.

Owen J S, Firdler-Kelly J. Introduction to population pharmacokinetic/pharmacodynamic analysis with nonlinear mixed effects models. Hoboken: John Wiley & Sons, Inc, 2014: 28-31, 66-89, 285-293.

Beal S L, Sheiner L B. NONMEM user's guide (Part I). Regents of the University of California, 1989: 6-10.

第4章 控制文件

第一节 简 介

构建群体药动学-药效学模型及估算参数时,须建立特定格式的控制文件。NONMEM 软件中的 NM－TRAN 模块是 NONMEM 控制文件的转译器,可将编写的控制文件转译为 NONMEM 可执行的文件。本书将以 NONMEM 7.4 版为例,对控制文件的编写进行简介。

控制文件是 ASCII 文本文件,可采用微软的记事本等文本编辑程序进行编写。控制文件由一系列命令行构成。每一条命令行或模块的起始以特定字符" $"开头。此外,命令或模块名可使用完整名或前 4 个字符的缩写,如 $PROBLEM 可用 $PROB 代替。

控制文件的每条命令行最长不超过 160 个字符,超过此限度可通过回车键换行。该规则也同样适用于 $PK 或 $ERROR 等模块的命令行。由于 NM－TRAN 不读取分号后至行尾之间的文本,因此控制文件中可用分号";"添加注释。

NONMEM 执行时将调用数据集文件及适宜的子程序以完成指定模型的运算,并返回计算结果。关于数据集文件的编辑已在第 3 章阐述,本章将着重介绍 NM－TRAN 控制文件的组成及输出结果的解读。

第二节 控制文件的组成

控 制 文 件 主 要 由 $PROBLEM、$DATA、$INPUT、$SUBROUTINE、$PK、$ERROR、$THETA、$OMEGA、$SIGMA、$ESTIMATION、$COVARIANCE、$TABLE 和 $SCATTERPLOT 等模块组成。以静脉给药后一级消除的一房室模型为例,控制文件如下:

```
$PROBLEM INTRAVENOUS BOLUS STUDY
$DATA example4-1.CSV IGNORE=@
$INPUT ID TIME AMT CONC=DV EVID MDV BW AGE ISM RACE DOSE
$SUBROUTINE ADVAN1 TRANS2
$PK
  CL = THETA(1)* EXP(ETA(1))
  V = THETA(2)* EXP(ETA(2))
  S1 = V/1000
$ERROR
  IPRE = F
  Y=F+F* ERR(1)+ERR(2)
$THETA
  (0.1,1) ; CL
  (1,10)  ; V
$OMEGA
  0.09 ; BSV_CL
  0.09 ; BSV_V
$SIGMA
  0.09 ; ERR1
  1    ; ERR2
$ESTIMATION METH=1 MAXEVAL=9999 PRINT=5
$COVARIANCE PRINT=E
$TABLE ID TIME DV IPRE DOSE CL V ETA1 ETA2 BW AGE ISM RACE DOSE
 NOPRINT ONEHEADER FILE=1.fit
$TABLE ID TIME AMT IPRE NOPRINT ONEHEADER FILE=sdtab1
$TABLE ID CL V ETA1 ETA2 NOPRINT NOAPPEND ONEHEADER FILE=patab1
$TABLE ID BW AGE NOPRINT NOAPPEND ONEHEADER FILE=cotab1
$TABLE ID ISM RACE NOPRINT NOAPPEND ONEHEADER FILE=catab1
$SCATTERPLOT (TIME PRED BW AGE ISM RACE) VS WRES
```

一、$ PROBLEM 模块

$PROBLEM 模块是控制文件的第一条命令行，为必需项。$PROBLEM 后的文本，可描述该文件的内容和用途等信息，作为控制文件的标题或注释。上述文本将被复制至输出文件，并与各类结果输出文件、模型参数结果相链接。

当修改或编辑控制文件时，可在 $PROBLEM 模块中添加相关信息。此外，用户还可使用";"，在每个新的控制文件起始处添加更多的注释文本。如下列代码，包括了建模时间、作者姓名、模型的描述、研究目的等信息。

```
;Date: 2019-1-25
;Author: ZHANG SAN
;Model Description: PopPK, multiple oral dose, 1-CMT
;Aim: To establish a model to optimize drug therapy
$PROBLEM ORAL ADMINISTRATION STUDY
```

二、$DATA 模块

$DATA 模块用于指定 NM‐TRAN 所需的数据文件及其读取路径。一般，应采用英文的文件名和路径名。数据文件名须为完整名称，包括扩展名（如.csv 文件）。数据文件的读取路径可因操作系统或软件运行环境的不同而不同。基于 UNIX 或 LINUX 的操作系统，须使用正斜杠"/"符号表示不同子目录之间的分隔，而基于 Windows 的操作系统则须使用反斜杠"\"符号表示不同子目录之间的分隔。建议采用数据文件存储的绝对路径，从文件存放的根目录处开始书写。例如，Windows 操作系统下 C:\My documents\…。

用户可使用 $DATA 模块的附加选项来构建子数据集，如"IGNORE"（排除）选项等。

例如：

```
$DATA   C:\My documents\RUN1.CSV   IGNORE=@
```

或

```
$DATA   C:\My documents\RUN1.CSV   IGNORE=C
```

上述命令中，C:\My documents\datafile name 指定数据文件的路径和名称；IGNORE=@ 或 IGNORE=C 代表数据行中第一个字符是@或 C 时，该数据行将不被NM‐TRAN 纳入计算。同时，须在拟排除的数据行的最左侧插入相应的特定字符（如"@"或"C"），而其他数据行保持不变。用户还可通过查看计算结果的输出文件，确认数据是否被纳入计算（详见本章第三节）。当采用特定字符"#"标注数据行时，NM‐TRAN默认将此数据行排除，无须用 IGNORE 指定。但使用其他字符，如示例中的"@"或"C"等时，则须采用 IGNORE 选项指定。

IGNORE 选项还可指定须排除特定条件的数据。例如，排除年龄（AGE）<12 岁的受试者数据，则可用以下命令。

```
$DATA   C:\My documents\RUN1.CSV IGNORE = (AGE .LT. 12)
```

上述命令中 LT 是 Less than 的缩写，表示逻辑判断的"<"。须注意在 LT 前后加

上英文的句号"．"，以符合 FORTRAN 语言的语法要求。常用的逻辑判断表达方式见表 4－1。

表 4－1　FORTRAN 语言常用的逻辑判断

缩　　写	全　　称	逻　辑　含　义
LT	Less than	<
GT	Greater than	>
LE	Less than or equal to	≤
GE	Greater than or equal to	≥
EQ	Equal to	=
NE	Not equal to	≠

IGNORE 还可增加条件选项，如下所示。

$DATA　C:\My documents \RUN1.CSV IGNORE＝#　IGNORE＝(AGE .LT. 12)

上述命令表示既排除行首含"#"的数据，又排除年龄<12 岁的受试者数据。此外，IGNORE 选项还可使用多个条件的组合，表征复杂的排除标准。多个条件之间为"或"的逻辑关系。例如，排除体重(WTKG)≤40 kg 的患者，或者年龄(AGE)<12 岁的受试者，可采用以下命令。

$DATA C:\My documents \RUN1.CSV IGNORE＝(WTKG .LE. 40, AGE .LT. 12)

以上命令中多个条件语句以"，"分隔，用"("和")"标识条件的起始和终止。

此外，NONMEM 还提供了 ACCEPT 选项，该选项与 IGNORE 近似，多个条件之间也只能由"或"连接。ACCEPT 选项可与"IGNORE＝#"合并使用。例如，用 ACCEPT 代替上述案例中的 IGNORE 选项，表达相同的含义，可用以下命令。

$DATA C:\My documents\RUN1.CSV IGNORE＝# ACCEPT＝(WTKG .GT. 40, AGE .GE. 12)

上述命令表示：排除行首含"#"的数据，纳入体重>40 kg 或者年龄≥12 岁的患者。

合理、灵活应用 IGNORE 和 ACCPET 选项，可在不改动原数据集文件的基础上，实现数据核查、子数据集计算等功能，可大大提高数据转换、编辑和计算的效率。

三、$ INPUT 模块

$ INPUT 模块指定数据文件的数据结构。模块中定义的变量和变量排列顺序须与数据文件中的每一列相对应。NM－TRAN 读取数据文件后，将按照 $INPUT 模块中指定的变量排列顺序进行赋值。例如：

`$INPUT ID TIME AMT CONC＝DV EVID MDV BW AGE ISM RACE DOSE`

表 4－2　数据文件示例

#ID	TIME	AMT	CONC	EVID	MDV	BW	AGE	ISM	RACE	DOSE
1	0	50	.	1	1	66	34	0	1	50
1	1	.	1 001.14	.	.	66	34	0	1	50
1	2	.	1 310.78	.	.	66	34	0	1	50
1	6	.	748.56	.	.	66	34	0	1	50
1	8	.	708.4	.	.	66	34	0	1	50
1	12	.	633.07	.	.	66	34	0	1	50
1	16	.	567.01	.	.	66	34	0	1	50
1	24	.	424.34	.	.	66	34	0	1	50

以上数据列表（表4－2）中第一行是注释语句，标识各列数据的变量名。从第二行起为数据。`$INPUT` 定义了数据的各列分别为受试者编号（ID）、时间（TIME）、给药剂量（AMT）、观测浓度（CONC）、给药事件（EVID）、观测值是否缺失（MDV）、体重（BW）、年龄（AGE）、是否吸烟（ISM）、种族（RACE）、日剂量（DOSE）。其中，DOSE（日剂量）是协变量，与 AMT（给药剂量）不同，每一行均须赋值。

NONMEM 程序中含"保留变量"名，即程序中已有定义的变量名，表征相关的特定数据。例如，以上案例中的前 6 列，均有特定的含义，不能用于其他用途。一般而言，变量的数量不得超过 50 项。超过限度时，可在不需要的变量名后加" ＝DROP "，表示忽略该变量。

此外，`$INPUT` 模块中可用其他变量名代替"保留变量"名进行标识。如上面的案例中可用 `CONC＝DV`，表示用"CONC"取代保留变量名"DV"，表征 CONC 是药动学的浓度观测数据。NM－TRAN 将正确识读"保留变量"，且在结果输出时，可使用变量的原名称"CONC"。

日期数据有不同的编写格式，但年、月、日之间均用"/"或"－"连接，如 MM/DD/YY 或 MM－DD－YY（详见第 3 章第二节）。此时，尽管 DATE 项须用" ＝DROP "修饰，但是 DATE 在读取时不会被省略，NM－TRAN 将根据"TIME"计算事件发生的相对时间。

四、$ SUBROUTINES 模块

`$SUBROUTINES` 模块确定了调用何种计算子程序，包括特定的 ADVAN 子程序和 TRANS 子程序。ADVAN 指定何种药动学房室模型，TRANS 指定模型的基本药动学参数，每个子程序均附加数字标识。常用的 ADVAN 子程序及其所指定的模型见表4－3。

表 4 - 3　ADVAN 子程序及其所指定的模型类别

ADVAN 子程序	模 型 类 别
ADVAN1	一房室模型静脉给药
ADVAN2	一房室模型一级吸收
ADVAN3	二房室模型静脉给药
ADVAN4	二房室模型一级吸收
ADVAN5	一般线性模型
ADVAN6	一般非线性模型(微分方程)
ADVAN7	一般线性模型
ADVAN8	一般非线性模型(微分方程)
ADVAN9	一般非线性模型(微分方程)
ADVAN10	米曼氏模型
ADVAN11	三房室模型静脉给药
ADVAN12	三房室模型一级吸收
ADVAN13	一般非线性模型(微分方程)

当确定 ADVAN 子程序后,可通过 TRANS 子程序指定基本药动学参数,即指定模型的参数化形式。其中,TRANS1 子程序适用于任何 ADVAN 子程序,房室间采用一级速率常数来描述物质的转运,如 k_{10}、k_{12}、k_{13} 等。TRANS2 子程序也可用于描述特定 ADVAN 子程序。该命令描述的模型参数是具有生理意义的参数,如清除率(CL)和分布容积(V)。其他 TRANS 子程序则须与所选择的 ADVAN 相匹配,可采用清除率、分布容积或 α、β、γ 等参数来描述模型。表 4 - 4 提供了基于不同 ADVAN 和 TRANS 组合的必需参数和附加参数。

表 4 - 4　$ SUBROUTINES 模块的子程序及其参数

ADVAN 子程序	TRANS 子程序	必 需 参 数	附 加 参 数
ADVAN1	TRANS1	K	S1,S2,F1,R1,D1,ALAG1,F0
	TRANS2	CL,V	
ADVAN2	TRANS1	K,KA	S1, S2, S3, F1, F2, R1, R2, D1, D2,ALAG1,ALAG2,F0
	TRANS2	CL,V,KA	
ADVAN3	TRANS1	K,K12,K21	S1, S2, S3, F1, F2, R1, R2, D1, D2,ALAG1,ALAG2,F0
	TRANS3	CL,V,Q,VSS	
	TRANS4	CL,V1,Q,V2	
	TRANS5	AOB,ALPHA,BETA	
	TRANS6	ALPHA,BETA,K21	
ADVAN4	TRANS1	K,K23,K32,KA	S1, S2, S3, S4, F1, F2, F3, R1, R2, R3, D1, D2, D3, ALAG1, ALAG2,ALAG3,F0
	TRANS3	CL,V,Q,VSS,KA	
	TRANS4	CL,V2,Q,V3,KA	

ADVAN 子程序	TRANS 子程序	必需参数	附加参数
ADVAN4	TRANS5	AOB,ALPHA,BETA,KA	S1, S2, S3, S4, F1, F2, F3, R1, R2, R3, D1, D2, D3, ALAG1, ALAG2,ALAG3,F0
	TRANS6	ALPHA,BETA,K32,KA	
ADVAN10	TRANS1	KM,VM	S1,S2,F1,R1,D1,ALAG1, F0
ADVAN11	TRANS1	K,K12,K21,K13,K31	S1, S2, S3, S4, F1, F2, F3, R1, R2, R3, D1, D2, D3, ALAG1, ALAG2,ALAG3,F0
	TRANS4	CL,V1,Q2,V2,Q3,V3	
	TRANS6	ALPHA,BETA,GAMMA, K21,K31	
ADVAN12	TRANS1	K,K23,K32,K24,K42,KA	S1,S2,S3,S4,S5,F1,F2,F3,F4, R1,R2,R3,R4,D1,D2, D3,D4, ALAG1,ALAG2, ALAG3,ALAG4, F0
	TRANS4	CL,V2,Q3,V3,Q4,V4,KA	
	TRANS6	ALPHA,BETA,GAMMA, K32,K42,KA	

例如，`ADVAN2 TRANS2` 代表口服给药后一级吸收和一级消除的一房室模型，必需参数为 CL、V、KA，附加参数为 S1、S2、S3、F1、F2、R1、R2、D1、D2、ALAG1、ALAG2、F0。其中，S1、S2、S3 分别表示贮存室、中央室、输出室的换算系数；F1、F2 分别表示药物贮存室、中央室的吸收分数；R1、R2 分别表示贮存室、中央室的给药速率；D1、D2 分别表示药物贮存室、中央室的给药持续时间；ALAG1、ALAG2 分别表示贮存室、中央室的药物吸收延迟时间；F0 表示输出分数。

`$SUBROUTINES` 模块的 ADVAN 和 TRANS 子程序组合决定了模型估算时所需定义的参数。用户在使用过程中可通过用户指南或在线帮助文档，查看 PREDPP 库中每个子程序的详细信息，以及每个 ADVAN 和 TRANS 子程序参数。

五、$PK 模块

`$PK` 模块主要描述了模型参数和模型变量，包括 ADVAN 和 TRANS 组合所需的必需参数、附加参数、表征 PK 参数的群体典型值 `THETA` 以及个体间变异的 `ETA`。此外，`$PK` 模块还可以根据 `$INPUT` 所读取的数据项和 `$DATA` 所指定的数据项来创建新变量。在此过程中，通常还会用到 IF - THEN 语句、变量赋值语句，以下将逐一作详细介绍。

（一）必需参数

`$PK` 模块采用的必需参数包括药物清除率、分布容积等药动学参数、参数的群体典型值、个体间变异。通常在原参数名称前加上"TV"来表示参数的群体典型值，并将之与个体参数值加以区别。例如，TVCL、TVV 分别表示清除率以及分布容积的群体典型值，而 CL、V 则分别表示清除率以及分布容积的个体值。代码如下：

```
$PK
  CL = THETA(1) * EXP(ETA(1))
  V  = THETA(2) * EXP(ETA(2))
```

或

```
$PK
  TVCL = THETA(1)
  CL   = TVCL * EXP(ETA(1))
  TVV  = THETA(2)
  V    = TVV * EXP(ETA(2))
```

上述示例的两种表达方式区别在于：前者的参数表达式较简洁，而后者通过变量 TVCL 和 TVV 定义群体典型值后，可更容易地编辑 CL 和 V 的数学表达式，构建复杂的协变量模型。例如，考察协变量肌酐清除率（CL_{cr}）对清除率的影响，则上述代码可修改如下：

```
TVCL = THETA(1) * (CLCR/90) ** THETA(2)
CL   = TVCL * EXP(ETA(1))
```

（二）附加参数

附加参数包括吸收延迟时间、相对生物利用度、零级输入速率常数、零级输入持续时间和换算系数等。$PK 模块描述附加参数时，须在参数名称后紧跟一个阿拉伯数字，表征该参数所适用的房室。某些参数只适用于特定的房室，而无法通用于所有房室。

例如，子程序选择 ADVAN2、ADVAN4 或 ADVAN12 时，药物输入至贮存室中，此时可通过 $PK 模块定义、估算吸收延迟时间 ALAG1。该参数表示药物从给药室至第一个房室开始吸收的时间，其单位必须与数据集中时间变量的单位保持一致。当第一个样本的采集时间远远超出预期的吸收延迟时间时，ALAG1 可固定为某一特定值。此外，吸收分数（如相对生物利用度）通常用 F1 表示。例如：

```
IF (DOSE.GT.3)  F1=1
IF (DOSE.LE.3)  F1=THETA(1)
```

模型所预测的药物浓度源自药物分布于某一个隔室中，该隔室的体积称为表观分布容积（V）。若第 n 个隔室中药物的质量单位与数据集中 AMT 数据项的剂量单位相同，则药物浓度（C_n）可用式 4-1 表示如下：

$$C_n = \frac{\text{amount}}{V} \qquad\qquad (\text{式 } 4-1)$$

当剂量和浓度单位的量纲不同时，须将两者的单位进行统一标化。$PK 模块可通过定义附加参数——换算系数 S_n，可使给药剂量和药物浓度的单位量纲保持一致。其中，n 表示观测事件所发生的隔室，S_n 表示分布容积和无单位标量值（unitless scalar value, usv）的乘积。如式 4-2 所示：

$$S_n = V \times \mathrm{usv} \tag{式 4-2}$$

第 n 个隔室的预测浓度值可用式 4-3 表述：

$$C_n = \frac{\mathrm{amount}}{S_n} = \frac{\mathrm{amount}}{V \times \mathrm{usv}} \tag{式 4-3}$$

上式中，假设给药剂量的单位为 mg，分布容积的单位为 L，观测值的单位为 ng/mL，则得式 4-4。

$$\frac{\mathrm{mg}}{\mathrm{L} \times \mathrm{usv}} = \frac{\mathrm{ng}}{\mathrm{mL}} \tag{式 4-4}$$

由于 1 mg/L = 1 000 ng/mL，故观测值的单位 ng/mL 比 mg/L 小 1 000 倍。因此，若采用一级吸收和消除的一房室模型，在中央室（2 室）采样，则 $PK 模块中附加参数 S_2，将二者的量纲统一（式 4-5）。

$$S_2 = \frac{V}{1\ 000} \tag{式 4-5}$$

（三）个体间变异

病理、生理状态不同的个体，其药物代谢过程可不同。定量考察个体间药动学参数的影响因素有助于个体化给药。NONMEM 中个体间变异用"ETA"表示，常用的模型包括加和型模型、比例型模型和指数型模型。具体如下：

1. 加和型模型

```
TVCL = THETA(1)
CL   = TVCL + ETA(1)
```

加和型模型又称同方差或恒方差模型。当个体间变异采用加和型模型描述时，模型化过程所求算的个体 PK 参数呈正态分布，方差不随参数群体典型值的变化而变化。上述示例中，当 ETA(1) 为负值时，则可能致个体参数值 CL 为负值。因此，采用加和型模型描述个体间变异时，需要考虑对 PK 参数可能产生的影响。用加和型模型描述 PD 参数的个体间变异时，由于 PD 参数从基准值开始可能增加也可能减小。因此，即使 ETA 为负值，对 PD 参数估算的结果也无影响。

2. 比例型模型

```
TVCL = THETA(1)
CL   = TVCL * (1 + ETA(1))
```

比例型模型又称常系数变异模型。当个体间变异采用比例型模型描述时，模型化过程所求算的个体 PK 参数值呈正态分布，但方差随参数群体典型值的变化而呈比例的变化。

3. 指数型模型

```
TVCL = THETA(1)
CL   = TVCL * EXP( ETA(1))
```

指数型模型又称对数加法模型。当个体间变异采用指数型模型时,个体间变异估算的结果近似于比例型模型的结果。其优点在于无论 ETA 的取值如何,固定效应参数值始终为正值。例如,上述示例中,即使 ETA(1) 非常小乃至为负值,EXP(ETA(1)) 估算值将始终为正值。但采用比例型模型描述个体间变异时,可能出现负值,而导致 *CL* 估算值为负。因此,指数型模型更为常见,用于描述个体间变异。

（四）IF－THEN 结构

IF－THEN 条件语句在控制文件中可起非常重要的作用。IF 定义的条件决定程序的执行流程,可用于不同病理生理状况等条件下参数的估算。IF－THEN 条件语句的语法代码如下:

（1）选择结构: 根据条件成立与否选择程序执行的通路。

```
IF  ......    THEN
  ......
ELSE
......
ENDIF
```

（2）嵌套结构: 重复执行一个或几个模块,直到满足某一条件为止。

```
IF  ......    THEN
  ......
ELSEIF......   THEN
......
ELSEIF......   THEN
......
ENDIF
```

示例如下:

如根据药物特定给药途径(RTE=1)给药后的数据估算相对生物利用度,可用以下代码实现。

```
F1=1
IF (RTE.NE.1)  F1=THETA(1)
```

或

```
IF (RTE.EQ.1)  THEN
  F1=1
ELSE
  F1=THETA(1)
ENDIF
```

如果分布容积的个体间变异在血红蛋白水平<80 g/L、80～100 g/L 以及>100 g/L 时不相同,则估算不同血红蛋白水平下药物分布容积的个体间变异,可用以下代码实现。

```
TVV=THETA(1)
IF (HB .LT. 80)THEN
  V=TVV* EXP(ETA(1))
ELSEIF (HB .GE. 80.AND.HB.LE. 100)  THEN
  V=TVV* EXP(ETA(2))
ELSEIF (HB .GT. 100)  THEN
  V=TVV* EXP(ETA(3))
ENDIF
```

某药物的吸收速率常数 k_a 的群体典型值和个体间变异,在日剂量≤2 和>2 时不相同。则估算该药吸收速率常数 k_a 及其个体间变异可用以下代码实现。

```
IF (DDOSE.LE.2)  THEN
  KA=THETA(1) * EXP(ETA(1))
ELSE
  KA=THETA(2) * EXP(ETA(2))
ENDIF
```

(五) 新变量定义

$PK 模块可定义一个或数个变量并对其初始化。例如,在条件语句前定义一个新变量为一个特定值,改变某些个体或条件值,从而确保任何依赖于该新变量值的代码均能正常运行。示例如下:

当 CYP3A5 基因型为 CYP3A5 * 1/ * 1 或 CYP3A5 * 1/ * 3 时,GENT 赋值为 1,当基因型为 CYP3A5 * 3/ * 3 时,GENT 赋值为 0,可采用以下代码。

```
GENT=0
IF (CYP3A5.EQ.1)  GENT=1
```

此外,有时须从单个多分类变量创建多个指示变量,通常共需要 n 个指示变量,其中 n 表示原变量的种类或等级数目。例如,CYP3A5 基因型的多分类变量 GENT 共有 3 个类型：1 为 *CYP3A5* * *1*/ * *1*，2 为 *CYP3A5* * *1*/ * *3*，3 为 *CYP3A5* * *3*/ * *3*，须创建 2 个指标变量（GENTA，GENTB），可采用以下代码。

```
GENTA=0
IF (GENT.EQ.1)   GENTA=1
GENTB=0
IF(GENT.EQ.2)   GENTB=1
```

上述示例中，当所有定义的二分类变量均为零时，则为第三种基因型，因此不需要定义第三种基因型的新变量。

六、$ERROR 模块

$ERROR 模块用于描述由一些不可知因素导致的预测值与观测值之间的差异，即残差变异。残差变异通常采用加和型模型、比例型或常系数变异模型、指数型模型、结合型残差模型描述，以"EPS"表示。除 EPS 外，$ERROR 模块还用以描述残差变异的相关变量 F 和 Y。其中，F 表示预测值，Y 表示观测值。残差变异模型与个体间变异模型组成统计学模型。

（一）简单残差变异模型

残差变异是分析误差、模型偏倚等无法避免的误差的综合体现，存在于研究的各个阶段。$ERROR 模块描述残差变异的形式如下：

1. 加和型，又称同方差残差变异模型

```
$ERROR
    Y=F+EPS(1)
```

2. 比例型，又称常系数残差变异模型

```
$ERROR
    Y=F*(1+EPS(1))
```

或

```
$ERROR
    Y=F+ F*EPS(1)
```

3. 指数型残差变异模型

```
$ERROR
    Y=F*EXP(EPS(1))
```

4. 结合型,即加和型+比例型残差变异模型

```
$ERROR
    Y=F*(1+EPS(1))+EPS(2)
```

残差变异模型除上述 4 种形式外,还可用对数型模型进行描述。对数型模型即将指数型模型等式两侧进行对数转换后所得的模型。

```
Y=LOG(F)+EPS(1)
```

指数型模型等价于将浓度进行对数转换后的加法模型。

当残差变异采用对数型模型描述时,首先须将数据集中观测值 DV 进行对数转换,并将之作为保留变量名 DV 值,被 NM-TRAN 读取,如下:

```
$INPUT ID TIME DAT2 AMT ODV=DROP DV=LNDV EVID MDV ...
```

其中,原始浓度观测值是 ODV,加上" =DROP "选项,则不被 NM-TRAN 读取。LNDV 被指定为保留变量 DV(DV=LNDV),作为 NONMEM 的必需数据项被读取。相应的 $ERROR 模块编写如下:

```
$ERROR
    CALLFL=0
    Y=LOG(F)+EPS(1)
```

或

```
$ERROR (OBSERVATIONS ONLY)
    Y = LOG(F) + EPS(1)
```

以上代码中,CALLFL=0 及(OBSERVATIONS ONLY)选项指定 $ERROR 模块只用于观测记录,而不用于给药或其他事件的记录,以避免出现计算错误。而这些计算错误通常来源于给药记录,如对个体预测值 F 进行对数转换时,其值可能为零。

有时,服药很久以后,个体预测值可能为零。即便有(OBSERVATIONS ONLY)或 CALLFL=0 选项,这些个体预测值经对数转换后仍可能导致产生 LOG(0) 的数学错误,并终止模型的迭代最小化过程。此时,须以下形式进行处理。

```
$ERROR
    FLAG=0
    IF (F.EQ.O)  FLAG=1
    Y = (1-FLAG) * LOG(F+FLAG) + EPS(1)
```

上述示例中,设定 FLAG 作为指示变量并进行初始化,从而避免产生 LOG(0) 的数学错误。

此外,须注意 NONMEM 中采用了 FORTRAN 语言进行计算,其中 LOG( ) 函数表示自然对数,以 10 为底的对数应写成 LOG10( )。

(二)复杂残差变异模型

复杂残差变异模型常用于特定的研究设计或数据分析,可将更多的因素引入到残差变异模型。例如,当数据来自不同的研究中心,使用了特定的分析方法或不同的研究设计,则须考虑应用复杂残差变异模型。

例如,考虑不同分析方法之间存在着不同程度的残差变异,可定义一个指示变量,并在 $ERROR 模块中应用该变量。例如,当分析方法为 1 时,指示变量 METHOD=0;分析方法为 2 时,指示变量 METHOD=1,$ERROR 模块中的残差变异代码可编写如下:

```
$ERROR
   Y=F + EPS(1)* (1-METHOD) + EPS(2)*  METHOD
```

当 METHOD=0 时, Y = F + EPS(1) ,EPS(1)表示与分析方法 1 相关的残差变异;当 METHOD=1 时, Y = F + EPS(2) ,EPS(2)表示与分析方法 2 相关的残差变异。

当数据来源于不同临床研究阶段时,须考虑不同研究阶段以及不同研究阶段所采用的采样方案存在的残差变异,可创建表示不同研究阶段的指示变量,并采用以下代码。

```
$ERROR
   P1=0
   IF (STDY .LE. 100)  P1=1
   P3=0
   IF (STDY .GE. 300)  P3=1
   Y=F+EPS(1)* P1+F* EPS(2)* P1+F* EPS(3)* (1-P1)* (1-P3)+F*
     EPS(4)* P3
```

其中,指示变量 P1 和 P3 表示数据分别来自 I 期试验阶段(研究号为 1~100)与 III 期试验阶段(研究号≥300),研究号介于 100~300 的数据来自 II 期试验阶段。

当数据来自 I 期试验阶段时, Y = F + EPS(1) + F* EPS(2) ;当数据来自 III 期试验阶段时, Y = F + F* EPS(4) ;当数据来自 II 期试验阶段时,P1 和 P3 均为 0, Y = F + F* EPS(3) 。

七、$ PRED 模块

$PRED 模块用于构建不需要调用 PREDPP 程序的模型。编写代码时,$PRED 模块位于 $INPUT 和 $DATA 模块之后替代 $SUBROUTINES、$PK 和 $ERROR 模块,并用多个方程来描述模型参数,最后再定义残差模型。由于 $PRED 模块未调用内置的子程序,因此不存在必需参数和附加参数,参数名可任意设定。$PRED 模块的代码编写示例如下:

```
IF (DOSE.NE.0) THEN
   DS=DOSE* WT
   W=WT
ENDIF
KA=THETA(1)+ETA(1)
KE=THETA(2)+ETA(2)
CL=THETA(3)* W+ETA(3)
D=EXP(-KE* TIME)-EXP(-KA* TIME)
E=CL* (KA-KE)
F=DS* KE* KA/E* D
Y=F+EPS(1)
```

其中，THETA(1) 为吸收速率常数的群体典型值，THETA(2) 为消除速率常数的群体典型值，THETA(3) 为单位体重清除率的典型值，DOSE 为单位体重的给药剂量，DS 为未经体重校正的给药剂量。变量 F 为个体预测浓度，Y 为个体观测值，是个体预测浓度 F 和残差 EPS(1) 之和。

八、$ THETA、$ OMEGA 和 $ SIGMA 模块

$THETA、$OMEGA 和 $SIGMA 模块用于设定每一个固定效应参数和随机效应参数估算所需的初始值以及估算值的上、下限。NONMEM 将设定的初始值为起点进行拟合，寻求最小目标函数值对应的参数值。参数初始值的设定非常重要，若设置不当将导致计算优化过程中目标函数局部最小化，无法获得全局最优解或无法使目标函数收敛（convergence）而致计算失败。参数估算时设置上下限，旨在限定拟合值不超出真实值的合理范围。如果上下限设置不合理，可能导致计算失败。

（一）$ THETA 模块

该模块定义固定效应 THETA 的初始值，代码如下：

$THETA（下限，初始值，上限）

括号中上下限均为可选项，未设定下限或上限则以负无穷或正无穷为缺省的界值。例如，仅设定初始值 4.08、上限 50 和下限负无穷大，则表示为 (，4.08，50)。

假设 THETA(1)、THETA(2) 和 THETA(3) 分别代表了 CL、V 和 k_a 的群体典型值，若定义 3 个参数的初始值分别为 6.33、465、4.48，则可采用以下代码。

```
$THETA
   (6.33)  ;1_CL
   (465)   ;2_V
   (4.48)  ;3_KA
```

上述命令中的括号可省略,分号以及后面的文本为注释语句。当所有参数估算时均以 0 为下限,则命令编写如下:

```
$THETA
  (0,6.33)   ;1_CL
  (0,465)    ;2_V
  (0,4.48)   ;3_KA
```

$THETA 模块还可采用 FIXED 选项,将某 THETA 参数固定为特定值。例如,将上述示例中的吸收速率常数 THETA(3)固定为 4.48。则命令可编写如下:

```
$THETA
  (0,6.33)     ;1_CL
  (0, 465)     ;2_V
  (4.48 FIXED) ;3_KA
```

(二) $OMEGA 模块

$OMEGA 模块主要以方差-协方差矩阵的形式表示个体间变异或场合间变异等。通常默认为对角矩阵,即所有非对角线元素均为 0。如果有 3 个个体间变异参数(ETA),OMEGA 矩阵可表示如下:

$$\begin{matrix} \omega_{1,1}^2 & & \\ 0 & \omega_{2,2}^2 & \\ 0 & 0 & \omega_{3,3}^2 \end{matrix}$$

上述示例中,须设置 3 个 ETA 的初始值,且一般不以 0 为估算初始值。

ETA 初始值可通过特定的方式进行推导。如用百分变异系数($CV\%$)来描述清除率 ETA 的比例型关系,则

$$CL_i = \widehat{CL} \times (1 + \eta_i) \tag{式 4-6}$$

$$CL_i = \widehat{CL} + \widehat{CL} \times \eta_i \tag{式 4-7}$$

两侧取方差后,得

$$Var(CL_i) = Var(\widehat{CL}) + Var(\widehat{CL} \times \eta_i) \tag{式 4-8}$$

式中,CL_i 为第 i 个体的清除率,$\widehat{CL}$ 为清除率的群体典型值,η_i 为 $\widehat{CL}$ 的个体间变异的平方。当 $Var(CL) = 0$ 时式 4-8 可转化为式 4-9:

$$Var(CL_i) = 0 + \widehat{CL}^2 \times Var(\eta_i) \tag{式 4-9}$$

η_i 的方差为 ω_i^2,上式可简化为

$$Var(CL_i) = \widehat{CL}^2 \times \omega_i^2 \tag{式 4-10}$$

对其进行求算标准差后,得

$$SD(CL_i) = \sqrt{\widehat{CL}^2 \times \omega_i^2} \qquad (式4-11)$$

由于变异系数 $CV\%$ = 标准差 SD/均值, $\widehat{CL}$ 为群体典型值即均值,进一步简化得

$$CV = \frac{\sqrt{\widehat{CL}^2 \times \omega_i^2}}{\widehat{CL}} \qquad (式4-12)$$

计算 $CV\%$,将变异系数乘以 100,得

$$CV\% = \omega_i \times 100 \qquad (式4-13)$$

将上述转换为 $(CV\%/100)^2 = \omega_i^2$ 可求得方差的初始值。例如,当药物清除率及分布容积的个体间变异系数均为 30%、吸收速率常数个体间变异系数为 40% 时, $OMEGA 模块中设定个体间变异的初始值如下。

例如:

```
$OMEGA
  0.09  ;1:BSV_CL
  0.09  ;2:BSV_V
  0.16  ;3:BSV_KA
```

上述命令中,药物清除率(CL)个体间变异 $\omega_{1,1}^2$、分布容积(V)个体间变异 $\omega_{2,2}^2$、吸收速率常数(k_a)个体间变异 $\omega_{3,3}^2$ 的初始值分别为式 4-14、式 4-15、式 4-16。

$$\omega_{1,1}^2 = \left(\frac{CV\%}{100}\right)^2 = \left(\frac{30}{100}\right)^2 = 0.09 \qquad (式4-14)$$

$$\omega_{2,2}^2 = \left(\frac{CV\%}{100}\right)^2 = \left(\frac{30}{100}\right)^2 = 0.09 \qquad (式4-15)$$

$$\omega_{3,3}^2 = \left(\frac{CV\%}{100}\right)^2 = \left(\frac{40}{100}\right)^2 = 0.16 \qquad (式4-16)$$

某些特定的情况下,参数的个体间变异须固定为某一特定值,可在 $OMEGA 模块中通过 FIXED 实现。例如,上述示例中固定药物清除率的个体间变异 η_1 的方差和吸收速率常数的个体间变异 η_3 的方差,而分布容积的个体间变异 η_2 的方差以 0.09 为初始值进行估算。命令可编写如下:

```
$OMEGA
  (0.09 FIXED)  ;1:BSV_CL
  0.09          ;2:BSV_V
  (0.16 FIXED)  ;3:BSV_KA
```

当 OMEGA 矩阵的非对角线元素不默认均为 0,可通过 $OMEGA BLOCK(x) 进行估算,其 OMEGA 矩阵可表示如下:

$$
\begin{array}{ccc}
\omega_{1,1}^2 & \omega_{1,2} & \omega_{1,3} \\
\boldsymbol{\omega_{2,1}} & \omega_{2,2}^2 & \omega_{2,3} \\
\boldsymbol{\omega_{3,1}} & \boldsymbol{\omega_{3,2}} & \omega_{3,3}^2
\end{array}
$$

上述示例中,$\omega_{2,1} = \omega_{1,2}$、$\omega_{3,1} = \omega_{1,3}$ 和 $\omega_{3,2} = \omega_{2,3}$,该矩阵仍然是一个对称矩阵,只需要估算下三角矩阵前面以黑体字标识的元素。从上到下依次读取矩阵的每一行,通过 $OMEGA 模块列出估算所需的初始值。命令可编写如下:

```
$OMEGA BLOCK(3)
```

$$
\begin{array}{ccc}
\omega_{1,1}^2 & & \\
\omega_{2,1} & \omega_{2,2}^2 & \\
\omega_{3,1} & \omega_{3,2} & \omega_{3,3}^2
\end{array}
$$

其中,非主对角线元素代表了方差间的协方差,例如 $\omega_{2,1} = \mathrm{cov}(\omega_{1,1}^2,\ \omega_{2,2}^2)$。通过绘制个体 η 的配对散点图,估算 OMEGA 矩阵的非对角线元素初始值,如图 4−1 所示,一级吸收的一房室模型参数 CL 的 ETA 与 V 的 ETA 之间具相关性。

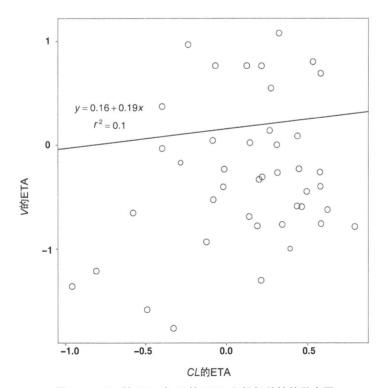

图 4−1　CL 的 ETA 与 V 的 ETA 之间相关性的散点图

通过绘制参数个体间变异的散点图,可确认各参数个体间变异之间是否存在相关关系,有助于估算非主对角线元素的初始值。应用下列公式,可从相关系数(ρ)推导出协方差估算值:

$$相关系数(\rho_{1,2}) = \frac{\mathrm{cov}(\omega_{1,1}^2, \omega_{2,2}^2)}{\sqrt{\omega_{1,1}^2} \times \sqrt{\omega_{2,2}^2}} = \frac{\omega_{2,1}}{\sqrt{\omega_{1,1}^2} \times \sqrt{\omega_{2,2}^2}} \qquad (式4-17)$$

$$\omega_{2,1} = \rho_{1,2} \times \sqrt{\omega_{1,1}^2} \times \sqrt{\omega_{2,2}^2} \qquad (式4-18)$$

NONMEM 对 OMEGA 矩阵非主对角线元素的初始值估算有一定的限制。当采用特定的 $OMEGA 模块如 $OMEGA BLOCK(n) 描述非主对角线元素时,所有非主对角线元素均须被估算。例如,一个大小为 3 的 OMEGA 矩阵,估算个体间变异 η_1 和 η_2 之间的协方差,而 η_1 和 η_3、η_2 和 η_3 的协方差假定为 0,则须整理相应矩阵元素,OMEGA 矩阵及 $OMEGA 模块的代码如下:

$$
\begin{matrix}
\omega_{1,1}^2 & \omega_{1,2} & 0 \\
\omega_{2,1} & \omega_{2,2}^2 & 0 \\
0 & 0 & \omega_{3,3}^2
\end{matrix}
$$

```
$OMEGA BLOCK(2)
 0.3
 0.01  0.3
$OMEGA
 0.4
```

假设二房室一级吸收和消除模型的 ETA 配对散点图提示 η_{CL} 和 η_Q、η_{V2} 和 η_{V3}、η_{V3} 和 η_{k_a} 以及 η_{V2} 和 η_{k_a} 之间存在相关性,OMEGA 矩阵元素从 1 到 5 依次为 $CL(\eta_1)$、$V_2(\eta_2)$、$Q(\eta_3)$、$V_3(\eta_4)$ 和 $k_a(\eta_5)$。其中 η_1 和 η_2、η_2 和 η_3、η_1 和 η_4、η_1 和 η_5、η_3 和 η_4 以及 η_3 和 η_5 之间的协方差为 0。OMEGA 矩阵如下所示:

$$
\begin{matrix}
\omega_{1,1}^2 & 0 & \omega_{1,3} & 0 & 0 \\
0 & \omega_{2,2}^2 & 0 & \omega_{2,4} & \omega_{2,5} \\
\omega_{3,1} & 0 & \omega_{3,3}^2 & 0 & 0 \\
0 & \omega_{4,2} & 0 & \omega_{4,4}^2 & \omega_{4,5} \\
0 & \omega_{5,2} & 0 & \omega_{5,4} & \omega_{5,5}^2
\end{matrix}
$$

为了避免估算不存在协方差关系的非对角线元素,可对 OMEGA 元素重新排序,即转换 η_2 和 η_3 的顺序,将 η_2 定义为 Q 的个体间变异,而 η_3 定义为 V_2 的个体间变异,$OMEGA 模块则仅指定估算存在协方差关系的元素的初始值。OMEGA 矩阵及 $OMEGA

模块的命令编写如下:

$$\begin{matrix}
\omega_{1,1}^2 & \omega_{1,2} & 0 & 0 & 0 \\
\omega_{2,1} & \omega_{2,2}^2 & 0 & 0 & 0 \\
0 & 0 & \omega_{3,3}^2 & \omega_{3,4} & \omega_{3,5} \\
0 & 0 & \omega_{4,3} & \omega_{4,4}^2 & \omega_{4,5} \\
0 & 0 & \omega_{5,3} & \omega_{5,4} & \omega_{5,5}^2
\end{matrix}$$

$OMEGA BLOCK(2)

$$\begin{matrix}
\omega_{1,1}^2 & \\
\omega_{2,1} & \omega_{2,2}^2
\end{matrix}$$

$OMEGA BLOCK(3)

$$\begin{matrix}
\omega_{3,3}^2 & & \\
\omega_{4,3} & \omega_{4,4}^2 & \\
\omega_{5,3} & \omega_{5,4} & \omega_{5,5}^2
\end{matrix}$$

但必须注意,当 $OMEGA BLOCK(n) 模块中的任何值被固定(FIXED),则整个模块的元素都将被固定为 FIXED 所指定的值。

(三) $SIGMA 模块

$SIGMA 模块的编写类似于 $OMEGA 模块,以方差-协方差矩阵的形式表示残差变异,如果有 2 个残差变异(EPS),则矩阵可表示如下:

$$\begin{matrix}
\sigma_{1,1}^2 & \\
0 & \sigma_{2,2}^2
\end{matrix}$$

其估算也须设置初始值(一般不以 0 为初始值)。例如,

$SIGMA 0.04 0.16

表示残差变异 $\sigma_{1,1}^2$ 和 $\sigma_{2,2}^2$ 的初始值分别为 0.04、0.16。

方差初始值亦可通过特定的方式进行推导。如用百分变异系数($CV\%$)来描述残差变异的比例型关系,则

$$Y = F \times (1 + \varepsilon_1) \tag{式 4-19}$$

或

$$Y = F + F \times \varepsilon_1 \tag{式 4-20}$$

两侧取方差后,得

$$Var(Y) = Var(F) + Var(F \times \varepsilon_1) \qquad (式4-21)$$

其中,F 是常数,$Var(F) = 0$,而随机变量 ε_1 的 F 倍的方差等于 F 的平方乘以该随机变量 ε_1 的方差,得

$$Var(Y) = 0 + F^2 \times Var(\varepsilon_1) \qquad (式4-22)$$

ε_1 的方差为 σ_1^2,上式可简化为

$$Var(Y) = F^2 \times \sigma_1^2 \qquad (式4-23)$$

对其进行求算标准差后,得

$$SD(Y) = \sqrt{F^2 \times \sigma_1^2} \qquad (式4-24)$$

由于变异系数 $CV =$ 标准差 $SD/$ 均值,个体预测值 F 可视为预期均值,进一步简化得

$$CV = \frac{\sqrt{F^2 \times \sigma_1^2}}{F} \qquad (式4-25)$$

计算 $CV\%$,将变异系数乘以 100,得

$$CV\% = \sigma_1 \times 100 \qquad (式4-26)$$

将上述转换为 $(CV\%/100)^2 = \sigma_1^2$ 可求得方差的初始值。

九、$ ESTIMATION 和 $ COVARIANCE 模块

(一) $ESTIMATION 模块

$ESTIMATION 模块包括 METHOD 等选项,可以限定 NONMEM 执行何种类型的估算方法以及如何输出估算结果。NONMEM 提供了几种不同的估算方法:

1. 一阶估算法

一阶估算法(first order estimation, FO)是 NONMEM 默认的估算方法,常以非线性方式将个体间变异引入模型。FO 法仅估算参数的群体典型值,当需要获取个体参数值时,则须在 $ESTIMATION 模块中增加 POSTHOC 选项来实现。例如:

```
$ESTIMATION METHOD=0 POSTHOC; FO + POSTHOC
```

2. 一阶条件估算法

一阶条件估算法(first order conditional estimation,FOCE)与 FO 法不同,可在最大似然法的最小化过程中,一步完成群体参数和个体参数的估算。例如:

```
$ESTIMATION METHOD=1; FOCE
```

3. 拉普拉斯法

拉普拉斯法也是一种条件估算法,更适用于分类变量数据。如 logistic 回归模型分析二分类终点数据、比例优势模型分析有序分类数据或生存分析模型分析时间-事件数据。代码如下:

```
$ESTIMATION METHOD=LAPL
```

由于拉普拉斯法对每一个 ETA 均使用了二阶导数计算,故计算时间比 FOCE 更长。

4. 含个体间变异-残差变异交互作用的一阶条件估算法

当个体间变异(ETA)和残差变异(EPS)存在交互作用时,可通过 $ESTIMATION 模块增加交互作用(INTERACTION)选项,实现 ETA-EPS 交互作用的一阶条件估算法(first-order conditional estimation method with η-ε interaction,FOCE-I)。该选项可与上述任何一种估算方法合并使用,即在所选定的估算方法后用 INTERACTION、INTE 或 INT 指定。例如:

```
$ESTIMATION METHOD=1 INTE; FOCE-I
```

5. 其他算法

NONMEM 7 版本引入了最大期望算法(expectation-maximization algorithm,EM)和马尔科夫链蒙特卡洛(Markov chain Monte Carlo,MCMC)贝叶斯法,大大丰富了群体数据分析的估算方法。

EM 法是在概率模型中寻找参数最大似然估计或最大后验估计的算法,包括蒙特卡洛重要抽样法(Monte Carlo importance sampling,IMP)、基于后验估计的重要抽样法(IMP assisted by mode a posteriori estimation,IMPMAP)及随机近似最大期望值法(stochastic approximation expectation maximization method,SAEM)。这些选项可与 INTERACTION、INTE 或 INT 合并使用。例如:

```
$ESTIMATION METHOD=IMP INTE
$ESTIMATION METHOD=IMPMAP INTE
$ESTIMATION METHOD=SAEM INTE
```

MCMC 法主要应用于贝叶斯最大后验概率参数的估计,即马尔科夫链蒙特卡洛贝叶斯估算法[Markov Chain Monte Carlo (MCMC) Bayesian Analysis Method]。例如:

```
$ESTIMATION METHOD=BAYES INTE
```

此外,新版本中还加入了 ITS(迭代两步法)等。例如:

```
$ESTIMATION METHOD=ITS INTE
```

6. 附加选项

$ESTIMATION 模块须指定计算的最大迭代次数、结果输出选项、计算精度的有效数字位数。

估算最大迭代次数可通过 $ESTIMATION 设置 MAXEVAL=X 。X 值一般小于等于 9 999，限定了计算时的最大迭代次数。当 MAXEVAL = 0 ，则不执行估算，此时 $THETA 、 $OMEGA 和 $SIGMA 中指定的初始值将直接用于计算目标函数值、预测值及残差等。当计算耗时非常长时，可通过设定 MAXEVAL 值中断计算，核查中间结果后继续计算。

$ESTIMATION 模块中 PRINT=n 选项表示每隔 n 次迭代运算，输出 1 次详细结果至屏幕终端和报告文件。一般可设为 PRINT = 5 。如果 PRINT=n 选项未指定，则系统默认输出首次和末次迭代计算结果。无论 n 设置为多少，首末两次迭代结果均将输出到报告文件中。

默认情况下，PRINT 选项的输出结果包括目标函数值、每个参数的估算值、每个参数按比例转换的值以及与参数相关的梯度。通过上述结果，可实时追踪模型以及参数响应曲面的梯度。计算过程中，须特别注意梯度值是否为 0。梯度值为 0，表示相关参数在迭代计算过程中未发挥任何作用。例如，$DATA 模块中用 IGNORE 或 ACCEPT 选项将所有女性受试者的数据从数据集中排除，而模型的 $PK 模块估算性别对药物清除率（CL）的影响如下：

```
TVCL = THETA(1) + THETA(2) * GENDER
CL   = TVCL *  EXP(ETA(1))
```

由于数据集中含变量 GENDER，$PK 模块调用该变量时不会出现语法错误。但数据集中没有任何信息用于估算性别对 CL 产生的影响。此时，无论如何设定初始值，与 THETA(2) 相关的梯度在首次迭代及后续的迭代运算时都将为 0。

$ESTIMATION 模块中 SIGDIGITS=n 用于指定参数估算精度的有效数字位数，默认为 3 位。当目标函数值最小化过程中无法获取指定的有效数字位数时，将运行失败。将 SIGDIGITS 选项的值更改为较小的有效数字位数，有时有助于计算成功。某些情况下，设置较大的有效数字也可能会获得目标函数值最小化成功。

NOABORT 是另一个很有用的选项，可在估算固定效应参数（THETA）中发生代码为 1 的 PRED 错误时，调整 THETA 估算值后继续运算。此外，结果报告中会提供相应的错误信息，便于排查错误。

7. 算法的选择

稳定可靠的算法是准确估计参数的前提。根据模型条件似然的方法，可将上述 NONMEM 软件中提供的算法大致分为：线性化方法（如 FO、FOCE）、LAPL 法、EM 法（IMP、IMPMAP 及 SAEM）及利用先验分布和条件似然的马尔科夫链蒙特卡洛贝叶斯算法。算法选择时应考虑计算时间、模型的复杂程度和计算的精度要求。

线性化方法将非线性混合效应模型通过泰勒展开的一阶近似、转化为线性混合效应模型后进行求解。其中,FOCE-I 是最为常用的算法,计算时间过长时可以考虑 EM 算法。LAPL 算法是一种应用被积函数极大值的局部信息,进行近似拟合的计算方法,一般认为计算的准确度优于线性化方法。IMP 是蒙特卡洛重采样的 EM 算法,IMPMAP 是结合了最大后验的 IMP 算法,SAEM 是随机近似的 EM 算法。对于贝叶斯算法,其参数估算值的准确度和精密度类似于 EM 法。

一般而言,经典算法的参数估算的准确度和运算时间的排列顺序为:LAPL>FOCE>FO,LAPL 法准确度最优,但运算时间最长。三种 EM 算法常和 FOCE-I 算法的结果接近,但结果受采样方案的影响。对于简单的 PK 模型,IMP 和 IMPMAP 算法运算时间可能远长于 FOCE、FOCE-I 和 LAPL 法,而对于复杂的 PK/PD 模型,IMP 和 IMPMAP 算法的运算速度可能快于 FOCE 或 FOCE-I 算法。

计算初始时,一般可采用 FO、ITS 等计算快但准确性稍逊的算法进行初步分析,并将估算结果作为后续复杂计算的初值。NONMEM 7 以后的版本,可直接用多个 $ESTIMATION 语句,实现上述功能。例如:

```
$ESTIMATION METHOD=FO ...
$ESTIMATION METHOD=LAPL ...
$ESTIMATION METHOD=IMP ...
```

(二) $COVARIANCE 模块

$COVARIANCE 模块是 NONMEM 对估算结果进行协方差分析,由各参数的标准误差、方差-协方差矩阵等组成,在参数估算($ESTIMATION)步骤后进行。 $COVARIANCE 模块没有进一步指定与计算相关的选项时,则采用 $R^{-1}SR^{-1}$ 或称为三明治矩阵计算(sandwich matrix computation)的默认计算方式。代码示例如下:

```
$COVARIANCE MATRIX=R COMPRESS PRINT=E CONDITIONAL
```

(1) MATRIX = R 或 MATRIX = S 选项:分别代表估算 R 矩阵或 S 矩阵。

(2) COMPRESS 选项:指定输出文件中以压缩格式输出协方差步骤的结果。

(3) PRINT=E 选项:指定输出协方差步骤的结果的同时输出方差-协方差矩阵的特征值。其中,特征值通常用来计算模型的条件数(condition number)以表征模型的稳定性。列表中最大的特征值除以最小的特征值,即为条件数。条件数过高(>1 000)表示模型过参数化或模型欠稳定。条件数常作为候选模型的评价指标之一。建模过程中,模型的复杂性不断增加,条件数也随之变化。任何导致条件数大幅增加的步骤,都应谨慎考虑。

(4) CONDITIONAL 选项:指定 $ESTIMATION 成功终止时才执行协方差步骤,而 UNCONDITIONAL 选项则指定无论 $ESTIMATION 是否成功,均执行协方差步骤。

十、$ TABLE 和 $ SCATTERPLOT 模块

（一）$TABLE 模块

指定以义本文件的形式,输出模型参数估算的结果。

例如：

```
$TABLE ID AMT DATE TIME II ADDL EVID MDV DV GEND AGE WT CL V KA PRED
IPRED NOAPPEND NOPRINT ONEHEADER FILE=RUN001.fit
```

该命令将生成一个包含标题行的列表文件。该文件将按照指定的变量顺序：ID、AMT、DATE、TIME……输出。此外,可通过 NOAPPEND 、NOPRINT 、ONEHEADER 等选项对输出的列表文件进行设定,具体如下：

（1） NOAPPEND 选项：不输出观测值(DV)、群体预测值(PRED)、残差(RES)和加权残差(WRES)。如不设定该选项,则默认输出上述 4 项。

（2） NOPRINT 选项：不在屏幕和报告文件(后缀名为. lst)中输出数据列表。由于报告文档中纳入数据列表不利于数据后处理,通常用该选项进行限定。如果不设定该选项,数据列表将输出至 NONMEM 报告文档。

（3） FILE= 选项：此项为必需项,指定列表文件以给定的路径和文件名存储为一个文本文件。如上述示例中,数据列表文件将以"RUN001. fit"为文件名的文本文件保存。

（4） ONEHEADER 选项：输出的数据列表文件中,仅在首行罗列数据项名称。如果不设定该项,将在列表文件首行及后续每隔 900 条记录行,插入一次数据项名称的记录。

（5） FIRSTONLY 选项：仅输出每个受试对象的第一条记录。

（6）以下为 NONMEM 的辅助工具包 Xpose 软件绘图所需数据列表的输出命令,详细介绍参见附录 8。

```
$TABLE ID TIME AMT IPRE NOPR ONEHEADER FILE=sdtab1;标准文件列表
$TABLE ID CL V KA ETA1 ETA2 NOPR NOAPPEND ONEHEADER FILE=patab1;
  参数估算值列表
$TABLE ID AGE WT NOPR NOAPPEND ONEHEADER FILE = cotab1;连续型变量数据
列表
$TABLE ID GEND NOPR NOAPPEND ONEHEADER FILE=catab1;分类型变量数据列表
```

（二）$SCATTERPLOT 模块

该模块用于绘制参数或变量的散点图。由于 NONMEM 的绘图功能较简单,较少采用。目前,大多先用 NONMEM 输出计算结果的数据表格文件,然后用 R、GraphPad 等程序读取数据文件并进行数据后处理和绘图。此外,通过 $SCATTERPLOT 模块仅能实现

900 条以内数据记录的散点图。若数据集超过 900 条记录,NONMEM 提供的散点图无法反映所考察的变量间的关系。示例如下:

```
$SCATTERPLOT DV VS PRED UNIT
$SCATTERPLOT ( RES WRES) VS PRED UNIT
```

$SCATTERPLOT 模块实现了将变量(DV)或变量列表(RES WRES)对 PRED 绘制散点图,其中 UNIT 选项表示在散点图上添加趋势线,如图 4-2。

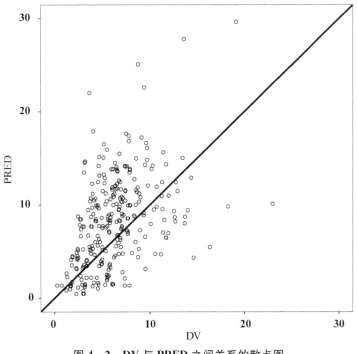

图 4-2　**DV 与 PRED 之间关系的散点图**

若须分别绘制数据集中前 900 条、901~1 800 条以及超过 1 801 条记录的 DV 对 PRED 散点图,则须以 FROM X TO Y 选项指定,通过以下代码实现。

```
$SCAT DV VS PRED UNIT FROM 1 TO 900
$SCAT DV VS PRED UNIT FROM 901 TO 1800
$SCAT DV VS PRED UNIT FROM 1801
```

若未使用 FROM X TO Y 选项指定范围,则仅显示第一个 900 条记录。

如果仅须绘制每一个体的第一条记录 CL 与 CL_{cr} 的散点图,则以 FIRSTONLY 选项指定,命令编写如下:

```
$SCAT CL VS CLCR UNIT FIRSTONLY
```

第 4 章第二节
代码示例

第三节　输　出　结　果

以 NONMEM 7.4 版为例,NONMEM 运行的标准命令为:

```
nmfe74 控制文件 输出文件
```

以本章中的一房室模型静脉给药为例,控制文件的文件名为 exmple4-1. ctl,输出文件名为 example4-1. lst。假定两个文件在同一目录下,运行命令如下:

```
nmfe74 example4-1.ctl example4-1.lst
```

NONMEM 计算结束后,将输出相关的结果,提供的信息包括了模型化过程的各个步骤和相关结果。综合这些信息可完整理解计算的过程和结果,有助于作出合理决策。本节将对 NONMEM 7.4 版的输出结果进行解读。

NONMEM 7.4 版较以前的版本在结果输出方面作了改进,输出结果包括以下文件:". lst、. phi、. shk、. shm、. smr、. smy"为后缀的文件。输出的结果主要以文本文件的形式呈现,包括与特定模型相关的各个组件的输出、错误消息和诊断数据。其中,". lst"为后缀的文件是其中最重要的结果输出文件。以下将重点介绍该文件。

一、控制文件和软件授权信息

(一) 控制文件

首先,输出 NONMEM 运行完成的时间以及执行的控制文件代码。以下是某一房室模型静脉给药的示例。

```
XXXX/XX/XX 周
XX:XX
$PROBLEM INTRAVENOUS BOLUS STUDY
$DATA ..\example4-1.CSV IGNORE=@
$INPUT ID TIME AMT CONC=DV EVID MDV BW AGE ISM RACE DOSE
$SUBROUTINE ADVAN1 TRANS2
$PK
  CL =  THETA(1)*EXP(ETA(1))      ;清除率
  V  =  THETA(2)*EXP(ETA(2))      ;分布容积
  S1 =  V/1000                    ;换算系数
$ERROR
  IPRE = F
  Y   = F+F*ERR(1)+ERR(2)         ;结合型残差模型
```

```
$THETA
  (0.1,1)
  (1,10)
$OMEGA
  0.09
  0.09
$SIGMA
  0.09
  1
$ESTIMATION METH=1 MAXEVAL=9999 PRINT=10
$COVARIANCE PRINT=E
$TABLE ID TIME DV IPRE DOSE CL V ETA1 ETA2 BW AGE ISM RACE DOSE
 NOPRINT ONEHEADER FILE=run1.fit
$TABLE ID TIME AMT IPRE NOPRINT ONEHEADER FILE=sdtab1
$TABLE ID CL V ETA1 ETA2 NOPRINT NOAPPEND ONEHEADER FILE=patab1
$TABLE ID BW AGE NOPRINT NOAPPEND ONEHEADER FILE=cotab1
$TABLE ID ISM RACE NOPRINT NOAPPEND ONEHEADER FILE=catab1
$SCATTERPLOT (TIME PRED BW AGE ISM RACE) VS WRES
```

（二）软件授权信息

其次,输出 NONMEM 软件的授权许可、版本号和研发者信息。

```
NM-TRAN MESSAGES
 WARNINGS AND ERRORS (IF ANY) FOR PROBLEM
(WARNING  2) NM-TRAN INFERS THAT THE DATA ARE POPULATION.
License Registered to: XXX XXXXX ─────────────────────→ ①
Expiration Date:   XXX XXXX ───────────────────────────→ ②
Current Date:      XXX XXX ────────────────────────────→ ③
Days until program expires : XXX ──────────────────────→ ④
1NONLINEAR MIXED EFFECTS MODEL PROGRAM (NONMEM) VERSION 7.4.1
ORIGINALLY DEVELOPED BY STUART BEAL, LEWIS SHEINER, AND ALISON
BOECKMANN
CURRENT DEVELOPERS ARE ROBERT BAUER, ICON DEVELOPMENT SOLUTIONS, AND
ALISON BOECKMANN. IMPLEMENTATION, EFFICIENCY, AND STANDARDIZATION
PERFORMED BY NOUS INFOSYSTEMS.
```

注: ① 软件的授权许可单位或机构;② 软件授权使用截止日期;③ 当前日期;④ 软件使用权剩余天数。

二、NM-TRAN

(一) 控制文件和数据集的概况

控制文件描述(控制文件中 $PROBLEM 模块内容)、数据文件的变量名列表(控制文件中 $INPUT 模块)和读取的数量和先后顺序。核查这些数据的正确性是确保数据文件被正确读取的一个重要步骤。

```
PROBLEM NO.:            1
INTRAVENOUS BOLUS STUDY
0 DATA CHECKOUT RUN:              NO
  DATA SET LOCATED ON UNIT NO.:    2
  THIS UNIT TO BE REWOUND:        NO
  NO. OF DATA RECS IN DATA SET:    800 ─────────────────────→ ①
  NO. OF DATA ITEMS IN DATA SET: 11 ───────────────────────→ ②
   ID DATA ITEM IS DATA ITEM NO.:   1 ─────────────────────→ ③
   DEP VARIABLE IS DATA ITEM NO.:   4 ─────────────────────→ ④
   MDV DATA ITEM IS DATA ITEM NO.:  6 ─────────────────────→ ⑤
0 INDICES PASSED TO SUBROUTINE PRED:
   5   2   3   0   0   0   0   0   0   0   0
0 LABELS FOR DATA ITEMS: ──────────────────────────────────→ ⑥
  ID TIME AMT CONC EVID MDV BW AGE ISM RACE DOSE
0 (NONBLANK) LABELS FOR PRED-DEFINED ITEMS:
  CL V IPRE
0 FORMAT FOR DATA:
  (E4.0,2E3.0,E8.0,2E2.0,2E3.0,2E2.0,E3.0)
TOT. NO. OF OBS RECS:          694 ──────────────────────────→ ⑦
TOT. NO. OF INDIVIDUALS:       100 ──────────────────────────→ ⑧
```

注: ① 数据记录行数;② 数据集变量数;③ 数据集中 ID 所在列;④ 数据集中观测值所在列;⑤ 观测事件是否缺失所在列;⑥ 数据项变量名及预测的参数;⑦ 观测事件数;⑧ 受试者数。

观测记录数是 NONMEM 默认的观测事件的计数,数据集中的数据记录数与观测记录数之间的差异是给药剂量记录与其他类型事件记录之和。当 $DATA 通过IGNORE 和/或 ACCEPT 的选项指定子数据集,则可通过校验 ID 数和观测记录数,确保数据集的正确性。

（二）模型参数的定义

固定效应 THETA、随机效应 OMEGA 和 SIGMA 的数量和初始值,以及各参数上限和下限值限定等。示例输出结果如下:

```
0LENGTH OF THETA:    2 ─────────────────────────────────────→ ①
0DEFAULT THETA BOUNDARY TEST OMITTED:    NO
0OMEGA HAS SIMPLE DIAGONAL FORM WITH DIMENSION:    2 ───────→ ②
0DEFAULT OMEGA BOUNDARY TEST OMITTED:    NO
0SIGMA HAS SIMPLE DIAGONAL FORM WITH DIMENSION:    2 ───────→ ③
0DEFAULT SIGMA BOUNDARY TEST OMITTED:    NO
0 INITIAL ESTIMATE OF THETA:
  LOWER BOUND     INITIAL EST     UPPER BOUND ─────────────→ ④
    0.1000E+00      0.1000E+01      0.1000E+07
    0.1000E+01      0.1000E+02      0.1000E+07
0 INITIAL ESTIMATE OF OMEGA: ──────────────────────────────→ ⑤
  0.9000E-01
  0.0000E+00    0.9000E-01
0 INITIAL ESTIMATE OF SIGMA: ──────────────────────────────→ ⑥
  0.9000E-01
  0.0000E+00    0.1000E+01
```

注:① 群体典型值的个数;② 个体间变异的个数;③ 残差变异的个数;④ 各参数群体典型值的下限、初始值、上限;⑤ 各参数个体间变异的初始值;⑥ 残差变异的初始值。

（三）协方差

$COVARIANCE 指定的协方差的输出如下:

```
0 COVARIANCE STEP OMITTED:           NO
  EIGENVLS. PRINTED:                 YES
  SPECIAL COMPUTATION:               NO
  COMPRESSED FORMAT:                 NO
  GRADIENT METHOD USED:    NOSLOW
  SIGDIGITS ETAHAT (SIGLO):                 -1
  SIGDIGITS GRADIENTS (SIGL):               -1
  EXCLUDE COV FOR FOCE (NOFCOV):            NO
  TURN OFF Cholesky Transposition of R Matrix (CHOLROFF): NO
  KNUTHSUMOFF:                              -1
```

```
RESUME COV ANALYSIS (RESUME):                    NO
SIR SAMPLE SIZE (SIRSAMPLE):                     -1
NON-LINEARLY TRANSFORM THETAS DURING COV (THBND): 1
PRECONDTIONING CYCLES (PRECOND):        0
PRECONDTIONING TYPES (PRECONDS):        TOS
FORCED PRECONDTIONING CYCLES (PFCOND):0
PRECONDTIONING TYPE (PRETYPE):          0
FORCED POS. DEFINITE SETTING: (FPOSDEF):0
```

$COVARIANCE 指定的 $TABLE 的输出如下：

```
0 TABLES STEP OMITTED:    NO
  NO. OF TABLES:          5 ————————————————————————————→ ①
  SEED NUMBER (SEED):     11456
  RANMETHOD:              3U
  MC SAMPLES (ESAMPLE):   300
  WRES SQUARE ROOT TYPE (WRESCHOL): EIGENVALUE
0-- TABLE   1 --
0RECORDS ONLY:    ALL
0 4 COLUMNS APPENDED:     YES
  PRINTED:               NO
  HEADER:                YES
  FILE TO BE FORWARDED:   NO
  FORMAT:                S1PE11.4
  LFORMAT:
  RFORMAT:
  FIXED_EFFECT_ETAS:
0 USER-CHOSEN ITEMS:
  ID TIME CONC IPRE DOSE CL V ETA1 ETA2 BW AGE ISM RACE DOSE ——→ ②
0-- TABLE   2 --
0RECORDS ONLY:    ALL
0 4 COLUMNS APPENDED:     YES
  PRINTED:               NO
  HEADER:                YES
  FILE TO BE FORWARDED:   NO
  FORMAT:                S1PE11.4
```

```
 LFORMAT:
 RFORMAT:
 FIXED_EFFECT_ETAS:
0 USER-CHOSEN ITEMS:
 ID TIME AMT IPRE
0-- TABLE  3 --
```

$COVARIANCE 指定的 $SCATTERPLOT 的输出如下：

```
0 SCATTERPLOT STEP OMITTED:     NO
  FAMILIES OF SCATTERPLOTS:     6          ─────────────────────────→③
0 -- SCATTERPLOT  1 --                     ─────────────────────────→④
  UNIT SLOPE LINE:              NO
0ITEMS TO BE SCATTERED:    WRES    TIME
0 -- SCATTERPLOT  2 --                     ─────────────────────────→⑤
  UNIT SLOPE LINE:              NO
0ITEMS TO BE SCATTERED:    WRES    PRED
0 -- SCATTERPLOT  3 --                     ─────────────────────────→⑥
  UNIT SLOPE LINE:              NO
0ITEMS TO BE SCATTERED:    WRES    BW
0 -- SCATTERPLOT  4 --                     ─────────────────────────→⑦
  UNIT SLOPE LINE:              NO
0ITEMS TO BE SCATTERED:    WRES    AGE
0 -- SCATTERPLOT  5 --                     ─────────────────────────→⑧
  UNIT SLOPE LINE:              NO
0ITEMS TO BE SCATTERED:    WRES    ISM
0 -- SCATTERPLOT  6 --                     ─────────────────────────→⑨
  UNIT SLOPE LINE:              NO
0ITEMS TO BE SCATTERED:    WRES    RACE
1DOUBLE PRECISION PREDPP VERSION 7.4.1
```

注：① 输出的表格数和种子数；② 输出表格中的数据项；③ 与 WRES 相关的散点图数量；④ WRES 对时间的散点图；⑤ WRES 对群体预测值的散点图；⑥ WRES 对体重的散点图；⑦ WRES 对年龄的散点图；⑧ WRES 对 ISM 的散点图；⑨ WRES 对种族的散点图。

三、PREDPP

当 $SUBROUTINES 模块指定调用 PREDPP，PREDPP 相关结果将会描述模型的隔室

属性、参数设定、附加 PK 参数的分配、数据集中 PREDPP 所需变量的位置、$PK 模块和
$ERROR 模块被调用的方式。

```
ONE COMPARTMENT MODEL (ADVAN1)
0MAXIMUM NO. OF BASIC PK PARAMETERS:   2
0BASIC PK PARAMETERS (AFTER TRANSLATION):
   ELIMINATION RATE (K) IS BASIC PK PARAMETER NO.:   1


 TRANSLATOR WILL CONVERT PARAMETERS
 CLEARANCE (CL) AND VOLUME (V) TO K (TRANS2)
0COMPARTMENT ATTRIBUTES
 COMPT. NO. FUNCTION INITIAL ON/OFF  DOSE     DEFAULT   DEFAULT
                     STATUS ALLOWED ALLOWED   FOR DOSE FOR OBS.
 1         CENTRAL  ON       NO      YES       YES       YES
 2         OUTPUT   OFF      YES     NO        NO        NO
 1
 ADDITIONAL PK PARAMETERS - ASSIGNMENT OF ROWS IN GG
 COMPT. NO.                    INDICES
  SCALE     BIOAVAIL.  ZERO-ORDER ZERO-ORDER ABSORB
            FRACTION   RATE       DURATION   LAG
  1    3     *          *          *          *
  2    *     -          -          -          -
            - PARAMETER IS NOT ALLOWED FOR THIS MODEL
            * PARAMETER IS NOT SUPPLIED BY PK SUBROUTINE;
              WILL DEFAULT TO ONE IF APPLICABLE


0DATA ITEM INDICES USED BY PRED ARE:
  EVENT ID DATA ITEM IS DATA ITEM NO.:       5
  TIME DATA ITEM IS DATA ITEM NO.:           2
  DOSE AMOUNT DATA ITEM IS DATA ITEM NO.:    3
0 PK SUBROUTINE CALLED WITH EVERY EVENT RECORD.
  PK SUBROUTINE NOT CALLED AT NONEVENT (ADDITIONAL OR LAGGED) DOSE TIMES.
0ERROR SUBROUTINE CALLED WITH EVERY EVENT RECORD.
1
```

→①

→②

　　注：① 房室的相关信息；② 数据集中给药事件、时间、给药剂量所在列。

四、估算方法

NONMEM 对参数须根据执行估算的相关要求指定估算方法,并限定 NONMEM 执行何种类型的估算方法以及如何输出估算结果。NONMEM 提供了几种不同的估算方法,其中经典的估算方法主要有 FO、FOCE、FOCE-I。现以 FOCE-I 为例,将关于估算方法的输出结果介绍如下:

```
#TBLN:      1
 #METH: First Order Conditional Estimation


 ESTIMATION STEP OMITTED:              NO
 ANALYSIS TYPE:                        POPULATION ──────────→ ①
 NUMBER OF SADDLE POINT RESET ITERATIONS:    0
 GRADIENT METHOD USED:                 NOSLOW
 CONDITIONAL ESTIMATES USED:           YES ──────────────→ ②
 CENTERED ETA:                         NO
 EPS-ETA INTERACTION:                  NO ───────────────→ ③
 LAPLACIAN OBJ. FUNC.:                 NO
 NO. OF FUNCT. EVALS. ALLOWED:         9999 ──────────────→ ④
 NO. OF SIG. FIGURES REQUIRED:         3 ─────────────────→ ⑤
 INTERMEDIATE PRINTOUT:                YES
 ESTIMATE OUTPUT TO MSF:               NO
 IND. OBJ. FUNC. VALUES SORTED:        NO
 NUMERICAL DERIVATIVE
        FILE REQUEST (NUMDER):         NONE
 MAP (ETAHAT) ESTIMATION METHOD (OPTMAP):   0
 ETA HESSIAN EVALUATION METHOD (ETADER):    0
 INITIAL ETA FOR MAP ESTIMATION (MCETA):    0
 SIGDIGITS FOR MAP ESTIMATION (SIGLO):      100
 GRADIENT SIGDIGITS OF
        FIXED EFFECTS PARAMETERS (SIGL):    100
 NOPRIOR SETTING (NOPRIOR):            OFF
 NOCOV SETTING (NOCOV):                OFF
 DERCONT SETTING (DERCONT):            OFF
 FINAL ETA RE-EVALUATION (FNLETA):     ON
 EXCLUDE NON-INFLUENTIAL (NON-INFL.) ETAS
```

```
        IN SHRINKAGE (ETASTYPE):           NO
NON-INFL. ETA CORRECTION (NONINFETA):      OFF
RAW OUTPUT FILE (FILE): RUN10.ext
EXCLUDE TITLE (NOTITLE):                   NO
EXCLUDE COLUMN LABELS (NOLABEL):           NO
FORMAT FOR ADDITIONAL FILES (FORMAT):      S1PE12.5
PARAMETER ORDER FOR OUTPUTS (ORDER):       TSOL
WISHART PRIOR DF INTERPRETATION (WISHTYPE):0
KNUTHSUMOFF:                               0
INCLUDE LNTWOPI:                           NO
INCLUDE CONSTANT TERM TO PRIOR (PRIORC):   NO
INCLUDE CONSTANT TERM TO OMEGA (ETA) (OLNTWOPI):NO
ADDITIONAL CONVERGENCE TEST (CTYPE=4)?:    NO
EM OR BAYESIAN METHOD USED:                NONE
```

注：① 分析方法(群体分析)；② 是否使用了条件估算法；③ 是否考虑了 ETA 与 EPS 之间的交互作用；④ 最大迭代次数(9 999)；⑤ 输出结果中的有效数字位数(3 位)。

五、中间运算结果

NONMEM 的参数估算是目标函数值最小化的过程。中间运算结果包含首次和末次迭代以及指定输出迭代的内容,具体包括迭代次数、目标函数值、函数估算次数、累积函数估算次数、参数估算值、梯度等。运算结果的每一节第一行的信息显示了迭代次数、目标函数值和函数估算次数。运算结果的示例如下：

```
MONITORING OF SEARCH:

0ITERATION NO.:    0    OBJECTIVE VALUE:   9666.02937890142 ——→ ①
NO. OF FUNC. EVALS.:    6 ————————————————————————————→ ②
 CUMULATIVE NO. OF FUNC. EVALS.:           6 ——————————→ ③
 NPARAMETR: 1.0000E+00  1.0000E+01  9.0000E-02  9.0000E-02
9.0000E-02  1.0000E+00
                                                          ⎫
 PARAMETER: 1.0000E-01  1.0000E-01  1.0000E-01  1.0000E-01 ⎬ ——→ ④
1.0000E-01  1.0000E-01                                    ⎭
 GRADIENT:  -1.4416E+03 -5.3678E+02 -3.1272E+02 -1.2009E+02 ——→ ⑤
6.0431E+02  6.2245E-03
```

```
0ITERATION NO.:   10    OBJECTIVE VALUE:   8315.75461184906
NO. OF FUNC. EVALS.:  75
 CUMULATIVE NO. OF FUNC. EVALS.:      81
 NPARAMETR:  1.6891E+00  2.3015E+01  1.1457E-01  1.0679E-01
2.2754E-02  1.3337E+00
 PARAMETER:  6.6855E-01  9.9452E-01  2.2070E-01  1.8554E-01
-5.8754E-01  2.4397E-01
 GRADIENT:  -1.0586E+01  1.7214E+01  6.5429E+00  -2.1559E+00
2.7245E+01  -4.2823E-02


0ITERATION NO.:   20    OBJECTIVE VALUE:   8225.42125294542
NO. OF FUNC. EVALS.: 128
 CUMULATIVE NO. OF FUNC. EVALS.:      209
 NPARAMETR:  1.9314E+00  2.0082E+01  9.3431E-02  8.1271E-02
9.5216E-03  1.1076E+04
 PARAMETER:  8.1047E-01  8.5151E-01  1.1871E-01  4.8989E-02
-1.0231E+00  4.7563E+00
 GRADIENT:  -3.1065E+01 -2.7087E+01 -6.7267E+00 -1.2388E+01
5.5592E+01  4.6407E+01


0ITERATION NO.:   27    OBJECTIVE VALUE:   8221.75865186637
NO. OF FUNC. EVALS.:  80
 CUMULATIVE NO. OF FUNC. EVALS.:      289
 NPARAMETR:  1.9373E+00  2.0097E+01  9.7868E-02  8.8613E-02
7.6968E-03  1.0785E+04
 PARAMETER:  8.1368E-01  8.5233E-01  1.4190E-01  9.2232E-02
-1.1295E+00  4.7430E+00
 GRADIENT:  1.9122E-02  -3.8379E-03  -1.1228E-02  1.0859E-03
-9.9947E-03  -5.0572E-03
```

注：① 迭代次数及目标函数值；② 函数估算次数；③ 累积函数估算次数；④ 参数估算值；⑤ 梯度。

估算参数的过程中，初期迭代计算的目标函数值较后期的变化程度大。当估算过程即将结束时，目标函数值的变化往往非常小。在成功获得函数收敛后，程序将出现 MINIMIZATION SUCCESSFUL，并输出计算的迭代次数和估算精度的有效数字以及估算时间信息等。运算结果的示例如下：

```
#TERM:
0MINIMIZATION SUCCESSFUL
 NO. OF FUNCTION EVALUATIONS USED:     289 ─────────────────→ ①
 NO. OF SIG. DIGITS IN FINAL EST.:  3.7 ──────────────────→ ②


 ETABAR IS THE ARITHMETIC MEAN OF THE ETA-ESTIMATES, AND THE P-VALUE
 IS GIVEN FOR THE NULL HYPOTHESIS THAT THE TRUE MEAN IS 0.


 ETABAR:         1.8945E-03  -1.0733E-02 ⎫
 SE:             3.0165E-02   2.8484E-02 ⎬
 N:                   100         100    ⎬ ─────────────────→ ③
                                         ⎪
 P VAL.:         9.4992E-01   7.0631E-01 ⎭


 ETASHRINKSD(%)  3.0900E+00   3.8321E+00 ⎫
 ETASHRINKVR(%)  6.0846E+00   7.5173E+00 ⎪
 EBVSHRINKSD(%)  2.9860E+00   3.3036E+00 ⎬
 EBVSHRINKVR(%)  5.8828E+00   6.4980E+00 ⎬ ─────────────────→ ④
 EPSSHRINKSD(%)  1.4331E+01   1.4331E+01 ⎪
 EPSSHRINKVR(%)  2.6607E+01   2.6607E+01 ⎭


 TOTAL DATA POINTS NORMALLY DISTRIBUTED (N):     694 ───────→ ⑤
 N* LOG(2PI) CONSTANT TO OBJECTIVE FUNCTION: 1275.4866840880857
 OBJECTIVE FUNCTION VALUE WITHOUT CONSTANT: 8221.7586518663738
 OBJECTIVE FUNCTION VALUE WITH CONSTANT: 9497.2453359544597
 REPORTED OBJECTIVE FUNCTION DOES NOT CONTAIN CONSTANT


 TOTAL EFFECTIVE ETAS (NIND* NETA):              200 ───────→ ⑥
 #TERE:
 Elapsed estimation  time in seconds:     3.78 ⎫
 Elapsed covariance  time in seconds:     1.63 ⎬──────────→ ⑦
 Elapsed postprocess time in seconds:     0.06 ⎭
1
```

注：① 函数估算次数；② 最终估算值的有效位数；③ 100 个个体的 ETA 值的算术平均值、标准误，P 值代表 ETA 值的算术平均值与 0 之间有无显著性差异；④ ETA 与 EPS 的 shrinkage 相关输出结果；⑤ 总的观测事件的个数；⑥ 个体间变异 ETA 值的个数；⑦ 运行

的时间包括估算所用时间、协方差执行所用的时间以及后处理所用时间。

查看输出结果时,首先须注意估算之初梯度值应不等于 0,随着 OFV 值逐渐变小梯度逐渐变小,逐渐接近 0,但不等于 0。最后一次迭代计算后,梯度值应等于或小于 0.01。梯度值大表示未达到最小值;梯度值小则表示已找到最优解,如全局最小值或局部最小值。梯度为 0 则表示没有足够信息估算该参数。

例如,考察某合并用药对清除率的影响时,所有受试者均未合用该药。根据初始值估算时,该参数的梯度以 0 开始,将无法获得相应的估算值,但不会出现报错信息。通过探索性数据分析,可发现该问题。此外,当发生错误时,梯度值可提供关于错误来源的线索,有助于分析哪些参数引起了异常结果。例如,目标函数最小化过程失败以及 COVARIANCE 步骤中出现警示时,可在报告文件中查看梯度估算值相关信息。

当使用 FOCE、FOCE INTER 等条件估算法时,在 NONMEM 输出结果之后会提供变异的相关信息。包括采用最大后验贝叶斯法估算每个参数的个体 OMEGA 和 SIGMA 参数,并给出收缩值。通过个体间变异估算值的均值(又称 ETABAR)和标准差进行统计检验,考查 ETA 的平均值是否与 0 有显著差异。如果 $p<0.05$,则说明 ETA 的均值与 0 有显著差异。

六、最终模型的参数估算值

中间运算结果之后,呈现最小目标函数值,而后是 THETA、OMEGA 和 SIGMA 的参数估算值。如控制文件中将参数固定,则以固定值输出。输出结果显示如下:

```
*******************************************************
*******************************************************
************  FIRST ORDER CONDITIONAL ESTIMATION  ***************
#OBJT:*******  MINIMUM VALUE OF OBJECTIVE FUNCTION  **************
*******************************************************


#OBJV:*****************    8221.759    **********************
1                                                            ─────→①

*******************************************************
************ FIRST ORDER CONDITIONAL ESTIMATION  ***************
******************* FINAL PARAMETER ESTIMATE  ****************
*******************************************************

THETA - VECTOR OF FIXED EFFECTS PARAMETERS  *********
      TH 1      TH 2
      1.94E+00  2.01E+01 ─────────────────────→②
OMEGA - COV MATRIX FOR RANDOM EFFECTS - ETAS  *******
```

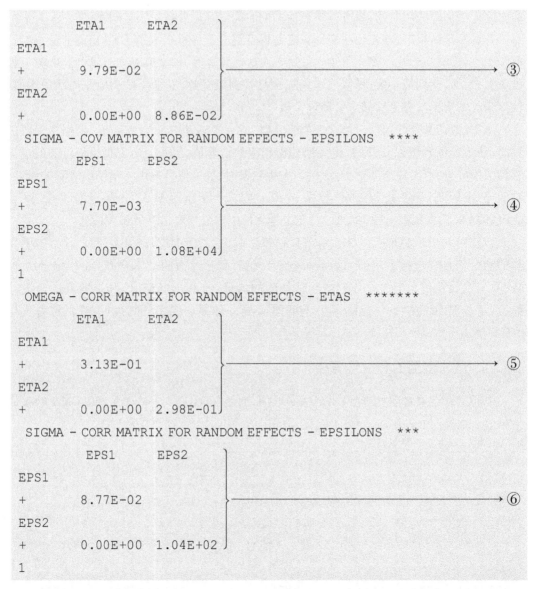

输出结果中：① 最小目标函数值：8 221.759；② CL、V 的群体典型值分别为 1.94、20.1；③ CL、V 的个体间变异的方差分别为 0.098、0.089；④ 比例型残差变异和加和型残差变异的方差分别为 0.008、10 800；⑤ CL、V 的个体间变异的百分比变异系数分别为 31.3%、29.8%；⑥ 比例型残差变异的百分比变异系数和加和型残差变异的变异系数分别为 8.77%、104 ng/mL。

七、方差和协方差

如果指定了输出协方差，则输出最终参数估算值后将输出表示参数估算精确度的标准误、方差-协方差矩阵、相关矩阵、方差-协方差逆矩阵。

（一）标准误

标准误的单位与相应的参数单位相同，但不同参数的单位可能不同，须通过将标准误除以

估算值本身,计算相对标准误差。这样才能进行参数间计算精密度的比较。输出结果如下:

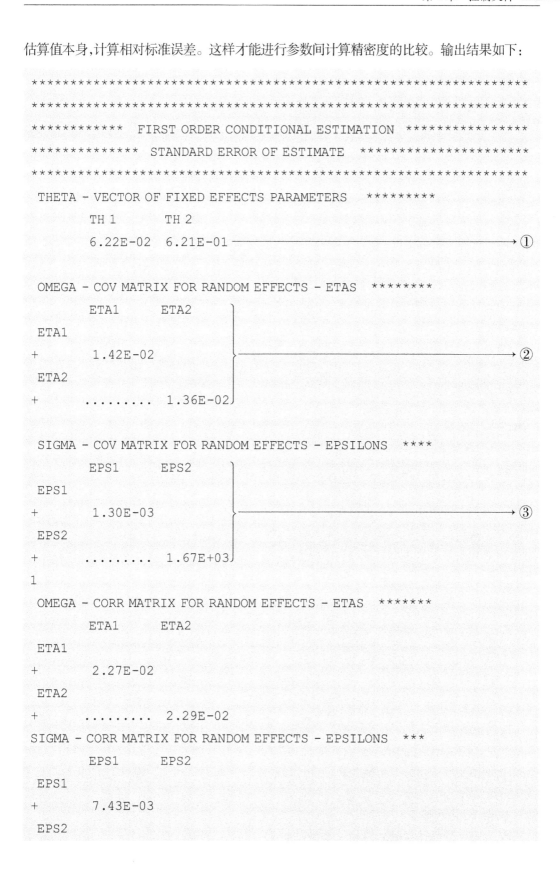

```
*****************************************************************
*****************************************************************
************  FIRST ORDER CONDITIONAL ESTIMATION  ****************
*************  STANDARD ERROR OF ESTIMATE   *********************
*****************************************************************
 THETA - VECTOR OF FIXED EFFECTS PARAMETERS   *********
        TH 1        TH 2
        6.22E-02   6.21E-01 ───────────────────────────────→ ①


 OMEGA - COV MATRIX FOR RANDOM EFFECTS - ETAS  ********
         ETA1      ETA2                   ⎫
 ETA1                                     ⎪
 +       1.42E-02                         ⎬───────────────────→ ②
 ETA2                                     ⎪
 +       ........  1.36E-02 ⎭


 SIGMA - COV MATRIX FOR RANDOM EFFECTS - EPSILONS  ****
         EPS1      EPS2                   ⎫
 EPS1                                     ⎪
 +       1.30E-03                         ⎬───────────────────→ ③
 EPS2                                     ⎪
 +       ........  1.67E+03 ⎭
1
 OMEGA - CORR MATRIX FOR RANDOM EFFECTS - ETAS  *******
         ETA1      ETA2
 ETA1
 +       2.27E-02
 ETA2
 +       ........  2.29E-02
 SIGMA - CORR MATRIX FOR RANDOM EFFECTS - EPSILONS  ***
         EPS1      EPS2
 EPS1
 +       7.43E-03
 EPS2
```

```
+         .........  8.06E+00
1
```

上述输出结果中：① CL、V 的参数估算值方差的标准误分别为 0.062 2 L/h、0.621 L；② CL、V 个体间变异的方差估算值的标准误分别为 0.014 2 L/h、0.013 6 L；③ 比例型残差变异和加和型残差变异的方差估算值的标准误分别为 0.001 3、1 670。

（二）方差和协方差矩阵

```
*********************************************************************
*********************************************************************
***************** FIRST ORDER CONDITIONAL ESTIMATION ****************
*************** COVARIANCE MATRIX OF ESTIMATE ****************
*********************************************************************

          TH 1      TH 2     OM11     OM12     OM22     SG11     SG12     SG22

TH 1
+     3.87E-03

TH 2
+     7.18E-03 3.86E-01

OM11
+    -2.42E-04 1.91E-04 2.03E-04

OM12
+     ........ ........ ........ ........

OM22
+     1.38E-04 1.02E-03 4.06E-06 ........ 1.86E-04

SG11
+     1.05E-05 1.89E-04 1.01E-07 ........ 3.17E-07 1.70E-06

SG12
+     ........ ........ ........ ........ ........ ........ ........

SG22
+    -4.75E+00 -1.01E+02 -9.81E-02 ........ -2.43E+00 -1.42E+00 ........ 2.80E+06
1
```

上述输出结果中，如 CL 与 V 参数估算值的方差分别为 $3.87×10^{-3}$、0.386，两者的协方差为 $7.18×10^{-3}$；CL 与 V 的个体间变异方差分别为 $2.03×10^{-4}$、$1.86×10^{-4}$，两者的协方差为 $4.06×10^{-6}$；比例型残差变异与加和型残差变异的方差分别为 $1.70×10^{-6}$、$2.80×10^{6}$，两者的协方差为 -1.42。

（三）相关矩阵

相关矩阵是描述参数之间相关系数的矩阵，非对角线项范围为 -1 ~ 1。其中，每个元素描述了参数对之间的相关程度。输出结果显示如下：

```
*************************************************************
*************************************************************
****************  FIRST ORDER CONDITIONAL ESTIMATION  *****************
******************  CORRELATION MATRIX OF ESTIMATE  *******************
*************************************************************

        TH 1     TH 2     OM11     OM12     OM22     SG11     SG12     SG22
TH 1
+     6.22E-02
TH 2
+     1.86E-01 6.21E-01
OM11
+    -2.73E-01 2.17E-02 1.42E-02
OM12
+    ........ ........ ........ ........
OM22
+     1.63E-01 1.21E-01 2.09E-02 ........ 1.36E-02
SG11
+     1.29E-01 2.33E-01 5.46E-03 ........ 1.78E-02 1.30E-03
SG12
+    ........ ........ ........ ........ ........ ........ ........
SG22
+    -4.56E-02 -9.69E-02 -4.12E-03 ........ -1.06E-01 -6.51E-01 ........ 1.67E+03
1
```

可根据式 4 - 17 计算相关系数来描述两个参数方差之间的关系。

因此,如上例中,CL 与 V 个体间变异 ETA1 与 ETA2 的相关系数为

$$\frac{\mathrm{cov}(\omega_{1,1}^2,\ \omega_{2,2}^2)}{\sqrt{\omega_{1,1}^2} \times \sqrt{\omega_{2,2}^2}} = \frac{4.06 \times 10^{-6}}{\sqrt{2.03 \times 10^{-4}} \times \sqrt{1.86 \times 10^{-4}}} = 0.021 \qquad （式 4 - 27）$$

残差变异 EPS1 与 EPS2 的相关系数为

$$\frac{-1.42}{\sqrt{1.70 \times 10^{-6}} \times \sqrt{2.80 \times 10^{6}}} = -0.65 \qquad （式 4 - 28）$$

每个参数间都相互独立,相关矩阵的所有非对角元素即相关系数的值较低。当相关系数的绝对值大于 0.8 时,表明两个参数之间存在高度的相关性。参数之间相关性小的模型优于相关性大的模型。

（四）协方差逆矩阵

```
**************************************************************
**************************************************************
***************   FIRST ORDER CONDITIONAL ESTIMATION   *****************
***************  INVERSE COVARIANCE MATRIX OF ESTIMATE  *****************
**************************************************************

            TH 1    TH 2    OM11    OM12    OM22    SG11    SG12    SG22
 TH 1
+       3.02E+02
 TH 2
+      -4.45E+00  2.87E+00
 OM11
+       3.70E+02 -7.63E+00  5.39E+03
 OM12
+       ........ ........ ........ ........
 OM22
+      -2.16E+02 -1.31E+01 -3.60E+02 ........  5.72E+03
 SG11
+      -2.08E+03 -3.79E+02 -2.58E+03 ........  8.97E+03  1.10E+06
 SG12
+       ........ ........ ........ ........ ........ ........
 SG22
+      -8.75E-04 -1.08E-04 -1.08E-03 ........  8.66E-03  5.48E-01 ........  6.37E-07
 1
```

（五）特征值结果

方差-协方差矩阵特征值由 PRINT=E 选项指定输出，以计算模型条件数，即最大特征值除以最小特征值，以考察模型的稳定性。输出结果如下：

```
**************************************************************
**************************************************************
*************   FIRST ORDER CONDITIONAL ESTIMATION   **************
*************   EIGENVALUES OF COR MATRIX OF ESTIMATE   ***********
**************************************************************

            1         2         3         4         5         6
        3.20E-01  6.42E-01  8.88E-01  1.05E+00  1.29E+00  1.80E+00
 1
```

其中,特征值的最大值为 1. 80E+00,即 1. 80,最小值为 3. 20E-01,即 0. 320,该模型的条件数为 5. 625(1. 80/0. 320),表示模型稳定。

八、附加文件

附加文件主要指协方差结果之后的其他输出文件,如 $TABLE 指定的表格文件或 $SCATTERPLOT 指定的散点图。

NONMEM 有绘图功能,但输出的图形是文本图。NONMEM 绘图功能有限,不能自定义和设置图形的展现形式,仅用于快速粗略地查看结果。一般,先将数据输出至单独的表格文件中,再应用其他软件(如 R 软件)进行数据后处理,以获得可控性更好、更精美的图形用于结果分析和解读。

参考文献

Beal S L, Sheiner L B, Boeckmann A J. NONMEM users guides. Icon Development Solutions, Maryland, USA: 1989-2013.

Bonate P L. Pharmacokinetic-pharmacodynamic modeling and simulation. 2nd ed. New York: Springer, 2011: 257-261.

Gibiansky L, Gibiansky E, Bauer R. Comparison of nonmem 7. 2 estimation methods and parallel processing efficiency on a target-mediated drug disposition model. J Pharmacokinet Pharmacodyn, 2012, 39(1): 17-35.

Owen J S, Fiedler-Kelly J. Introduction to population pharmacokinetic/pharmacodynamic analysis with nonlinear mixed effects models. Hoboken: John Wiley & Sonc, Inc, 2014: 178-197.

第5章 模型的建立

群体药动学-药效学建模和分析过程是一个系统工程,须围绕研究目的展开。如图 5-1 所示,一般可分为以下步骤:建立分析计划、创建数据集、探索性数据分析、构建基础模型、筛选和评估协变量、模型优化、模型评价和模型应用。此流程最早由群体药动学-药效学理论的创始人 Lewis Sheiner 和 Stuart Beal 于 20 世纪 90 年代初提出并逐步完善,现已成为业内的标准流程,被广大专业人员以及药政审评部门接受和采纳。

本章主要叙述前 6 个步骤,其中创建数据集已在第 3 章中叙述,不再赘述。最后两部分"模型评价"和"模型应用"将分别在第 6 章和第 7 章陈述。

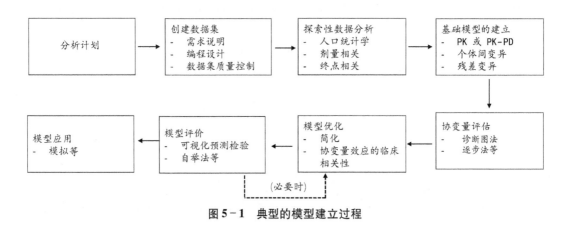

图 5-1 典型的模型建立过程

第一节 分析计划和探索性数据分析

一、分析计划

群体建模分析计划(population modeling analysis plan, PMAP,以下简称为"分析计划"),是数据分析和模型建立过程中的必要步骤。分析计划可明确建模分析的目的、假设和基本流程,保证分析的一致性和可重复性。FDA 和 EMA 颁布的关于群体药动学分析的技术指南文件均指出：建模分析前须制定分析计划，最大限度地减少建模过程中人为因素带来的影响，增加可信度。

分析计划应充分描述建模目的、建模过程和模型评价等步骤。即便不同的专业人员，根据分析计划也能得到基本相同的结论。分析计划也应避免过于具体，以防止在分析过程中受到不合理的限制。分析计划可根据数据的变化进行相应的修改和调整，但是分析人员需在建模过程中详细记录与计划不同的修改内容。此外，分析 II 期和 III 期临床试验数据时，必须在数据收集完成前确定分析计划。

分析计划中应明确分析的目的和建模数据，两者应相匹配。例如，I 期与 II a 期临床试验的数据一般为密集采样数据，可用来建立可靠的结构模型。在 II b 与 III 期临床试验中，尽管收集的数据多为稀疏数据，但有大量的协变量信息，可用来筛选和建立协变量模型。分析计划中应包括数据收集表格的内容，列明表格中的变量，包括一些特殊变量如 ADDL、SS 或 II 等，便于后期高效、便捷地整理和编辑数据。

详细全面的分析计划不仅能够提高分析质量，还能够促进项目团队中多学科成员的分工协作和支持，加速项目的完成。附录 1 为分析计划书示例。

二、探索性数据分析

构建模型前，可通过图解法和统计学方法对数据集进行探索性数据分析（exploratory data analysis，EDA）。探索性数据分析可揭示数据的内在特征，发现具有明显趋势的变量，辨识离群值、异常值和缺失值等。常用的图解法包括绘制连续变量的直方分布图、分类变量的频率分布图等，用以检视数据的分布特点；绘制变量的栅栏图（trellis plot），分析变量间是否相关。统计学方法包括计算每个变量的中位数、范围、四分位数、算术平均数、几何均数、标准差等，对数据进行统计学描述。

探索性数据分析还可以评估收集的数据是否支持分析目的，预期的数据特征是否与实际相符，若不相符则需要考虑修改建模策略。例如，原试验方案计划中的受试者在下次给药前的任一时间点采样，采样时间应在给药间隔内随机分布，但探索性数据分析后发现，采样时间主要集中在给药后早期（如给药后 1~2 h）和临近下次给药的时间（如下次给药前 2 h 内）。此时，若不固定部分药动学参数，直接采用二房室拟合可能导致失败。

探索性数据分析主要包括人口统计学数据、剂量和浓度相关数据，以下将分别详述。

（一）人口统计学数据

研究对象的人口统计学描述是探索性数据分析的重要组成部分。人口统计学数据包括受试者数量、年龄、体重、种族、性别、用药情况等特征。多中心的研究还需要按照研究中心分别进行统计，如计算连续变量的平均值（标准差），中位数（范围）；计算分类变量的计数或百分比等。表 5-1 总结了 3 项研究中的人口统计学特征，包括体重、年龄、性别和肾功能情况。

表 5 − 1 按研究对患者特征进行统计分析

	研究 A	研究 B	研究 C	总　计
例数	50	100	150	300
年龄(岁)				
平均值(标准差)	58.1(10.9)	64.4(13.0)	63.3(12.0)	62.8(12.4)
中位数(最小值,最大值)	56(36,78)	68(43,85)	65(33,90)	64(33,90)
性别				
男性(%)	19(38.0)	42(42.0)	69(46.0)	130(43.3)
女性(%)	31(62.0)	58(58.0)	81(54.0)	170(56.7)
体重(kg)				
平均值(标准差)	57.94(10.2)	62.6(13.3)	63.8(13.8)	62.5(13.3)
中位数(最小值,最大值)	55(42,95)	57(47,92)	57(43,102)	57(42,102)
NYHA 心功能分级				
Ⅰ级（%）	9(18.0)	15(15.0)	22(14.7)	46(15.3)
Ⅱ级（%）	14(28.0)	26(26.0)	37(24.7)	77(25.7)
Ⅲ级（%）	23(46.0)	47(47.0)	70(46.7)	140(46.7)
Ⅳ级（%）	4(8.0)	12(12.0)	21(14.0)	37(12.3)

如果有多个治疗组,则需要进行分组统计,评估受试者在不同治疗组中的特征是否一致(表 5 − 2)。

表 5 − 2 按给药剂量对患者特征进行统计分析

	10 mg	20 mg	总　计
样本数(%)	190(63.3)	110(36.7)	300
年龄(岁)			
平均值(标准差)	62.7(12.3)	64.5(12.2)	62.8(12.4)
中位数(最小值,最大值)	64(36,90)	67(33,90)	64(33,90)
性别			
男性(%)	69(46.0)	44(40.0)	130(43.3)
女性(%)	81(54.0)	66(60.0)	170(56.7)
体重(kg)			
平均值(标准差)	64.6(13.5)	61.6(13.2)	62.5(13.3)
中位数(最小值,最大值)	57(46,102)	55(42,92)	57(42,102)
NYHA 心功能分级			
Ⅰ级（%）	32(16.8)	14(12.7)	46(15.3)
Ⅱ级（%）	52(27.4)	25(22.7)	77(25.7)
Ⅲ级（%）	78(41.1)	62(56.4)	140(46.7)
Ⅳ级（%）	28(14.7)	9(8.2)	37(12.3)

此外,连续变量可绘制直方分布图(图 5 − 2),分类变量可绘制箱线图(图 5 − 3),描述各个变量的分布特征、离群值等信息。

不仅如此,还可绘制多个变量的相关性散点图,判断变量间是否存在相关性,为后续的协变量筛选作相应的准备。如图 5 − 4,显示了患者的年龄与体重之间的关系。

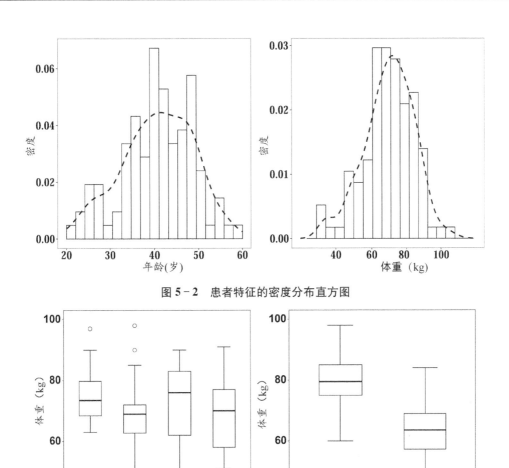

图 5-2 患者特征的密度分布直方图

图 5-3 患者特征的连续型变量对分类型变量的箱线图

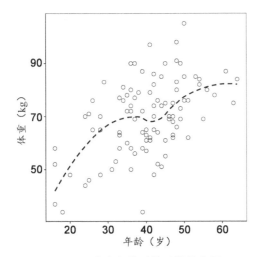

图 5-4 患者年龄对体重的散点图

注：图中虚线为 LOESS

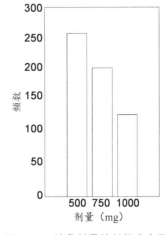

图 5-5 给药剂量的频数分布图

（二）给药相关数据

给药相关数据包括给药剂量、输注时间、给药频率、给药途径、给药次数和剂型等。如果研究中包含了不同的剂量组，须了解剂量的分布情况（图5-5）。

此外，还可通过图形或表格核查与给药有关的衍生变量，如表5-3汇总了给药时间间隔（II）、额外给药次数（ADDL）和给药状态（SS）。通过上述信息，可有助于发现数据编辑时发生的错误，识别与给药行为相关变量的异常值。

表5-3　NONMEM中与给药方案相关的项的汇总

II	n,%
0	200, 33.33%
12	400, 66.67%
ADDL	n,%
0	200, 33.33%
30	16, 2.67%
60	384, 64.0%
SS	n,%
0	200, 33.3%
1	398, 66.4%
2	2, 0.3%

（三）浓度相关数据

群体药动学建模时，药物浓度为模型的因变量（DV），须对浓度相关数据进行核查。例如，缺失值或低于定量下限（below the limit of quantification，BLQ）数据的处理方法，浓度与剂量的量纲是否相符等问题。

有多种方法可用于处理低于定量下限的数据，其中最常见的方法是将这些数据忽略、固定为定量下限的二分之一或采用最大似然法估算低于定量下限的比例。不同的研究对低于定量下限数据的处理方式可能会有不同。一般在数据分析前就应规定相应的处理方式。对低于定量下限数据的具体处理方式，可参考本章所附的文献（Beal. 2001；Ahn et al. 2008；Byon et al. 2008）。

浓度-时间图是分析浓度数据最常用的图形。横坐标可为距离末次给药后时间（time after last dose，TALD），也可以为首次给药后时间（time after first dose，TAFD）。前者可以描述药物总体的药动学特征，而后者可用于判断患者血药浓度是否达到稳态或浓度变化是否平稳等（图5-6）。

浓度-时间图的纵坐标可以为线性刻度或半对数刻度。线性刻度图能够较好地描述高浓度值，而半对数刻度图则能较好地描述低浓度值（图5-7）。此外，半对数刻度图还可用于辅助选择房室模型，若消除相为一条直线，则可能符合一房室模型；若消除相为多段折线，则可能为二房室或三房室模型；若消除相为非线性，则可能需要用米曼氏模型进行拟合。

此外，还应结合患者剂量水平综合考虑血药浓度，如数据集中的高浓度点都由高

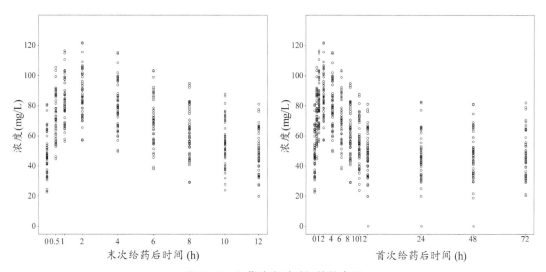

图 5-6　血药浓度对时间的散点图

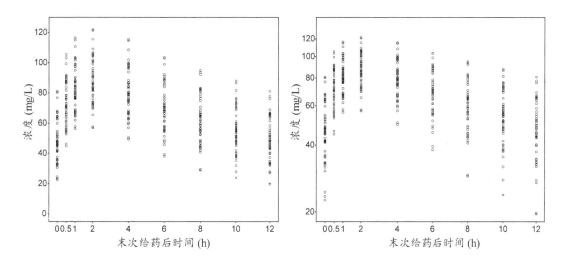

图 5-7　不同刻度的浓度-时间图

注: 左图纵坐标为线性刻度,右图纵坐标为半对数刻度

剂量组的患者产生,则这些浓度就不能被视为异常值。此时,可将浓度-时间图根据剂量水平分组(图 5-8)或进行剂量标一化后再绘图。

(四) 多中心研究数据

如数据来自多中心研究,则除了对汇总的数据进行分析,还须按试验分别进行分析,结合不同试验的协变量信息,考察是否存在试验间差异及可能原因。例如,考察不同人种带来的试验间差异,可以将相似采样的血药浓度按种族或试验进行分组画图和统计,考察是否存在差异。

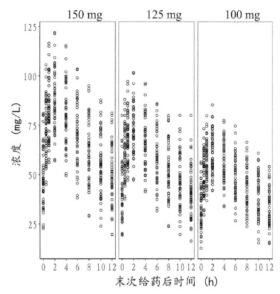

图 5-8　不同给药剂量组的血药浓度对末次给药后时间(TALD)的散点图

第二节　基　础　模　型

对数据集进行全面的探索性分析后,可着手建立基础模型。基础模型是表征数据整体特征的模型,包括结构模型与统计学模型两部分。本节主要讲述群体药动学模型的建立过程,其建模的基本原则也适用于药效学模型。药效学模型的建立将在第 8 章中叙述。

一、结构模型

群体药动学模型中的结构模型是经典的药动学模型,如一级消除的一房室药动学模型、一级吸收和一级消除的二房室模型等。结构模型的选择方法与经典药动学一致,可通过绘制模型诊断图(详见第 6 章)、统计学检验以及评估参数估算值的精密度等进行综合评判,不能仅依赖于统计学检验。对于非嵌套模型的比较,可采用赤池信息准则(Akaike information criterion,AIC)进行评估,如式 5-1。

$$AIC = OFV + 2 \cdot p \qquad (式 5-1)$$

式中,p 为模型中的参数数量,OFV 是目标函数值。具有较小 AIC 值的模型是较好的模型。

结构模型的选择也视建模目的而定,如研究期望能精准计算达峰时间和达峰浓度,且有充分的吸收相关数据,除了可尝试一级或零级吸收以外,还可尝试复杂的吸收模型如混合吸收、渐进吸收模型等描述吸收过程。又如,仅需准确计算清除率时,则可不必考虑复杂的吸收模型作为结构模型,必要时可将二室模型简化为一室模型。此类房室模型的简化对清除率估算值的影响有限。

关于模型参数的选择,常选用代表生理意义的药动学参数,如清除率与分布容积等。一般,尽可能应用 PREDPP 模块定义的药动学模型参数,便于后续的建模和计算。在特殊情况下,可在 $DES 模块中使用微分方程定义参数。

一般,基础模型不包括协变量对模型参数的影响。但是,当公认某协变量具显著影响时,可在建立基础模型时直接加入该协变量。例如,主要通过肾脏清除的药物,可考虑将肌酐清除率直接加入基础模型的清除率公式中,并将药物的清除率分为肾清除率与非肾清除率,见第 2 章式 2 - 3。这种模型化方式,可从机制上理解药物的清除方式。

此外,正常体重的成人研究,可在清除率和分布容积的药动学公式中直接引入体重(WT),以加速建模的过程,并提升模型的稳定性。根据生理学原理,通常清除率公式中的指数取 0.75(式 5 - 2),而表观分布容积公式中的指数取 1.0(式 5 - 3)。

$$CL = a \times \left(\frac{WT}{70}\right)^{0.75} \qquad (式 5 - 2)$$

$$V = b \times \frac{WT}{70} \qquad (式 5 - 3)$$

上式中,CL 为药物清除率,V 为表观分布容积,WT 为体重,a 和 b 为典型值。

二、随机效应模型

(一) 个体间变异

个体间变异模型的函数关系式和选择可参考第 2 章。一般情况下,可采用指数模型描述药动学参数的个体间变异,以确保药动学参数值始终为正数值。NONMEM 中个体间变异以 ETA 标识,可在任何一个药动学或药效学参数中引入。但哪些模型参数中可纳入个体间变异项,取决于研究的采样设计和数据收集的情况。一般可从试验设计和数据探索性分析的结果入手,逐一加入或减少参数的个体间变异项并估算。样本信息量充分时,所估算的 PK 参数均可估算其个体间变异项。模型的选择、优化时,亦可适当减少个体间变异项的数目。通常,CL 与 V 可引入个体间变异。如果吸收相有足够的数据,则吸收相的药动学参数(如吸收速率常数 k_a)也可考虑引入个体间变异。

建模初期,由于一个或多个不可估算的个体间变异值,模型计算可能失败。如果个体间变异估算值很小,甚至于接近零,则可能意味着数据不足以预测个体间差异,而不代表此参数没有个体间差异。有时,每个个体的采样数据很少,个体间变异发生收缩(shrinkage)现象,可致个体间变异估算值很小。此时,可将个体间变异值固定为一个较小的值,也可剔除该个体间变异,防止此类计算错误的发生。

建模初期的某参数的个体间变异估算失败,并不意味着该参数的个体间变异始终不能估算。如果残差变异模型不正确,使个体间变异与残差变异之间发生相互作用,也可导致参数的个体间变异不可估算。一旦残差变异采用了合适的模型来表征,则可估算相关的个体间变异。

（二）残差变异

残差变异模型的函数关系式和选择可参考前文的第 2 章,此处不再赘述。由于 NONMEM 无法直接输出个体预测值(individual prediction,IPRED)和个体残差(individual residual,IRES),因此无法直接绘制残差变异相关的诊断图。一般,须通过编制代码进行计算后获取。个体残差是观测值与基于模型的个体预测值之间的差值。此外,还可通过个体残差计算个体加权残差(individual weighted residual,IWRES)。个体加权残差是基于模型个体预测值的个体残差,计算时考虑了个体残差变异的权重。

NONMEM 中的 F 是个体预测值,包含了模型中特定个体的相关参数的随机变异值。F 值无法直接从 NONMEM 输出,必须赋值于另一个新变量后才能输出。计算个体预测值、个体残差和个体权重残差主要有 3 种方法,NONMEM 代码如下所示:

（1）比例残差模型可用如下代码:

```
$ERROR
  IPRED = F
  W=F
  IRES = DV-IPRED
  IWRES = IRES/W
  Y = IPRED + W* EPS (1)
```

通过改变加权项(W)可将比例残差模型转换为加和型、对数转换加和型、加和型与比例型的结合模型。加和型残差时,$W=1$;对数转换的加和型残差时 $IPRED = LOG(F)$ 且 $W=1$;加和型与比例型的结合型误差,可表示为:

$$W = \sqrt{1 + THETA(n)^2 \times F^2} \qquad (式 5-4)$$

或:
$$W = \sqrt{F^2 + THETA(n)^2} \qquad (式 5-5)$$

用 NONMEM 的控制文件代码分别表示为:

```
W=SQRT(1+THETA(n)** 2* F** 2)
```
或
```
W=SQRT(F** 2+THETA(n)** 2)
```

第一行代码中 THETA(n) 为加和型残差与比例型残差之比值,第二行代码中 THETA(n) 为比例型残差和加和型残差之比值。

（2）与第一种方法相似,W 也随着不同模型而变化。该结构将 $SIGMA 中的 EPS

（1）的方差 σ^2 固定为 1。采用 θ 参数表示变异的标准差，示例代码如下：

```
$ERROR
IPRED = F
  W = THETA(X)                 ; 加和型残差
  W = THETA(Y) * IPRED         ; 比例型残差
  W = SQRT(THETA(X) ** 2 + (THETA(Y) * IPRED) ** 2)
                               ; 加和型和比例型结合残差
  W = SQRT(THETA(Y) ** 2 + (THETA(X) / IPRED) ** 2)
                              ; 数据对数转换后，加和型和比例型结合残差，
                                IPRED 须为 LOG(F)
  IWRES = (DV - IPRED) / W
  Y = IPRED + W* EPS(1)
$SIGMA
  1 FIX
```

（3）第三种方法的 IWRES 无须进行转换，且无须用 THETA 来编码任何其他残差变异。该方法不仅易于解释两个 EPS 项，而且通过将其中某个 EPS 项固定为 0，可评估其他残差模型结构（即加和型残差或比例型残差）。控制文件的代码如下：

```
$ERROR
  IPRED = F
  W = SQRT(IPRED** 2* SIGMA (1,1) + SIGMA(2,2))
  ; 加和型和比例型结合残差
  IWRES = (DV - IPRED) / W
  Y = IPRED + IPRED* EPS(1) + EPS(2)
$SIGMA
  0.04 10
```

上述代码中 SIGMA(1,1) 和 SIGMA(2,2) 的含义详见前文的第 4 章。运行上述代码后，将以列表形式输出个体预测值，根据个体预测值进一步计算个体残差和个体权重残差值。

三、参数的估算精度

$COVARIANCE 步骤计算成功后，可输出 THETA、OMEGA 和 SIGMA 参数估计值的标准误差（standard error，*SE*）。与相应的参数估算值比较，可计算获得参数估计值的相对精度——相对标准误差百分比（percent relative standard error，*RSE%*）固定效应参数的 *RSE%* 计算公式如下：

$$RSE\% = SE(\theta_n)/FPE(\theta_n) \times 100 \qquad （式 5-6）$$

随机效应参数的 $RSE\%$ 计算公式如下：

$$RSE\% = SE(\omega_n^2)/FPE(\omega_n^2) \times 100 \qquad (式5-7)$$

其中，FPE 为最终参数估计值（the final parameter estimate）。

一般而言，固定效应参数的相对精度低于 30% 被视为参数估算值可靠，随机效应参数的相对精度应小于 40%~50% 被认为参数估算值可靠。

式 5-7 是基于方差（ω^2）尺度的个体间变异估算值的 $RSE\%$。若以 SD 尺度（$\omega \times 100\%$）进行表达，如式 5-8 所示，可应用方差的 $RSE\%$ 由 FO 的 delta 法近似计算。上述方法也适用于个体内变异的 $RSE\%$ 计算。

$$RSE\%(\omega_n) = \frac{SE(\omega_n^2)}{2 \times FPE(\omega_n^2)} \times 100 \qquad (式5-8)$$

当协方差计算（$COVARIANCE）运算成功时，应仔细核查各参数间的相关性矩阵。一般若参数间的相关系数>0.8 或<-0.8，说明模型参数不独立，存在相关关系。当运算失败的时候，说明模型可能过度参数化，建议简化结构模型或随机效应模型直至计算成功。有时，改变初值能够使得运算收敛成功。但需要比较和分析参数估算值，确认是全局最优解，而不是局部最优解。

协方差运算时，通过增加选项（$COVARIANCE PRINT=E）输出每个参数的特征值（eigenvalue）。其中的最大特征值除以最小特征值就可获得模型的条件数（condition number）。条件数可代表模型的稳定性。当条件数>1 000，则说明该模型不稳定。其最常见的原因是模型的参数过多，须简化模型结构、减少模型参数或固定模型参数值等。

第三节　协变量模型

一、协变量的定义

协变量模型的建立旨在描述和解释药动学或药效学参数的变异来源。协变量模型可区分群体中可能无法达到药效或产生不良反应的亚群体；明确药动学和药效学行为的影响因素；提高对药物作用机制的认识和模型的预测能力；也可进一步提出合理假说。

协变量包括人口统计学特征（如性别、年龄、体重、体表面积及种族等）；实验室检查（如肌酐、白蛋白等）；疾病状态（如基线值、病原学、疾病周期、疾病总体特征等）；与治疗相关的因素（如合并用药、预防治疗、透析等）；生活习惯或者环境因素（如吸烟、喝酒、饮食等）；研究相关因素（如不同中心、研究者、受试者随访等）等。

建立协变量模型前须考虑将考察哪些协变量，且这些协变量对哪些参数产生了影响，并在分析计划书中予以明确。一般而言，可从药物的吸收、分布、排泄和消除的药动学特征或药物的作用机制入手，分析可能的影响因素。须注意：统计学检验有显著意义的协变量并不能代表协变量与药动学或药效学之间的因果关系。应考虑纳入的协变量与药动学或药效学参数之间是否存在合理的因果关系,是否可用已知的生理学、病理学、药理学等知识进行解释。

另外,须注意协变量之间的相关关系。如存在相关关系,则之后的分析一般仅纳入其中的一个变量或者将相关的变量进行转换,以避免共线性和参数估算值的不稳定。如体重和身高间常有相关性,故模型常只能纳入其中之一,或根据体重和身高计算体表面积后,将体表面积作为协变量进行分析。

此外,还应考虑协变量是否可产生具有临床意义的影响。例如,合并用药可对药物清除率产生影响,但是当清除率的改变不超过 20%,对临床用药剂量的调整不具实际意义,因此可考虑不纳入至模型中。有些协变量在研究期间会随时间发生变化,如体重、肝肾功能或合并用药等。引入这些协变量不仅可以解释部分个体间变异的原因,也可解释部分残差变异的来源。

二、图解法

筛选协变量时,常采用图解法进行初筛。首先在 $ESTIMATION 模块中加入 POSTHOC 选项,应用贝叶斯原理法计算个体的参数;然后将个体参数与待考察的协变量作散点图,或将参数的个体间变异与协变量作散点图,检视两者之间是否存在相关性。散点图中有趋势分布的协变量将纳入进一步的统计学检验。此外,协变量纳入后,除了对模型拟合结果进行比较,还可再次绘制参数的个体间变异与协变量的散点图,检视两者相关性。

图解法是协变量评估中的重要工具,有助于选择有意义的协变量、构建合适的函数关系式描述参数与协变量之间的关系;也可识别某些具有显著影响的协变量。此外,绘制协变量诊断图,可合理、有效地对协变量进行初步筛选,避免不必要的分析计算和统计学检验。但是,当模型有贝叶斯收缩(shrinkage)比较大时,不应依赖于相关的诊断图。收缩值客观反映了诊断图的可信度。收缩值越大,诊断图则越不可信。如果收缩值大于 30%,应慎重解读诊断图的结果。

例如,图 5-9~图 5-12 是典型的协变量和参数关系的散点图。

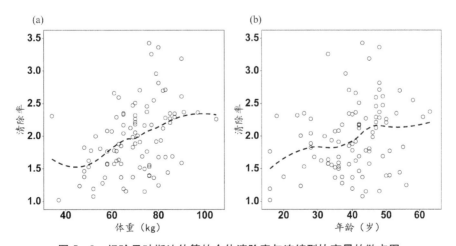

图 5-9 经验贝叶斯法估算的个体清除率与连续型协变量的散点图

注:(a)清除率与体重的关系图;(b)清除率与年龄的关系图。图中虚线为 LOESS 线

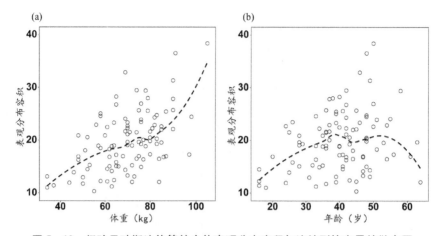

图 5 - 10 经验贝叶斯法估算的个体表观分布容积与连续型协变量的散点图

注：(a) 表观分布容积与体重的关系图；(b) 表观分布容积与年龄的关系图。图中虚线为 LOESS 线

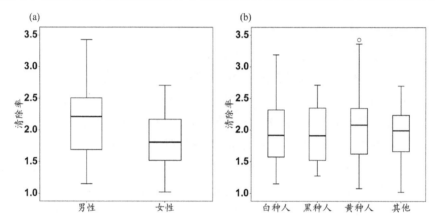

图 5 - 11 经验贝叶斯法估算的个体清除率与分类协变量的箱线图

注：(a) 清除率与性别的关系；(b) 清除率与种族的关系。箱体的上沿表示数据的 75% 分位数，下沿表示数据的 25% 分位数，实线是中位数；轴须线末端表示 1.5 倍四分位间距

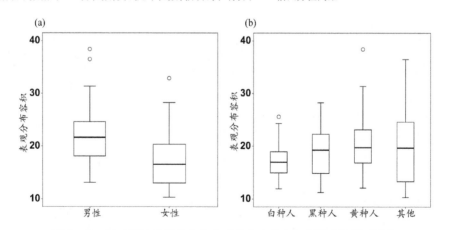

图 5 - 12 贝叶斯法估算的个体表观分布容积与分类协变量的箱线图

注：(a) 表观分布容积与性别的关系；(b) 表观分布容积与种族的关系。箱体的上沿表示数据的 75% 分位数，下沿表示数据的 25% 分位数，箱体中间的实线是中位数；轴须线末端表示 1.5 倍四分位间距

三、统计学检验原理

当考察协变量效应时,所比较的模型须为嵌套模型(nested model)。嵌套模型即模型结构一致的模型。复杂模型比简单模型的参数更多。但当协变量参数设为 0 时,复杂模型可简化为简单模型。例如,一个简单的模型,含有性别对药物清除率的影响如下:

$$CL_i = \theta_1 + \theta_2 \times SEXF_i \qquad (式5-9)$$

$$CL_i = \theta_1 \qquad (式5-10)$$

与简单模型(式5-10)相比,式5-9 可认为是其嵌套模型。当式5-9 中 $\theta_2 = 0$ 时,即性别对清除率没有影响时,可简化为式5-10。

如式5-11 和式5-12 所示:两个模型之间没有固定的 θ_1,无法相互转换,故不是嵌套模型。

$$CL_i = \theta_1 \times WT_i \qquad (式5-11)$$

$$CL_i = \theta_1 \qquad (式5-12)$$

但是,下面的两个模型为嵌套模型,当 θ_2 固定为 0 时,两个模型相同(式5-13、式5-14)。

$$CL_i = \theta_1 \times WT_i \qquad (式5-13)$$

$$CL_i = \theta_2 + \theta_1 \times WT_i \qquad (式5-14)$$

NONMEM 将 -2 倍的对数似然值(log likelihood, $-2LL$)作为目标函数值(objective function value, OFV),作为拟合程度的整体衡量指标。与未纳入协变量的模型相比,纳入协变量后模型的目标函数值应减小。当模型间有嵌套关系时,模型目标函数值的差值(记作 $-2\Delta LL$)符合近似自由度为 df(the degree of freedom)的 χ^2 分布。df 为所比较模型的参数数量的差值。应用卡方检验,可判别含协变量模型的目标函数值变化是否具有统计学意义,即是否可加入协变量。

假设基础模型的目标函数值为 1 000,当检验水平 $\alpha = 0.05$,自由度为 1 时($df = 1$),纳入协变量的模型的目标函数值下降大于 3.84 才具统计学意义($\chi^2_{\alpha=0.05, df=1} = 3.84$)。此外,假设分别考虑了两个协变量的效应(性别和体重),逐一添加协变量到基础模型。如果考虑性别影响后模型的目标函数值为 997.5,考虑体重影响后模型的目标函数值为 981.3,计算模型间的差值为

$$\Delta OFV_{性别} = OFV_{基础模型} - OFV_{基础模型+性别效应} = 1\ 000 - 997.5 = 2.5 \quad (式5-15)$$

$$\Delta OFV_{体重} = OFV_{基础模型} - OFV_{基础模型+体重效应} = 1\ 000 - 981.3 = 18.7 \quad (式5-16)$$

上述结果表明:性别的影响没有统计学意义(<3.84)。但是,体重可致目标函数值降低 18.7(>3.84),具统计学意义,可纳入模型。

四、常用函数表达式

可根据协变量与药动学参数的相关性诊断图,尝试采用不同的数学函数式,描述协变量与药动学或药效学参数的关系。常用的数学函数式包括加和型、比例型、指数型、幂函数型等形式,但须注意保证药动学参数的估算值大于 0。下面以体重为例进行介绍。

(一) 连续型变量

在描述连续型协变量与药动学或药效学参数之间的关系时,常见的函数有线性、分段线性、幂函数和指数形式。

1. 线性模型

协变量的取值范围内,药动学或药效学参数随着协变量的增大而增大或减小,则估计的斜率参数 (θ_2) 相应地可为正或负值,如图 5 - 13 所示。线性函数的截距 (θ_1) 是独立于协变量的参数,即使没有协变量或者协变量取值为 0 时也存在。协变量的线性模型通常采用以下形式。

$$CL_i = \theta_1 + \theta_2 \times WT_i \qquad (式 5 - 17)$$

其中,θ_1 是体重为 0 时的清除率(截距);θ_2 是估算的斜率(正或负数),反映单位体重变化下的清除率变化;WT_i 是第 i 个个体的体重。

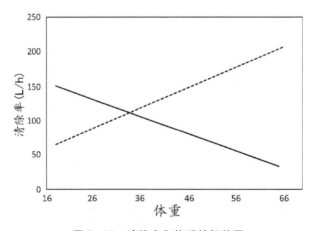

图 5 - 13   清除率和体重的相关图

注: 虚线、实线分别表示正、负相关关系

清除率与体重之间的相关性图(图 5 - 13)有助于确定两者的线性关系,以及对参数进行适当的初始值估计。

2. 分段线性模型

若参数和协变量之间的关系呈现出折线形态,则可采用分段线性模型。如图 5 - 14 可见,体重≤70 kg 时,清除率为常数,体重≥70 kg 时,清除率与体重呈线性关系。

上述例子的方程式如下:

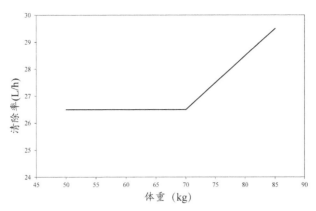

图 5 - 14　清除率和体重之间的分段线性关系图

$$CL_i = \theta_1 + \theta_2 \times 70 \times (1 - WTind_i) + \theta_2 \times WT_i \times WTind_i \qquad (式 5 - 18)$$

其中，θ_1 是体重≤70 kg 时的部分清除率；θ_2 为斜率，反映单位体重变化时的清除率的变化（体重>70 kg）；$WTind_i$ 是第 i 个个体的指示变量，体重≥70 kg 时定义为 1，体重<70 kg 时定义为 0；WT_i 是第 i 个个体的体重。

此外，可以估算清除率从线性函数变为常数值或从常数值变为线性函数时的拐点值。比如，肌酐清除率<CRCINF 时，药物清除率与肌酐清除率线性相关（斜率 $=\theta_3$）；肌酐清除率≥CRCINF 时，药物清除率为常数。具体代码如下：

```
CRCINF = THETA(1)          ; CRCINF 为 CLCR 估算值的拐点
CRIND = 0                  ; CRIND 为指示变量，CLCR 小于拐点值时，CRIND 为
                             0，否则，CRIND 为 1
IF (CLCR>=CRCINF) CRIND = 1
TVCL = THETA(2) + THETA(3)* CRCINF* CRIND + THETA(3)* CLCR* (1-
CRIND)
CL = TVCL* EXP(ETA(1))
```

3. 幂函数模型

如图 5 - 15 所示，幂函数模型可描述参数和协变量之间的多种关系。协变量的幂函数模型通常采用以下形式：

$$CL_i = \theta_1 \times WT_i^{\theta_2} \qquad (式 5 - 19)$$

其中，WT 是第 i 个个体的体重；θ_1 为体重 $=1$ 时的清除率（系数）；θ_2 是指数估算值，反映了单位体重（WT）变化对应的 $\ln(CL)$ 变化量。

式 5 - 19 中函数式取自然对数，得线性模型（式 5 - 20）。自然对数转换后的模型曲线如图 5 - 15 所示。该方式仅使用两个参数，即可描述多种关系，灵活性强，通用性强，计算量小，常被推荐采用。

$$\ln(CL_i) = \ln(\theta_i) + \theta_2 \times \ln(WT_i) \qquad (式 5 - 20)$$

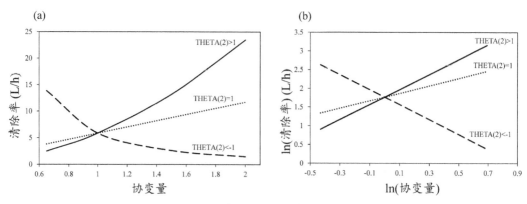

图5-15 清除率和协变量之间的关系

注:(a) 幂函数模型;(b) 对数转换后的幂函数模型

此外,参数和体重之间的参数化引入了异速放大模型(allometric scaling model),即将指数 θ_2 设定成固定值。如下所示:

$$CL_i = \theta_1 \times WT_i^{0.75} \qquad\qquad (式5-21)$$

$$V_i = \theta_2 \times WT_i^{1.0} \qquad\qquad (式5-22)$$

4. 指数模型

指数模型的曲线如图5-16,协变量的指数模型通常采用以下形式:

$$CL_i = \theta_1 \times e^{\theta_2 \times WT_i} \qquad\qquad (式5-23)$$

其中,WT_i 是第 i 个个体的体重;θ_1 为体重为0时的清除率(系数);θ_2 是估算的指数(正或负数),反映单位 WT 变化对应的 $\ln(CL)$ 变化量。

方程两边取自然对数,得到一个线性模型(式5-24)。自然对数转换后的模型曲线如图5-16所示。

$$\ln(CL_i) = \ln(\theta_i) + \theta_2 \times WT_i \qquad\qquad (式5-24)$$

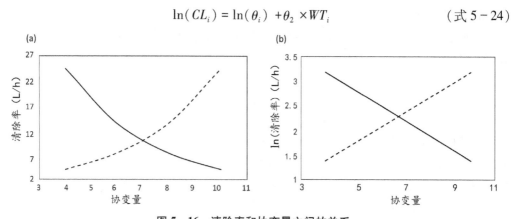

图5-16 清除率和协变量之间的关系

注:(a) 指数模型;(b) 对数转换后的指数模型

（二）分类变量

常用的二分类变量的数学表达式包括加法型和比例型,具体如下:

加法模型:

$$CL_i = \theta_1 + \theta_2 \times SEXF_i \qquad （式5-25）$$

比例模型:

$$CL_i = \theta_1 \times (1 + \theta_2 \times SEXF_i) \qquad （式5-26）$$

其中,指示变量 $SEXF_i$ 取值为 0(男性)或 1(女性)。θ_1 为男性药物清除率,θ_2 为男、女清除率之间的差值(式5-25)或比例系数(式5-26),此外,可使用 IF-THEN 编码语句,如下:

```
IF (SEXF .EQ.1) THEN
    TVCL = THETA(1)          ;SEXF=1 时,清除率为 THETA(1)
ELSE
    TVCL = THETA(2)          ;SEXF≠1 时,清除率为 THETA(2)
ENDIF
CL = TVCL* EXP(ETA(1))
```

注意,θ_1 和 θ_2 均为正数。

多分类变量的指示变量的可赋以多个值。例如,种族指示变量:1=白种人、2=黑种人、3=亚洲人、4=其他。基于此变量,也可以创建 3 个指示变量:黑种人(RACB)、亚洲种族(RACA)和"其他"种族(RACO)。在每一种情况下,指标变量的值为 0 表示该对象不是相应组的成员,为 1 时为该组成员。如果所有的值都是 0,那么该个体属于参照人群,在本例指白种人。采用加法模型表示该类代码,表达式如下:

$$CL_i = \theta_1 + \theta_2 \times RACB_i + \theta_3 \times RACA_i + \theta_4 \times RACO_i \qquad （式5-27）$$

参照组不需要任何指示变量。θ_1 的估计值是白种人药物清除率的典型值,θ_2、θ_3 和 θ_4 分别是黑种人、黄种人和其他种族清除率的典型值。它们均是在 θ_1 的基础上进行扩展变化。与先前的加法模型一样,对于 θ_2、θ_3 和 θ_4 均无须设置下上限。一般,可选择最具代表性的人群为参照。但是,有时为了避免出现清除率等参数为负数的情况,可能会选择平均清除率最低的人群为参考人群,并定义所有的 θ 均大于 0。

用 IF-THEN 描述上述多分类变量的例子,如下:

```
IF (RACB .EQ.1) THEN
    TVCL = THETA(1) + THETA(2)      ;黑种人(RACB=1)的清除率
IF (RACA .EQ.1) THEN
    TVCL = THETA(1) + THETA(3)      ;黄种人(RACA=1)的清除率
IF (RACO .EQ.1) THEN
```

```
   TVCL = THETA(1) + THETA(4)        ;其他种族(RACO=1)的清除率
ELSE
   TVCL = THETA(1)                   ;白种人(RACB=RACA=RACO=0)的清除率
ENDIF
CL = TVCL* EXP(ETA(1))
```

五、逐步法

协变量模型建立最常使用的方法是逐步法,即分成两步,包括前向纳入(forward inclusion)和逆向剔除(backward elimination)。前向纳入法即采用加法、乘法或指数模型等逐一加入各因素,建立全量模型后,用逆向剔除法考察各影响因素,排除无显著性意义的固定效应参数后,最后获得最终模型。

(一) 前向纳入法

前向纳入过程中,将协变量逐个添加至模型中。每次只添加一个协变量,且只在一个参数上进行尝试。假设检验水平 $\alpha = 0.05$,若加入某一协变量后,目标函数值的下降超过3.84,则将该协变量加入模型,反之予以剔除。例如,以表5-4中的参数-协变量组合为例,第1轮纳入时,有3个协变量对药物清除率有影响、3个协变量对表观分布容积有影响。比较每个模型与基础模型之间的目标函数值(表5-5),其中体重对药物清除率影响使目标函数值下降最大。模型的选择不仅考虑目标函数值的改变,还应考虑参数个体间变异的减少程度。建模过程中,应根据分析计划选择目标函数值或个体间变异下降最大的模型。

表5-4 协变量评估过程中计划评估的协变量及参数

参 数	协 变 量	参 数	协 变 量
CL	体重	*V*	年龄
CL	年龄	*V*	体重
CL	性别	*V*	性别

表5-5 第一轮前向纳入过程

模型编号	说 明	函数形式	目标函数值	目标函数值减少值	p 值
1	基础模型	/	8 277.00	0	/
2	体重对清除率的影响	指数	8 246.72	30.28	<0.05
3	年龄对清除率的影响	指数	8 267.46	9.54	<0.05
4	性别对清除率的影响	线性	8 265.27	11.73	<0.05
5	年龄对表观分布容积的影响	指数	8 271.83	5.17	<0.05
6	体重对表观分布容积的影响	指数	8 250.80	26.20	<0.05
7	性别对表观分布容积的影响	线性	8 260.22	16.78	<0.05

从表5-5可见,体重、年龄和性别均对清除率和表观分布容积有显著影响。完成第一轮的协变量筛选后,可复查协变量与参数个体间变异关系的诊断图,查看协变量的纳入是否影响了协变量与参数的关系,以及是否存在协变量无法解释的变异。然后,进行第二轮的协变量筛选(表5-6)。为了易于观察,诊断图的纵坐标常采用协变量纳入前后参数个体值的个体间变异值(η)来替代,如η_{CL}或η_V,即协变量未解释的变异。图5-17和图5-18分别显示了η_V与连续型协变量和分类型协变量的关系。

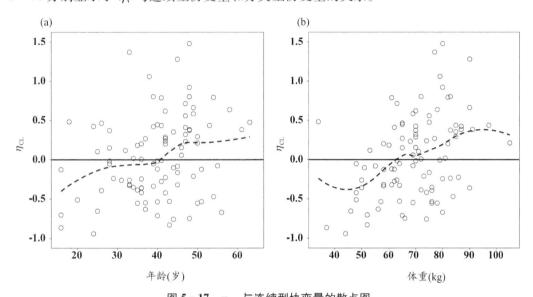

图5-17　η_{CL}与连续型协变量的散点图

注:(a) η_{CL}与年龄的关系;(b) η_{CL}与体重的关系图。图中虚线为LOESS线

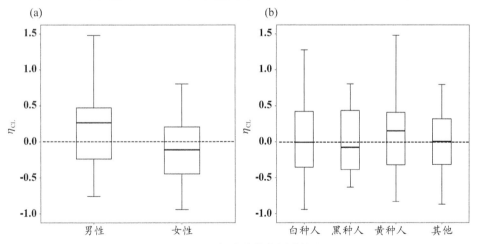

图5-18　η_{CL}与分类协变量的箱线图

注:(a) η_{CL}与性别的关系图;(b) η_{CL}与种族的关系;箱体的上沿表示数据的75%分位数,下沿表示数据的25%分位数,箱体中间的实线是中位数;轴须线末端表示1.5倍四分位间距

如果上述诊断图显示某种趋势,表明协变量与参数之间的数学关系式可能需要进一步的优化。如果未见明显趋势,则表明参数个体间变异可能与此协变量无关。

　　上述过程不断重复,直至目标函数值无显著下降(表5-7)。至此,前向纳入过程完毕。在此过程中,还应考虑参数个体间变异是否有相关性。绘制个体间变异间的散点图可考察个体间变异的相关性,如图5-19。相关性亦可用决定系数 r^2 表征。如发现散点图中呈一定趋势,则可估计相应参数随机效应项之间的协方差。模型是否保留协方差应综合考虑估算精度、目标函数值的改变、条件数等因素。

表5-6　第二轮前向纳入过程

模型编号	说　明	函数形式	目标函数值	目标函数值减少值	p 值
8	模型2+年龄对清除率的影响	指数	8 246.38	0.34	>0.05
9	模型2+性别对清除率的影响	线性	8 246.16	0.56	>0.05
10	模型2+年龄对表观分布容积的影响	指数	8 241.71	5.01	<0.05
11	模型2+体重对表观分布容积的影响	指数	8 221.85	24.87	<0.05
12	模型2+性别对表观分布容积的影响	线性	8 230.72	16.00	<0.05

表5-7　第三轮前向纳入过程

模型编号	说　明	函数形式	目标函数值	目标函数值减少值	p 值
13	模型11+年龄对清除率的影响	指数	8 221.47	0.38	>0.05
14	模型11+性别对清除率的影响	线性	8 221.27	0.58	>0.05
15	模型11+年龄对表观分布容积的影响	指数	8 221.82	0.03	>0.05
16	模型11+性别对表观分布容积的影响	线性	8 221.48	0.37	>0.05

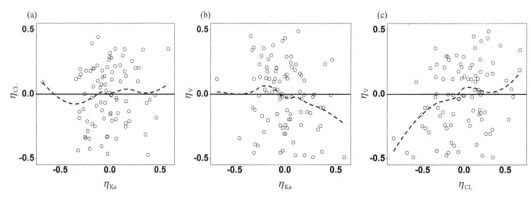

图5-19　随机效应间相关关系的散点图

　　注:(a) η_{CL} 对 η_{Ka} 的散点图;(b) η_V 对 η_{Ka} 的散点图;(c) η_V 对 η_{CL} 的散点图。η_{CL}、η_{Ka} 和 η_V 分别为清除率、吸收速率常数和表观分布容积的个体间变异;图中虚线为 LOESS 线

(二)逆向剔除法

　　前向纳入后的模型可能因为纳入了一些不必要的协变量,导致模型不稳定或过度参数化。因此,应进一步剔除不合适的协变量。逆向剔除过程中,每一轮只剔除一个协变量,并检视模型参数和目标函数值的变化。表5-8描述了逆向剔除的过程。逆向剔除中,第一轮将逐个剔除模型中的协变量,并计算各模型目标函数值的改变。一般而言,逆

向剔除过程中的检验水平较前向纳入设定的更为严苛,如 $\alpha = 0.001 (df = 1)$。 即目标函数值的改变大于 10.83,则认为该因素有显著性意义,模型中予以保留。表 5 - 8 中,保留目标函数值分别增加了 29.34 和 25.20,均大于 10.83,故可将影响清除率和表观分布容积的体重保留。经过逆向剔除过程,排除无显著性意义的固定效应参数后得最终模型。协变量的确认还可考虑如下两方面:① 参数 95% 的可信限是否包含 0 或 1;② 个体间变异值、残差变异值是否下降。

表 5 - 8 逆向剔除过程

模型编号	说　　明	函数形式	目标函数值	目标函数增加值	p 值
17	模型 11 - 体重对清除率的影响	指数	8 251.16	29.34	<0.001
18	模型 11 - 体重对表观分布容积的影响	指数	8 247.02	25.20	<0.001

上述逐步回归法可用 PsN 中的 SCM 命令实现上述过程,自动筛选和考察协变量对模型参数的影响。此外,一些工具软件也提供了一些自动筛选协变量的手段,如 Xpose 中 GAM 模块,采用了广义加和模型法筛选协变量。

第 5 章第三节
代码示例

第四节　建模的质量控制和常见错误

一、质量控制

群体药动学-药效学模型的建立过程中,质量控制应贯穿于整个过程。每一个步骤都需要仔细核验,避免错误的发生。严格的质量控制流程有助于提高所建模型的可信度,增加建模报告的可读性,并可使监管人员更有效地审查提交的建模报告。模型建立的质量控制应包含以下内容:

(一) 控制文件

(1) $DATA 语句中指定的数据集中变量的数量和顺序是否与 $INPUT 中的定义保持一致?

(2) 子程序 ADVAN 和 TRANS 的选择与预期的模型结构、参数是否匹配? 例如,ADVAN1 对应的是静脉给药的一房室模型,而 ADVAN2 是口服给药的一房室模型。

(3) 是否需要应用比例因子将剂量和血药浓度进行转化? 例如,剂量单位为 mg,表观分布容积(V)单位为 L,而浓度单位为 ng/mL,则采用 ADVAN2 时 S2 =V/1 000 。

(4) 如果误差模型中个体间变异和残差变异存在相互关系,则 $ESTIMATION 语句是否启用了 INTERACTION 选项?

(5) 如果控制文件中采用 $DES 模块编写微分方程,CMT 的值是否对应了正确的房室? 例如,房室 1 为给药室,房室 2 为口服给药模型的观测室。$SUBROUTINE 语句中的

TOL 是否比 $ESTIMATION 语句中的 NSIG 值大（详见第 7 章）？

（6）如果残差模型采用双向转换法（transform-both-side），因变量和残差模型是否采用了相同的转换？例如，自变量作了对数转换，因变量是否进行相同的转换，残差模型是否为 $Y = f[LOG(F), EPS(n)]$？

（7）如果使用 $ESTIMATION 中的多个语句，报告中是否列出估算方法及相应的选项？

（二）参数估算结果的输出文件

（1）受试者和观测值的总数是否与数据集保持一致？观测值的数量是否与数据集中未删除数据的数量一致？

（2）是否有警告或出错信息？

（3）$COV 步骤是否报错？若有报错，该模型是否仍然可接受？

（4）最终参数估算的有效数字个数是否合理？

（5）THETA、OMEGA、SIGMA 的估算值是否合理？

（6）标准误差是否可估算？

（7）收缩程度是否可接受？

（8）ETABAR 的值是否有统计学意义？

（9）最终模型的条件数是否低于 1 000？

（10）列表文件中开始和结束的时间是否与输出文件中的日期和时间一致？

（三）数据列表的输出文件

（1）如果未使用 FIRSTONLY 选项，输出文件的数据行数是否等于数据集中录入的行数减去被 $INPUT 语句中 IGNORE 或 ACCEPT 选项移除的行数？

（2）输出文件的时间标记是否与控制文件中的时间标记一致？

（3）输出文件与输入文件的数值精度是否相同？

处理庞大的数据集和进行复杂的建模时，应尽可能及时发现并解决问题。上述内容是多年来汲取的经验教训，逐一核查这些注意事项可避免上述错误的发生。

二、常见错误和解决方法

NONMEM 中常见的错误包括 NM‐TRAN 错误、$ESTIMATION 运行失败、$COVARIANCE 运行失败和 PREDPP 错误等。可根据错误提示信息，分析和排查错误发生的原因，并予以解决。

（一）NM‐TRAN 错误

NM‐TRAN 错误属于语法错误，是最易解决的一类错误。无论是控制文件，还是数据集出现了 NM‐TRAN 错误，错误提示通常非常明确，如：

AN ERROR WAS FOUND IN THE CONTROL STATEMENTS.

THE CHARACTERS IN ERROR ARE: CL

196 $ PK: NO VALUE ASSIGNED TO A BASIC PK PARAMETER.

上述信息提示用户未定义 *CL*，而 *CL* 是所采用的房室模型所必需的变量，因此导致 NM－TRAN 运行失败。另外，当 *CL* 变量名拼写错误时，也会导致上述错误。又如：

AN ERROR WAS FOUND IN THE CONTROL STATEMENTS.

35 $ PK: INITIAL ESTS. REQUIRED FOR THETAS USED IN COMPUTATIONS.

以上信息提示用户未在控制文件中定义某 THETA 参数的初始值。再如：

(WARNING 31) $ OMEGA INCLUDES A NON-FIXED INITIAL ESTIMATE CORRESPONDING TO AN ETA THAT IS NOT USED IN ABBREVIATED CODE.

(WARNING 41) NON-FIXED PARAMETER ESTIMATES CORRESPONDING TO UNUSED PARAMETERS MAY CAUSE THE COVARIANCE STEP TO FAIL.

以上信息提示 $OMEGA 模块中定义的 ETA 初始值的数量与模型中应包含的 ETA 数量不相等。

AN ERROR WAS FOUND IN THE CONTROL STATEMENTS.

THE CHARACTERS IN ERROR ARE: dataset-9.csv

33 INPUT DATA FILE DOES NOT EXIST OR CANNOT BE OPENED.

该信息提示 $DATA 中指定的数据文件不存在或无法打开，通常是由于文件名或文件路径书写错误所致。

（二）$ ESTIMATION 运行失败

$ESTIMATION 运行失败是一类复杂错误，排查原因和解决时常较为困难。模型最小化计算成功时，屏幕或结果报告文件中会出现：

MINIMIZATION SUCCESSFUL

上述信息提示最小化估算参数成功。但是须注意，即便出现此提示，也无法保证结果一定计算成功。参数初始值等于最终估算值，或是迭代计算时参数梯度始终为 0，均表明错误，详见第 4 章。

若最小化计算过程失败，则会显示如下：

MINIMIZATION TERMINATED

随后显示失败的原因，常见原因包括："MAXIMUM NUMBER OF FUNCTION EVALUATIONS EXCEEDE, DUE TO ROUNDING ERRORS"等。例如：

```
MINIMIZATION TERMINATED
MAXIMUM NUMBER OF FUNCTION EVALUATIONS EXCEEDE (ERROR=131)
```

上述错误信息提示：已完成控制文件定义的最大计算迭代次数，但目标函数值还未达到预设的最小值。用户可在 $COVARIANCE 模块中将 MAXEVAL 选项改为最大值9 999（ MAXEVAL＝9999 ），或将当前获得的参数估算值，作为初始值继续进行计算。后者适用于运行时间较长的模型。

另一个常见的错误提示如下：

```
MINIMIZATION TERMINATED
DUE TO ROUNDING ERRORS (ERROR=134)
```

上述错误信息提示：由于计算时发生了舍入错误导致计算中止。如计算矩阵求逆的过程中，由于有效数字偏倚，导致计算中止。主要解决方案有以下6种：

（1）重新设置参数的初始值，并增加计算精度的有效位数：如将 $ESTIMATION 模块中 SIGDIGITS＝3 改为 SIGDIGITS＝4 ，并将初始值设为上次计算终止时的估算值。此过程可能需要重复很多次方能成功。

（2）减少计算精度的有效位数：如将有效位数从3改为2（ SIGDIGITS＝2 ）。如果计算方差时发生舍入错误，则该方案是常见的解决方案。

（3）简化模型：模型过度参数化可造成计算失败，因此可简化房室模型，如将三房室模型简化为二房室模型；或者减少参数个体间变异的估算等。

（4）忽略该错误提示，或删除 $COVARIANCE 步骤。

（5）在 $COVARIANCE 中尝试 SLOW 选项。

（6）对数据集中的个体进行重新排序。有学者指出舍入错误有时可能是由于浮点运算的影响，改变患者顺序（不是个体患者的观测值顺序），可以避免或解决一部分的舍入错误。

（三） $COVARIANCE 运行失败

有时即使模型收敛成功，在" MINIMIZATION SUCCESSFUL "后还会有一些其他补充说明。这些提示主要分为以下两种。

（1） ESTIMATE OF THETA IS NEAR THE BOUNDARY AND IS PROBABLY UNINTERPRETABLE：

上述信息提示，模型中的某一参数估算值非常接近设定的下限或上限（通常为0）。在这种情况下，如果边界值未被系统限定，则考虑扩大或重设边界值，或者改变模型参数。

（2） PARAMETER ESTIMATE IS NEAR ITS BOUNDARY

THIS MUST BE ADDRESSED BEFORE THE COVARIANCE STEP CAN BE IMPLEMENTED：

当最终参数估算值与初始值相差超过 2 个数量级时，则会出现上述警告提示，同时不进行协方差估算。当相关性矩阵的元素非常接近于 1 时，也会出现警告提示。该警告提示可在 $ESTIMATION 模块中设置关闭，禁止报告，例如：

$ESTIMATION NOTHETABOUNDTEST　NOOMEGABOUNDTEST　NOSIGMABOUNDTEST

或简写为

$EST NOTBT　NOOBT　NOSBT

上述选项禁止了参数的边界检测，可设置禁止检测单个变量也可设置禁止检测全部变量。

通常由于模型和数据集的信息量不足，无法支持估算特定参数的个体间变异，使 ω^2 的估算值接近 0，而致计算时发生边界值溢出，也会出现此警告信息。此时，可考虑重新设置模型参数，或移除特定参数的个体间变异以减小 ω 矩阵。

此外，还有很多其他原因导致 $COVARIANCE 步骤运行失败，最常见的为 $COVARIANCE 中矩阵（如 R 矩阵、S 矩阵等）的应用条件不当。

R MATRIX ALGORITHMICALLY NON-POSITIVE-SEMIDEFINITE
BUT NONSINGULAR
COVARIANCE STEP ABORTED

R MATRIX ALGORITHMICALLY SINGULAR
COVARIANCE STEP UNOBTAINABLE
S MATRIX ALGORITHMICALLY SINGULAR

（四）PREDPP 错误

NONMEM 调用 PREDPP 时，通常假设药动学参数（如 CL、V、k_a 等）为正值。此处的药动学参数指个体参数值，而不是群体典型值。THETA 在有些情况下可代表群体典型值。

当药动学参数值小于 0 时，NONMEM 会出现错误提示，此时需仔细核查参数的数学公式，检查是否由于个体间变异模型或参数与协变量的关系选择不当所致。

使用比例模型[如 CL=TVCL*(1+ETA(1))]描述个体间变异时，当 ETA(1)<-1 时，药动学参数值将小于 0，而采用与比例模型等价的指数模型，如：CL= TVCL * EXP(ETA(1))，则无论 ETA(1) 取何值，药动学参数均大于 0。

此外，采用减法的线性标一化模型，也可能会导致药动学参数出现负值，如：

CL =(THETA(1)+ THETA(2)* (WTKG-70))* EXP(ETA(1))

在这种情况下,参数与协变量的关系可能需要选择其他数学关系式,或选择其他中心化方式,如采用指数型的中心化方式。

```
CL = THETA(1) * (WTKG/70) ** THETA(2) * EXP(ETA(1))
```

(五)其他 NONMEM 错误

常见的其他类型的错误也可能导致估算终止,例如:

```
MINIMIZATION TERMINATED
DUE TO PROXIMITY OF LAST ITERATION EST. TO A VALUE AT WHICH
THE OBJ. FUNC. IS INFINITE (ERROR=136, 138)
```

或

```
DUE TO PROXIMITY OF NEXT ITERATION EST. TO A VALUE AT WHICH
THE OBJ. FUNC. IS INFINITE (ERROR=137)
```

或

```
DUE TO INFINITE INITIAL VALUE OF OBJ. FUNC. AT INITIAL
ESTIMATE (ERROR=135)
```

上述错误信息提示:目标函数最小化过程终止时,目标函数值无穷大。该类错误可能是由于某一观测值为 0 而致。此时需核查是否有观测值为 0。由于缺失值在 NONMEM 中被视作 0,故还应核查观测值是否存在缺失值。有时,观测值为 0 是合理的,如给药前的浓度为 0,则可在残差变异模型中添加一个很小的加和误差项,以避免错误的产生,例如:

```
Y = F* EXP(EPS(1)) + EPS(2)
```

同时将变量 EPS(2)固定为一个很小的值(如 0.000 1)。为避免上述错误,也可以尝试 METHOD=HYBRID 选项。

有时,某些参数的设定也可能会导致此类错误,如建模时,在吸收滞后时间之前所测量的浓度点会产生零值预测,并出现以下提示信息。

```
PROGRAM TERMINATED BY OBJ, ERROR IN CELS WITH INDIVIDUAL 1 (IN
INDIVIDUAL RECORD ORDERING)
INTRAINDIVIDUAL VARIANCE OF DATA FROM OBS RECORD 1 ESTIMATED TO
BE 0
```

或

```
VAR-COV OF DATA FROM INDIVIDUAL RECORD ESTIMATED TO BE SINGULAR
```

此时,最简单的解决方法是设定吸收滞后时间初始值略早于最早取样的时间。

（六）FORTRAN 编译错误

FORTRAN 编译器包含了诸多计算功能的设置,可能对模型参数的计算产生很大的影响。FORTRAN 编译器的错误主要包括数字下溢和上溢,以及分母为 0 的错误等。如:

```
FLOATING OVERFLOW
```

该信息提示计算时出现了分母为 0 的情况。用户须核查控制文件中数学公式的分母变量,以及这些变量在数据集中是否会出现等于 0 的情况。

进行群体药动学-药效学建模和计算时,发生各类错误是难免的。解决错误的前提是正确分析错误的来源。附录 4 中含常见错误和解决方案列表,供参考。另外,有时错误并非来自 NONMEM 本身,而是来自操作系统或硬件。未能正确安装 NONMEM 软件也可能导致错误。用户须仔细阅读并解读错误提示信息,再根据上述常见错误和解决方案逐一排查和尝试。

参考文献

Ahn J E, Karlsson M O, Dunne A, et al. Likelihood based approaches to handling data below the quantification limit using NONMEM VI. J Pharmacokinet Pharmacodyn 2008; 35(4): 401－421.

Beal S L. Ways to fit a PK model with some data below the quantification limit. J Pharmacokinet Pharmacodyn 2001, 28(5): 481－504.

Byon W, Fletcher C V, Brundage R C. Impact of censoring data below an arbitrary quantification limit on structural model misspecification. J Pharmacokinet Pharmacodyn, 2008, 35 (1): 101－116.

Owen J S, Fiedler-Kelly J. Introduction to population pharmacokinetic/pharmacodynamic analysis with nonlinear mixed effects models. Hoboken: John Wiley & Sonc, Inc, 2014: 90－174.

第6章 模型的评价

第一节 简　　介

　　模型评价是一个有争议的术语,包括美国 FDA 颁布的技术指南——《群体药动学工业指南》(1999 年)在内的一些文件,使用了"模型验证"这一术语。然而,真实情况是未知的,故模型不可能真正被验证。正如著名统计学家 George E. P. Box 所述:"所有模型都是错误的,但其中有些模型是有用的。"因此,本书使用较为保守和中性的术语——"模型评价"。

　　模型化的基本原则之一就是模型永远不能被证明,只能被推翻。因此,模型评价的核心就是测试模型本身及其预测性能,来证明其有效性。模型通过的测试越多,其可信度就越高。此外,模型评价的尺度往往取决于建模的目标。如建模目标只是描述数据特征,那么使用的模型评价方法可相对较少;若目标为预测,那么通常需要进行更为全面和严格的模型评价。

　　Yano 等定义模型评价为客观评估模型在特定领域的预测能力,或判断模型偏倚是否会对决策产生实质性的影响。模型无法普遍适用于所有场景,但可以评估模型是否适用于特定情况。模型可能在一种情况下有效,但在另一种情况下无效;可能对一组数据有效,但对另一组数据无效;也可能对一组假设有效,但对另一组假设无效。尽管存在许多评价技术,然而没有任何一种技术可简单地得出"通过"或"失败"的结论。绝大多数的评价方法都具一定主观性,因此需要正确选择方法和解读结果。

　　总体而言,一个模型的评价应基于以下几方面的综合度量:① 模型对既往系统的重现性;② 模型与现有理论知识的符合程度;③ 模型预测的准确程度;④ 模型被其他建模者所接受的程度;⑤ 模型被使用者或潜在使用者所接受的程度;⑥ 当作出相反的模型假设,并赋予相应的模型关系和参数值时,模型产生相反结果的程度。

　　模型评价是群体药动学-药效学研究关注的重点内容之一,贯穿于模型构建与应用的全过程,涵盖了对模型结构、模型参数和模型预测性能等的评估。根据数据集的来源,模型评价可分为内部评价(internal evaluation)和外部评价(external evaluation)。按照具体实施手段,模型评价又可分为基于预测(prediction-based)的评价和基于模拟(simulation-based)的评价。本章将重点介绍目前广泛使用的模型评价方法。

一、内部评价和外部评价

(一)内部评价

内部评价指评价的数据集与建模的数据集来自同一研究。常用方法包括数据分割法(data splitting)和重抽样法(resampling techniques)。后者在群体研究中应用更为广泛。

数据分割法适用于大样本量的数据集。通常在建模之前随机选择部分数据作为建模数据集,此部分数据通常为原始数据集的 70%~80%,然后将剩余的 20%~30% 数据作为评价数据集,用于评价所建立的模型。制定分析计划时,应明确定义数据分割的方法,确保评价数据集具代表性。数据分割时,以单个个体为最小分割单位,一般不将单个研究对象的数据进行分割。此外,数据分割时应考虑研究的试验设计、采样策略与研究对象的特征,必要时应作分层,以保证建模数据和评价数据集中不同类型特征的数据具有相似的比例。

数据分割法的缺点在于,建模数据样本量的减少会降低构建模型的预测准确度。为了充分利用数据,Stone、Geisser 和 Efron 等提出了交叉评价法(cross-validation)和自举法(bootstrap)等重抽样技术。交叉评价可视为重复多次的数据分割。与数据分割相比,其优势在于充分利用数据,保留了更大的评价数据集,而不依赖于单一的样本分割;其缺点在于估算准确性存在较大变异,且重复多次的评价过程往往效率较低。

自举法是一种有放回的重抽样方法,是现今应用最为广泛的群体药动学-药效学研究的评价方法之一。自举法能较好地评价模型参数估算值的可信度和模型稳定性,但不能反映模型对研究数据集的拟合优劣程度及模型的预测性能。自举法进行模型评价的具体原理和步骤将在本章第二节中详细介绍。

(二)外部评价

外部评价指应用独立于建模数据之外的数据集对模型进行评价。如果建模数据来源于多中心的大样本数据,可仅采用内部评价。当建模数据来源于单中心研究时,除内部评价外,还应进行更为严格的外部评价。两者的本质区别在于评价数据集的来源。

鉴于不同的研究之间可能存在一些无法控制的差异,在解读外部评价结果时应重视这些差异。不理想的评价结果并不意味模型不当。如果基于外部评价的结果是理想的,则外推预测成功的可能性将大大增加。与内部评价一样,选择评价数据集时,应考虑研究设计、采样策略和研究对象特征是否与建模数据集存在差异。具体的评估方法将在第二节中详细介绍。

二、基于模型预测和基于模型模拟的评价

基于预测的模型评价是指通过绘制模型诊断图、计算预测误差(prediction error,*PE*)相结合的方法,比较模型预测值与观测值,从而综合评价模型预测性能。模型参数的

估算过程中,可采用不同的算法,如一阶估算法(FO)、一阶条件估算法(FOCE)等。此外,预测值包括个体预测值和群体预测值。因此,比较和评价时,应对采用的算法和预测值的类型加以说明,结果解读时,也应作相应的具体分析。

基于模拟的模型评价是指通过建立的模型及参数,进行蒙特卡洛模拟,生成模拟数据集。通过诊断图结合统计学检验的方法,综合评估模拟数据与观测数据分布特征的相符程度。如果模型对原始数据的拟合较好,较为准确地描述了原始数据的分布特征,则基于模型的模拟数据应能较好地再现原始数据的分布;反之,如果基于模型的模拟数据分布与原始数据存在较大偏差,则提示模型需要进一步优化和改进。

第二节 常用评价方法

模型评价的尺度取决于建模目的。评价结果的呈现往往采用诊断图和统计学检验相结合的方法。常用方法包括绘制诊断图、预测误差检验、可视化预测检验(visual predictive check,VPC)、数值预测检验(numerical predictive check,NPC)、正态化预测分布误差(normalized prediction distribution errors,NPDE)检验和后验预测检验(posterior predictive check,PPC)等。不同的评价方法通常仅能展现模型在某一方面的特征或局限,因此在实际应用中,常常采用多种评价方法相结合对目标模型进行综合评估。

一、诊断图

绘制诊断图是最为常见的一种模型评价方法,适用于基础模型和最终模型的比较与评价。总体而言,模型诊断图可根据不同变量分为以下几种:

(1)基于预测的模型诊断图。

(2)基于残差的模型诊断图。

(3)基于贝叶斯估算的模型诊断图。

不同的诊断图从不同的视角评估模型的准确性与适用性,反映了模型化过程中的模型结构设定错误、违背随机变量分布假设以及离群值等问题。这些诊断图可并行比较,描述纳入协变量前后模型的改善情况,以指导模型的开发与优化过程。本节将重点介绍常用的几种模型诊断图。

(一)基于预测的模型诊断图

基于预测的模型诊断图侧重呈现实际观测值与群体/个体预测值的一致性,直观地反映模型对观测数据的拟合程度。

1. 因变量-群体预测值

因变量-群体预测值(dependent variable versus population prediction,DV-PRED)散点图可直观地评估群体预测值能否很好地描述数据的集中趋势和离散程度。如果群体预测值存在较大系统偏差,不能很好地描述数据特征,则提示需要进一步优化、改进结构模型或统计学模型。

　　绘图时需呈现参考线和趋势线,并保持 x 和 y 轴的尺度一致。此类图形中,参考线通常为 y=x 对角线,趋势线通常为局部加权回归(locally weighted regression,LOESS)曲线。当因变量/预测值在较大范围内波动变化时,线性坐标图可反映数值较大处的偏差,对数坐标图则更侧重呈现数值较小处的偏差。如图 6-1 所示,x 轴为基于模型的群体预测值,y 轴为因变量/观测值,实线代表参考线,虚线代表趋势线。趋势线与参考线重合度越高,表明模型对数据集中趋势的描述越好。图 6-1 提示与基础模型(左上、左下)相比,最终模型(右上、右下)的拟合优度大大提高,最终模型较好地描述了数据的集中趋势。

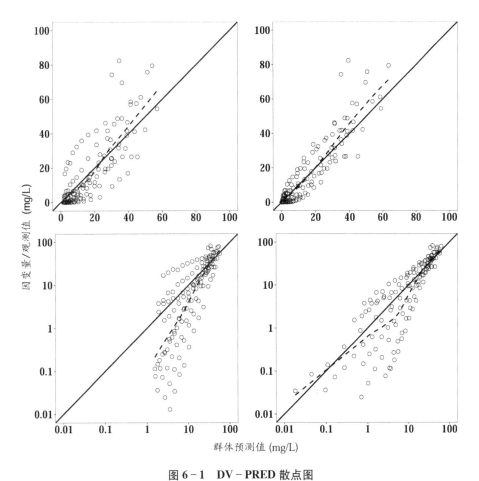

图 6-1　DV - PRED 散点图

注:左,基础模型;右,最终模型;上,线性坐标;下,对数坐标

　　群体预测值在对角线附近的分布主要与模型结构有关,还与很多因素相关,如个体间变异和残差变异的大小、数据的删减等。此外,趋势线未考虑误差的异方差性,未考虑数据是否来自不同个体。因此,使用该诊断图须谨慎解读和评价结果。

　　2. 因变量-个体预测值

　　因变量-个体预测值(dependent variable versus individual prediction,DV - IPRED)散

点图可直观地评估模型的个体预测值能否很好地描述个体数据的集中趋势和离散程度，各数据点在对角线的分布情况反映了残差变异的大小。由于 DV － IPRED 散点图仅能反映残差变异的大小，而协变量可揭示个体间变异的来源，因此对于包含协变量的最终模型而言，该诊断图并不能提供协变量的拟合信息。基础模型和最终模型的个体预测值将保持较高的一致性，故该诊断图对于评估基础模型更有参考价值。同前 DV － PRED 散点图，绘制该图亦需同时呈现参考线和趋势线，需 x 轴和 y 轴保持尺度一致，亦可根据需要同时绘制线性和对数尺度散点图。

　　如图 6 － 2 所示，x 轴为基于模型的个体预测值，y 轴为因变量/观测值，实线代表参考线，虚线代表趋势线。由图 6 － 2 可见，基础模型（左上、左下）与最终模型（右上、右下）的 DV － IPRED 诊断图基本相近。

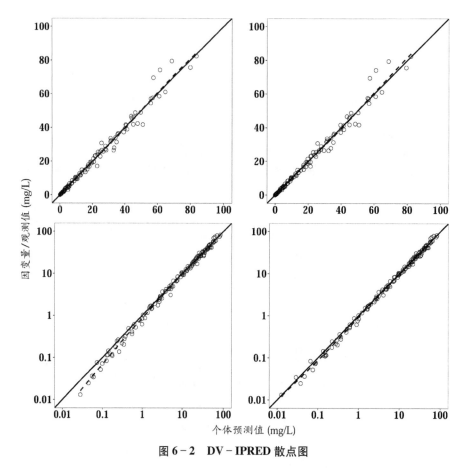

图 6 － 2　DV － IPRED 散点图

注：左，基础模型；右，最终模型；上，线性坐标；下，对数坐标

　　若要通过 DV － IPRED 诊断图来评估模型设定的不足，那么每个个体的数据需要包含足够多的信息，以充分估算参数值；如果仅有稀疏的个体数据，个体预测值可能会向实际观测值趋近，呈现观测值与个体预测值相吻合的假象。此时，应注意残差变异的收缩值（shrinkage）的大小。收缩值越大，提示诊断图越不可信。一般，残差变异的收缩值小于

20%时,才能应用 DV - IPRED 诊断图作为模型评价依据。

3. 个体药-时曲线

个体药-时曲线(individual concentration-time profile)可直观地评估模型对于每个个体的拟合程度。通常将每个个体的因变量/观测值、群体预测值和个体预测值-时间曲线图叠加或并列呈现。

如图 6-3 所示,x 轴(自变量)为末次给药后时间,空心圆点代表每个个体的实际观测值,虚线代表基于模型的群体预测值,实线代表基于模型的个体预测值。由图 6-3 可见,个体预测值的拟合程度明显优于群体预测值,模型对于个别个体(如 ID = 11, 12)的拟合欠佳;对多数个体而言,模型对峰浓度的拟合情况亦不理想,提示可能需要进一步改进吸收模型。

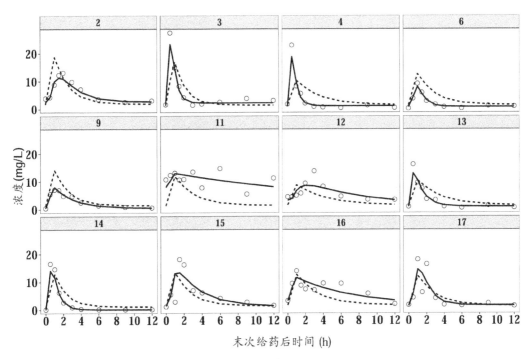

图 6-3 个体药-时曲线图

注:○ 观测值 — 个体预测值 ┅ 群体预测值

(二) 基于残差的模型诊断图

尽管前述基于预测的诊断图能反映模型的预测偏差,但基于残差的模型诊断图可以更好地评估这些预测偏差(如系统偏差)。不同的残差诊断图往往能够显示不同结构模型或统计学模型的特性。为了更充分地评估模型的准确性与适用性,应重视残差诊断图在模型评价中的作用。

1. 加权残差-时间

加权残差(weighted residuals, WRES)对自变量诊断图可用来评估结构模型的准确性。对药动学模型而言,最关键的自变量是时间(TIME),通常使用给药后时间(time after dose, TAD)或试验中一段持续的时间。如果时间跨度较大,可考虑将时间进行对数转换后作图;如果药动学采样点较密集,可考虑针对不同的时间段绘图,如首次给药后时间(time after first dose, TAFD)或末次给药后时间(time after last dose, TALD)。

FO 算法对加权残差的计算不准确,可引起对模型拟合度的错误判断。因此,建议使用基于 FOCE 算法的条件加权残差(conditional weighted residuals, CWRES)替代加权残差。若使用含个体间变异和个体内变异交互作用的一阶条件估算法(first-order conditional estimation with interaction, FOCE-I),则可考虑使用含个体间变异和个体内变异交互作用的条件加权残差(conditional weighted residuals with inter- and intra-subject variability interaction, CWRESI)替代加权残差。

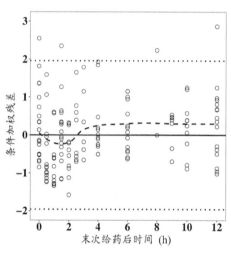

图 6-4 CWRES-TIME 散点图

如果模型拟合良好,则大多数的 WRES/CWRES/CWRESI 应在参考线($y=0$)两侧对称分布,大部分在±2 之内,且不随自变量(时间)呈现明显趋势性变化。此外,还可通过 WRES/CWRES/CWRESI 探查异常值。通常认为,WRES/CWRES/ CWRESI 绝对值大于 6 的观测值可视为异常值。

如图 6-4 所示,x 轴为末次给药后时间,空心圆点代表条件加权残差,点线和实线分别代表 $y=\pm1.96$ 和 $y=0$ 参考线,虚线代表 LOESS 回归趋势线。由图 6-4 可见,大多数的条件加权残差分布在±2 之间,在末次给药后 0~3 h,条件加权残差呈现明显趋势性变化,提示模型对吸收相和分布相的拟合欠佳。

2. 加权残差-预测值

与条件加权残差对时间诊断图类似,条件加权残差-群体预测值(conditional weighted residuals versus prediction,CWRES-PRED)散点图要优于 WRES-PRED。绘制该图时,应同时呈现参考线与趋势线。如果预测值的跨度较大,可考虑将预测值进行对数转换后作图。图 6-5 中,x 轴为基于模型的群体预测值,空心圆点代表条件加权残差,点线和实线代表参考线,虚线代表趋势线。由图 6-5 可见,绝大多数的条件加权残差分布在-2~+2,随群体预测值增加,条件加权残差呈现明显趋势性变化,提示模型对高浓度数据的拟合欠佳。

个体加权残差绝对值-个体预测值(absolute values of individual weighted residuals versus individual prediction, |IWRES|-IPRED)散点图常用于识别残差模型的设定是否合理,可用来验证方差齐性。同样,在图中应同时呈现参考线与趋势线。如果残差模型结构的设定无误,则在整个个体预测值范围内,趋势线应是水平的。

图 6-6 中,x 轴为基于模型的个体预测值,空心圆点代表个体加权残差绝对值,点线和实线分别代表 $y=1.96$ 和 $y=0$ 参考线,虚线代表趋势线。由图 6-6 可见,在整个预

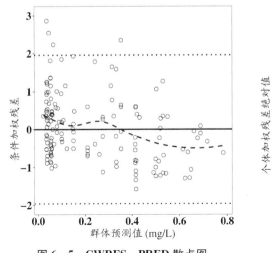

图 6-5　CWRES-PRED 散点图

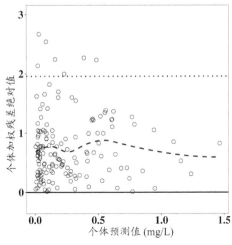

图 6-6　|IWRES|-IPRED 散点图

测浓度范围内,个体加权残差绝对值的回归趋势线并不呈水平分布,提示残差模型的设定可能并不合适。

3. 加权残差直方图和 Q-Q 图

CWRES/IWRES 的直方图能较好地描述残差的分布特征,可识别残差是否服从以零为中心的单峰对称分布。此外,亦可用 Q-Q 图(quantile-quantile plot)来描述残差的分布特征,如图 6-7 所示,直方图中虚线为概率密度曲线,Q-Q 图中实线为 $y=x$ 参考线。若条件加权残差服从正态分布,则空心圆点应近似分布在参考线附近。由图可见,空心圆点在尾端偏离参考线,提示条件加权残差不完全服从正态分布。

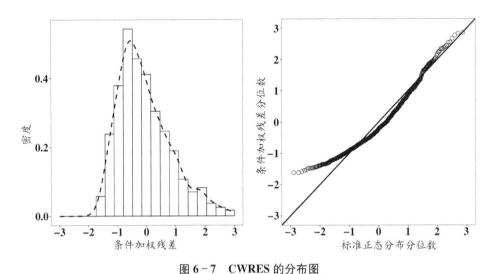

图 6-7　CWRES 的分布图

注：左,CWRES 的概率密度图;右,CWRES 的 Q-Q 图

(三)基于贝叶斯估算的模型诊断图

对某个参数基于贝叶斯的诊断依赖于其个体间变异。个体参数可以结合参数先验分

布、残差变异以及个体数据,通过贝叶斯方法估算获得。

1. 个体间变异和残差变异的收缩值

个体间变异收缩描述了贝叶斯估算的方差趋向于群体均值(0)的现象。类似地,当数据提供充分的信息时,个体加权残差将接近标准正态分布;而随着数据量的减少,个体加权残差的分布将趋近于零,这称为残差变异的收缩(shrinkage)。该现象可以影响诊断图评价结果的可靠性,还可影响某些量效关系的分析,如协变量与暴露-效应(exposure-response)之间的关系。因此,当收缩>20%时,基于贝叶斯估算的诊断图有一定的局限性,应予以关注。

2. 参数和个体间变异的散点图矩阵

各参数之间的相关性可通过绘制参数和个体间变异的散点图矩阵(scatter matrix plot of parameters and ETAs)来考查。在协变量模型的建立过程中,应充分考虑这些参数之间的相关性。如图 6-8 所示,对角线面板显示变量名及其直方图,右上面板呈现变量两两之间的相关系数和统计 p 值,左下面板为两变量的散点图和 LOESS 回归趋势线。由图可见,分布容积和清除率、分布容积和吸收速率常数之间均存在较强相关性,而清除率和吸收速率常数之间相关性较弱,在模型化过程中应充分考虑诊断图所提供的这些信息。

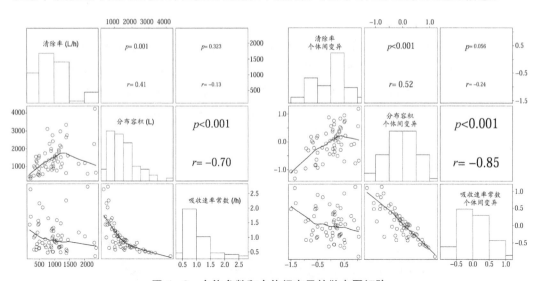

图 6-8 个体参数和个体间变异的散点图矩阵

注: 左,个体参数的散点图矩阵;右,个体间变异的散点图矩阵

3. 个体间变异直方图和 Q-Q 图

个体间变异直方图和 Q-Q 图(histogram and quantile-quantile plot of ETAs)是检验参数正态性的一种有效手段,如图 6-9 所示,清除率个体间变异的正态性较差,提示模型尚需进一步优化。

4. 个体间变异对协变量的相关性图

个体间变异对协变量的散点图常用来检验参数和协变量之间的相关性。通常对连续型协变量使用散点图,而对分类型协变量使用箱线图。此类图形可用于变量间相关性的探索而非因果关系的确认。

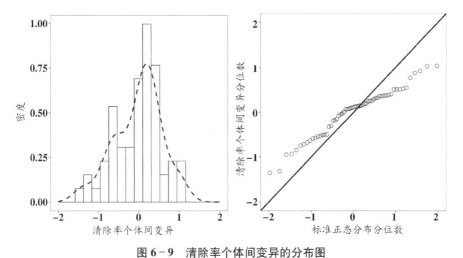

图 6 - 9　清除率个体间变异的分布图

注：左,清除率个体间变异的概率密度图;右,清除率个体间变异的 Q - Q 图

如图 6-10 所示,箱线图中箱体上下边沿分别代表第 25 和 75 百分位数,箱体中部实线代表中位数,轴虚线末端代表 1.5 倍四分位间距,空心圆点代表离群值;散点图中实线

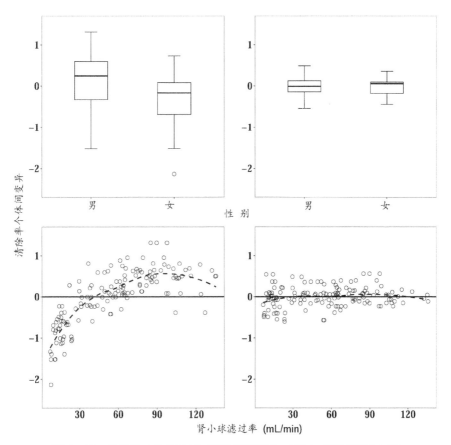

图 6 - 10　清除率个体间变异对性别箱线图和对肾小球滤过率散点图

注：左,基础模型;右,最终模型

代表 $y=0$ 参考线,虚线代表 LOESS 回归趋势线。由图可见,在基础模型中,箱线图(左上)提示清除率可能与性别有关,而散点图(左下)提示清除率可能与肾小球滤过率有关。随后尝试在模型中加入了性别和肾小球滤过率作为影响清除率的协变量,个体间变异变小,箱线图(右上)和散点图(右下)提示清除率的计算公式中加入了协变量之后,清除率个体间变异与肾小球滤过率、性别的相关性不显著,即肾小球滤过率和性别是影响清除率的重要因素。

二、预测误差检验

(一)原理和过程

群体研究方法的创始人 Lewis Sheiner 和 Stuart Beal 曾提出了计算准确性和精密度的统计量来评估模型的预测性能。模型预测性能的考察即比较模型预测值和观测值的接近程度和相关性。其中,观测值可来自建模数据集,也可来自独立于建模数据集的外部数据。

预测误差(prediction error,PE)是衡量模型预测准确性的经典指标,如式 6-1 所示:

$$PE_i = pred_i - obs_i \tag{式 6-1}$$

其中 $pred_i$ 为第 i 个预测值,obs_i 为对应的第 i 个观测值。

$PE_i>0$ 表明第 i 个个体的模型预测值大于观测值;反之则代表模型预测值小于观测值。将评价数据集中所有观测值(N)的 PE 取平均值,可求算平均预测误差(mean prediction error,MPE),如式 6-2 所示:

$$MPE = \frac{1}{N} \sum_{1}^{N} (pred_i - obs_i) \tag{式 6-2}$$

MPE 常用于衡量模型预测的总体偏差,包括偏离方向和偏离程度。同样,$MPE>0$ 代表模型存在预测值高估的倾向,$MPE<0$ 则代表预测值低估的倾向。

MPE 接近于 0 并不一定意味着模型具有良好的预测性能。因为除了评估模型预测的准确度外,还须考量模型预测误差的重现性,即模型预测的精密度。常用的方法有以下两种:

(1)PE 取绝对值,求算绝对预测误差(absolute prediction error,APE),进而求算平均绝对预测误差(mean absolute prediction error,$MAPE$),如式 6-3、式 6-4 所示:

$$APE_i = | pred_i - obs_i | \tag{式 6-3}$$

$$MAPE = \frac{1}{N} \sum_{1}^{N} | pred_i - obs_i | \tag{式 6-4}$$

(2)首先对每个 PE 取平方,然后再计算平均值,亦称为平均方差(mean squared error,MSE),MSE 开方可得平均根方差(root mean square error,$RMSE$)如式 6-5、式 6-6 所示:

$$MSE = \frac{1}{N} \sum_{1}^{N} (pred_i - obs_i)^2 \qquad （式6-5）$$

$$RMSE = \sqrt{MSE} \qquad （式6-6）$$

$MAPE$、MSE、$RMSE$ 均可用作模型预测精密度的衡量标准。$MAPE$ 和 $RMSE$ 在度量单位上与预测值、观测值保持一致。因此,与 MSE 相比,$MAPE$ 和 $RMSE$ 更易于理解。

上述统计量代表了预测误差的绝对值,但有时难以评价预测误差的程度。因此,实际应用中倾向采用基于观测值的相对误差(%),呈现上述统计量,如式 6-7~式 6-11 所示:

$$PE_i\% = \frac{pred_i - obs_i}{obs_i} \times 100 \qquad （式6-7）$$

$$APE_i\% = \frac{|pred_i - obs_i|}{obs_i} \times 100 \qquad （式6-8）$$

$$MPE\% = \frac{1}{N} \sum_{1}^{N} \left(\frac{pred_i - obs_i}{obs_i} \right) \times 100 \qquad （式6-9）$$

$$MAPE\% = \frac{1}{N} \sum_{1}^{N} \left(\frac{|pred_i - obs_i|}{obs_i} \right) \times 100 \qquad （式6-10）$$

$$MSE\% = \frac{1}{N} \sum_{1}^{N} \left(\frac{pred_i - obs_i}{obs_i} \right)^2 \times 100 \qquad （式6-11）$$

此外,计算 PE 可基于群体预测值,亦可基于个体预测值。因此,结果呈现时应予以说明。例如,基于某一模型群体和个体预测值的 $MAPE\%$ 分别为 25% 和 10%,表明模型群体预测值在观测值的 75%~125%,个体预测值在观测值的 90%~110%。此外,还可采用同时表征预测准确性与精密度的复合指标——F_{20} 和 F_{30},代表了 $PE\%$ 介于 ±20% 和 ±30% 之间的百分比。

(二) 结果

PE_i、APE_i 并不一定服从正态分布或近似正态分布,因此采用中位数代替平均值,更为合理。当涉及多个模型的预测性能的比较时,箱线图较统计学列表更为直观明晰。

如图 6-11 所示:黑色实线、虚线和点线分别代表了预测误差为 0%、±20% 和 ±30% 的参考线。箱线图箱体中的实线(中位数)越接近零,表明模型预测准确度越高,箱体越窄则表明模型预测精密度越佳。

评估和比较模型预测性能前,一般需在分析计划中预先设定每个统计量的可接受标准,以评判模型的有效性或适宜性。例如,当基于群体预测值的 $MPE\% \leqslant \pm 20\%$、$MAPE\% \leqslant 30\%$、$F_{20} \geqslant 35\%$、$F_{30} \geqslant 50\%$ 时,可视为模型的预测性能可接受,即在特定应用目的或场景下,该模型是有效的。如果统计量超过了预设标准,则表明模型预测性能不佳或

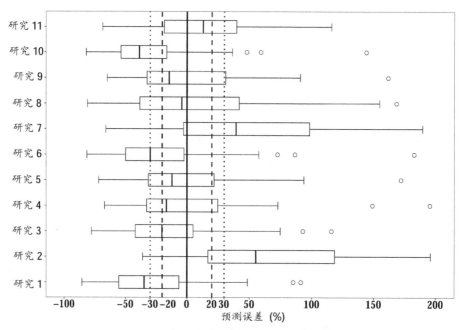

图6-11 模型预测误差箱线图

需要进一步优化。

当一个受试者有多个观测值,且多个观测值间有相关性,或预测误差存在方差非齐性,则不宜采用上述方法进行评价,须对上述预测误差的计算进行校正。Vozeh 等提出了标准化预测误差(standardized prediction error, SPE,即 NONMEM 输出的 WRES/CWRES)和标准化平均预测误差(standardized mean prediction error, SMPE)的概念,具体计算方法请参考相关文献。

三、自举法

(一) 原理和过程

自举法(bootstrap)主要包括重抽样生成自举数据集、用 NONMEM 将待评价模型和自举数据集分别进行参数拟合,上述过程重复多次后对参数估算值进行汇总分析。具体过程如图6-12所示:

(1) 首先,以研究个体(ID)为最小单位从原始数据集中重抽样,生成与原始数据集相同样本大小的自举数据集。假设原始数据集包含 100 个 ID $\{X_1, X_2, \cdots, X_{100}\}$,则每次 1 个 ID 被抽中的概率为 1/100,所抽的第 1 个 ID 记为 X_1^*;然后将之放回,同理再抽取,记为 X_2^*;以此类推,每次抽取后放回,完整地进行 100 次抽取放回,可得到 1 个自举数据集 $\{X_1^*, X_2^*, \cdots, X_{100}^*\}$。在此过程中,重抽样是随机的,因此,在一次自举法抽样中,部分个体可能不会被抽中,而部分个体可能会被多次抽中。

(2) 重复若干次重抽样过程(至少 200 次,通常 1 000 次),生成若干套自举数据集。

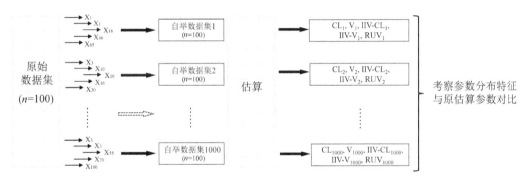

图 6 - 12　**Bootstrap 示意图**

（3）用 NONMEM 对待评价的模型和每个自举数据集进行拟合,估算模型参数,若在此过程不需要协方差的估算,可删去 $cov 模块,以节省运行时间。

（4）计算模型成功估算参数（最小化成功）的比例,即模型稳健率信息。例如,目标模型在 1 000 套自举数据集中成功 900 次,则代表稳健率为 90%。稳健率越高,表明模型稳定性越好。

（5）汇总成功估算的计算结果,计算参数的中位数值和 95% 置信区间（2.5% ~ 97.5%）,并与原始模型的参数估算值进行比较。

自举法评价模型是否合适依据以下两方面: ① 每个参数的 2.5% ~ 97.5% 区间包含原始模型估算参数;② 满足预先设定的稳健率,如稳健率>80%。

（二）结果

自举法结果的呈现可采用列表（表 6 - 1）形式,列举每个参数的自举法估算值的中位数和 2.5% ~ 97.5% 区间、原模型估算值等。

表 6 - 1　**模型估算参数与自举法参数分布特征**

参　　数	NONMEM 估算值（相对标准误）	自　举　法	
		中位数（相对标准误）	2.5% ~ 97.5%
清除率(L/h)	4.05（6.3%）	4.06（6.4%）	3.48 ~ 4.51
表观分布容积(V)	47.63（17.1%）	48.59（18.67%）	30.92 ~ 63.25
清除率个体间变异(%)	13.51（18.8%）	13.81（21.77%）	11.71 ~ 15.32
比例型残差变异(%)	20.35（17.7%）	21.24（20.63%）	15.77 ~ 26.39

此外,也可绘制直方图进行比较,如图 6 - 13。图中实线代表原始模型清除率估算值,虚线代表 1 000 次自举法清除率估算值的 2.5 和 97.5 百分位数,直方图代表自举参数估算值的分布频率,点线代表正态分布曲线,由图可见自举参数估算值基本呈正态分布。

自举法可以采用 NONMEM 的辅助工具包 Wings for NONMEM（WFN, http://wfn. sourceforge.net /）或 Perl-speaks-NONMEM（PsN, http://uupharmacometrics.github.io/PsN/）实现,参见本书附录 8 以及工具包的使用说明书。

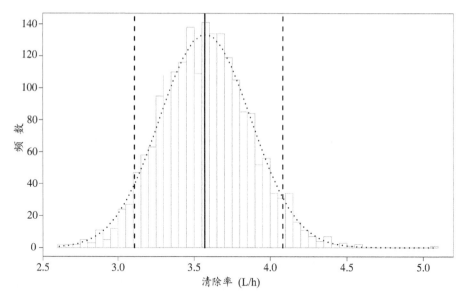

图 6-13   自举参数(CL)分布直方图

对运行时间较长的复杂模型,自举法计算耗时太长,不宜使用。对于小样本数据,自举法也不适用。抽样重要性重抽样算法(sampling importance resampling, SIR)为上述模型参数的不确定性估算提供了一种替代方法。该方法无须对参数分布进行假设,也无须对参数进行重复估算。SIR 是在预设的分布中进行抽样和重要性重抽样的技术,用以估算参数的不确定性,可通过 PsN 包的 SIR 命令实现。

四、可视化预测检验

如果模型能准确地描述原始数据特征,则基于模型产生的模拟数据应能再现原始数据的分布,包括数据的集中和离散趋势。基于该理论,Karlsson 和 Savic 提出了基于模拟的模型评价方法——可视化预测检验和数值预测检验。可视化预测检验依赖于图形化手段呈现模型预测值和观测值的相符程度,而数值预测检验则将结果转化为模拟数据与观测数据的统计比较。

(一)原理和过程

可视化预测检验(visual predictive check, VPC)包括模拟数据集的生成、统计量的计算以及图形结果的呈现,具体过程如图 6-14 所示。

1. 生成模拟数据

根据构建的模型、模型参数估算值和已有观测数据结构(如给药记录、观测时间、协变量信息等)产生模拟数据集。有关模拟的原理和实现代码将在第 9 章详细介绍。此外,也可借助于 PsN 工具包,自动生成模拟文件,简化操作流程。

2. 计算统计量

模拟数据生成后,分别计算观测数据集和模拟数据集在各个时间点(或时间段)的中

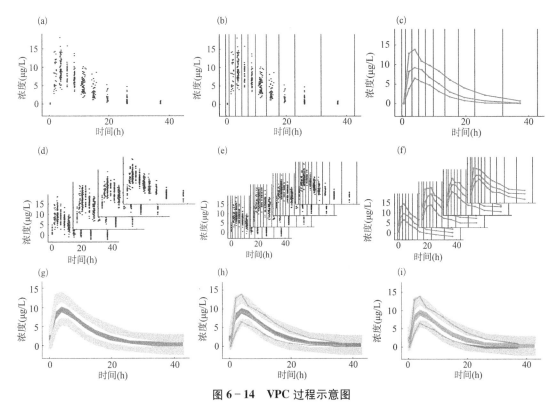

图 6 - 14　VPC 过程示意图

注:(a) 观测数据;(b) 划分若干时间段(bin);(c) 计算观测数据在不同时间段的中位数和 5%、95%分位数;(d) ~ (f) 基于模型模拟的数据重复上述过程 n 次;(g) 计算模拟数据在不同时间段的中位数和 5%、95% 分位数相对应的 95% 置信区间(阴影);(h) 叠加观测数据中位数、5% 和 95% 分位数;(i) 预测区间超出观测值相应分位数的区域以黑色阴影表示

位数、平均值和重要的百分位数(如 5%、10%、20%、80%、90%、95%等),比较两者的分布特征是否相同。

　　由于不同研究对象的采样时间常不统一,因此需要将样本采集时间划分成若干时间段(bin),据此进行统计分析,以避免不同时间段样本分布数量的不均衡。时间段的划分须注意以下几个方面:

　　(1) 每一个时间段中采样点的分布尽量相等。

　　(2) 每一个时间段的间隔应尽可能均匀分布。

　　(3) 将时间分布上呈自然聚集趋势的观测点纳入在一个时间段内。这些观测点可能是由于已定义的采样策略较为宽松,采样时间在允许范围内波动所致。

　　确定时间段的划分后,可根据预先设定的预测区间,计算多个模拟数据集在不同时间段的分位数。

　　(二) 结果

　　可视化预测检验结果中,观测数据与模拟数据的分布特征通常以图形化的方式呈现。如图 6 - 15 所示,空心圆点代表原始观测数据,实线代表观测数据的第 5、50 和 95 百分位数,虚线代表基于模型模拟数据的第 5、50 和 95 百分位数,阴影区域代表模拟数据对应分位数的 95% 置信区间。上图结果提示在中位数和第 95 百分位数附近观测数据与模拟数据具有相似分布特征,而在第 5 百分数附近分布差异较大。

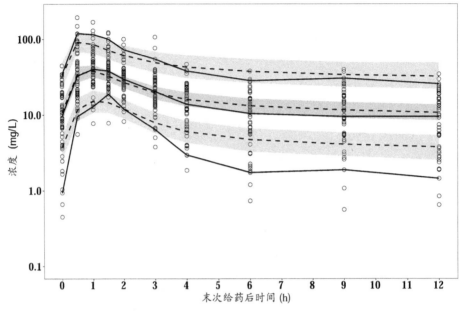

图 6 - 15 叠加原始数据点的可视化预测检验示例图

此外,还须注意落在基于模拟的 90% 预测区间之外(小于第 5 百分位数和大于第 95 百分位数)的观测数据点的数量。在理想情况下,落在 90% 预测区间之外的观测值的数量应为 10%。因此,当 90% 预测区间之外的观测值的数量远高于 10% 或远低于 10%,则提示模型可能存在问题。如仅 1% 的观测数据点落在模拟的 90% 预测区间之外,则提示模型可能高估了某些或所有的随机效应。相反,如 40% 的观测数据落在了模拟的 90% 预测区间之外,则应仔细考量这些数据点的特征,以了解结构模型可能存在的问题。

当观测数据点较多时,大量的观测数据堆积重叠可使 VPC 结果不易识读,难以判别模型可能存在的问题。此时,可考虑去除观测数据,以简化图形展示结果。

如图 6 - 16 所示:基于观测和模拟数据的第 5、50 和 95 百分位数以及模拟数据相对应百分位数的 95% 置信区间。通过这种呈现方式,可观察观测数据的 3 条分位数曲线与模拟数据相应预测区间(如 95%)的吻合情况,识别潜在的模型问题。上图 VPC 结果提示模型拟合良好。给药间隔 12 h 内,观测数据的中位数、第 5 和 95 百分位数曲线较好的落在相应的预测区间之内。只有在给药后 6 h,观测数据的第 5 百分位数略为偏离对应模拟数据的预测区间,但对模型整体预测效能的影响有限。

当然,在上图基础上可进一步简化,仅显示 6 条线并应用不同的线型:每个时间段中观测数据的第 5、50 和 95 百分位数(使用一种线型)和基于模拟数据的相同百分位数。在观测数据和模拟数据存在较大差异时,该图往往可更直观的体现这种差异。

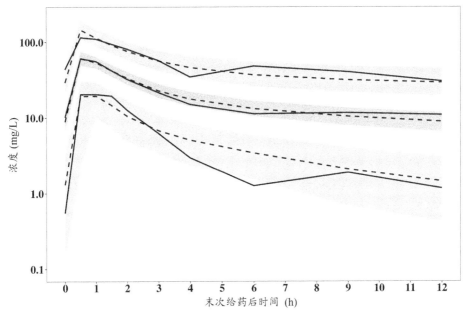

图 6 - 16　可视化预测检验简化示例图

（三）注意事项

1. 模拟次数的选择

VPC 模拟次数的多少取决于评价目的与研究的问题,比如说要评估中心趋势(central tendency)或是否存在分布的拖尾现象。在绝大多数研究中,1 000 次模拟已足够。如果要达到更高的准确度,则需要更多的模拟次数。

2. 百分位数的选择

通常选择 95% 或者 90% 分位数来呈现模拟数据与观测数据,但百分位数的取值取决于每个时间或时间段内的观测点数量。如果观测点较少(每个时间/时间段内 10~20 个观测点),那么 VPC 图显示观测点在百分位数区间以外的可能性就减少了,比如 1~2 个点出现在 90% 的预测区间之外。在这种情况下,选择一个较小的预测区间,比如 80% (10%~90% 百分位数)会更合适。如果观测点比较多(每个时间/时间段>100 的观测点),那么在一个 90% 的预测区间内,会有 10 个观测点在预测区间之外。一般只有在每个组内观测点很多(>200 个观测点)的情况下才会使用 95% 的预测区间。

3. 时间段的划分

划分时间段时,应正确地分组。例如,一般可将服药后 3.9 h 的采样与服药后 4.1 h 的采样观测值划分到一个时间段内。但在描述一个口服药物吸收相时,则不可将 0~1 h 内观测值划分到一个时间段内。

划分时间段的主要依据是将时间相近的观测点划分到一个组内。如分组太少,将早期的观测点与后期的观测点放到一个组内,可能会导致时间的跨度过大,掩盖了模型拟合优度的信息。相反,分组太多会减少每个组内的观测点数量,可使模型表现变差。对于采样分布在不同的周期、可考虑采用给药后时间代替首次给药后时间,作 VPC 评价。

4. 分层可视化预测检验

当数据集包含不同剂量水平或其他显著影响预测行为的协变量(如给药间隔、给药途径、基因型、肾功能等)时,需要根据剂量或相关协变量因素分层绘制 VPC 图,以避免 VPC 结果的错误解读。对于呈线性动力学的药物,不同给药剂量的研究数据,可在计算预测区间之前将观测和模拟浓度进行剂量归一化。

尽管 VPC 可直观地对模型的预测性进行判断,但在某些情况下并不适用。Karlsson 等描述在剂量探索性试验和剂量调整场景中,尤其是 PK/PD 具有非线性特征时,典型 VPC 可能不适用。模型具有显著协变量效应时,应进行分层 VPC,但分层后每个亚组的数据点数量较少,可能限制 VPC 的有效应用。

5. 其他扩展形式

常规 VPC 在划分时间段时未考虑较大的剂量和协变量的变异。常规 VPC 用于剂量适用性研究(如剂量调整)时敏感度会降低,预测值校准可视化预测检验(prediction-corrected visual predictive check, pc-VPC)可适用于该情况。Wang 等提出了标准化可视化预测检验(standardized visual predictive check, SVPC),可根据受试者特征,对预测区间的计算进行标准化,以提高识别结构模型错误和随机效应估计错误的能力。其他扩展类型如定量 VPC(quantified visual predictive check, QVPC)、自举 VPC(bootstrap visual predictive check, BVPC)也有报道,具体方法可参见相关文献。

VPC 和 pc-VPC 实现的方法,可采用 PsN 等工具包完成模拟数据的生成,然后用 Xpose 工具进行作图。

五、数值预测检验

(一)原理和过程

数值预测检验(numerical predictive ckeck,NPC)的原理与 VPC 相似,但其结果呈现方式侧重于数值统计量的比较。NPC 通过基于待评价模型的模拟数据,构建多个预测区间(如 0、20%、40%、50%、60%、80%、90%、95%),然后统计观测数据在预测区间以外的计数或比例,并与预期值作比较。

具体过程如下:首先基于待评价模型进行多次模拟,生成多套模拟数据集。针对每一个观测数据,可根据对应的模拟数据构建多个特定的预测区间,统计并报告观测数据点落在特定预测区间以外的数量和百分比。例如,特定预测区间为 90%(5% ~ 95%),则预期有 5% 的观测数据低于 5% 分位数值和 5% 的观测数据高于 95% 分位数值。

然后,基于给定的预测区间(如 90%),汇总模拟数据的分布特征,可计算相对应的 95% 置信区间。理想模型的实际统计值应接近预期值,或在预期值的 95% 置信区间以内。

(二)结果

NPC 输出结果如表 6-2 所示:以 90% 预测区间为例,25 个观测数据(8.62%)低于第 5 百分位数,在相应的 95% 置信区间(2.07% ~ 9.31%)以内;另有 29 个观测数据

（10.00%）高于第 95 百分位数,且超出了相应的 95% 置信区间（1.38%～9.66%）。总计有 18.62% 的观测数据在 90% 预测区间以外,与预期值（10%）相差较大。

表 6-2　数值预测检验结果列表（$n=290$）

预测区间	低于预测区间下限（计数）	低于预测区间下限（%）	低于预测区间下限的 95% 置信区间（%）	高于预测区间上限（计数）	高于预测区间上限（%）	高于预测区间上限的 95% 置信区间（%）
0%	140	48.28	39.66～60.34	150	51.72	39.66～60.34
20%	107	36.90	30.00～50.00	127	43.79	29.66～50.34
40%	85	29.31	21.03～39.66	96	33.10	20.69～40.00
50%	82	28.28	16.90～33.79	84	28.97	16.21～34.83
60%	71	24.48	12.76～28.28	72	24.83	12.07～28.97
80%	43	14.83	5.17～15.86	45	15.52	4.48～16.90
90%	25	8.62	2.07～9.31	29	10.00	1.38～9.66
95%	12	4.14	0.69～5.86	18	6.21	0.34～6.21

此外,NPC 结果亦可用涵盖图（coverage plot）直观地呈现。如图 6-17 所示,x 轴为预测区间分位数,y 轴为观测值与预期值之比,黑色虚线代表观测值等于预期值的参考线,黑色实线代表观测数据低于预测区间下限（下图）或高于预测区间上限（上图）之比,阴影区域代表模拟数据低于预测区间下限（下图）或高于预测区间上限（上图）之比的 95% 置信区间。实心三角形代表 95% 置信区间以外的观测值。

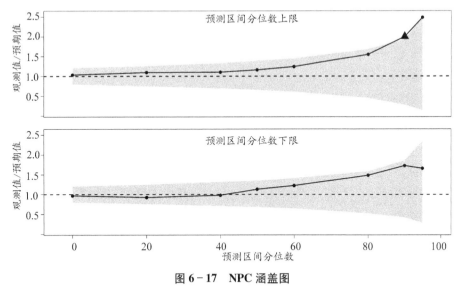

图 6-17　NPC 涵盖图

注:上图,预测区间分位数上限;下图,预测区间分位数下限

NPC 可同时在多个预测区间评估模型,与仅能同时考查 1 个预测区间的 VPC 相比,NPC 在某种程度上可提供更多的信息。此外,由于 NPC 分别比较每一个观测值和对应模拟值的分布,在此过程中无须进行剂量归一化和确定"时间段"。然而,NPC 评价过程中未考虑时间的影响,因此可能无法识别随时间变化的高估或低估趋势。

NPC 的实现同样可以通过 PsN 辅助包来完成。

六、正态化预测分布误差检验

(一)原理和过程

1. 统计量计算

Mentre 等提出了基于整体预测分布(通过蒙特卡洛模拟,而无须模型近似)评价非线性混合效应模型的标准和检验方法。该法针对每一个观测值,定义预测偏差(prediction discrepancy, pd)为观测值在整个边缘预测分布中的百分位数。假设模型有效,则 pd 应在 [0,1]呈正态分布,并可用 Kolmogorov-Smirnov 检验其是否符合正态分布。

然而,pd 未考虑同一个体在不同时间的观测值之间的相关性,增加了第一类错误发生的概率。因此,Brendel 等进一步提出了正态化预测分布误差检验(normalized prediction distribution errors,NPDE)。该法通过对 pd 进行标准化转换,克服了该法的上述缺点。与 pd 类似,如果模型有效,则 NPDE 应服从标准正态分布。

2. 统计检验

NPDE 法采用以下方法进行统计检验和模型评价:

(1) Wilcoxon 符号秩检验:检验 NPDE 的均值与 0 是否有显著性差异。

(2) Fisher 检验:考察 NPDE 的方差与 1 是否有显著性差异。

(3) Shapiro-Wilks 检验:考察 NPDE 的分布是否为正态分布。

(4) 综合检验:根据 Bonferroni 原理对上述 3 种统计学检验进行校正,取上述 3 种方法中最小的 p 值乘以 3,若乘积大于 1 则计为 1。

(二)结果

除统计检验结果外,NPDE 法还可通过绘制诊断图进行评价,如图 6-18 所示,诊断图包括:① NPDE-标准正态分布的 Q-Q 图;② NPDE 直方图叠加标准正态分布密度图;③ NPDE 对自变量的散点图;④ NPDE 对因变量的散点图。

在 NONMEM 7.1.2 及以后的版本中,可直接计算 NPDE,并可由 $TABLE 模块输出计算结果。为了方便 NPDE 的计算及使用,Comets 等用 R 语言编写了程序包(npde,http://www.npde.biostat.fr/),可计算 NPDE 的均值(标准误)、方差(标准误)、偏度和峰度等,完成上述 4 个统计学检验,并绘制 NPDE 诊断图。

NPDE 和 VPC 都是基于模拟的模型评价方法,可利用建模数据或非建模数据对模型的准确性和预测能力进行评价。在此过程中,两种方法均不涉及参数估算,可减少第一类错误发生的概率。VPC 结果缺乏客观判断标准,只能通过主观经验进行辨别,而 NPDE 可进行统计学检验,得出较为明确的模型评价结果。此外,NPDE 是基于每个观测点拟合情况的模型评价方法,不考虑观测值的变化过程,较少受实验设计的影响。故通常认为,NPDE 较 VPC 是更严格的检验方法。然而 NPDE 无法体现观测值随时间发生的变化。

```
------------------------------------------------------
Distribution of npde :
      nb of obs: 147
            mean= 0.1348    (SE= 0.084 )
        variance= 1.042     (SE= 0.12 )
        skewness= 0.2509
        kurtosis= 0.9936
------------------------------------------------------

Statistical tests
  t-test                        : 0.111
  Fisher variance test          : 0.694
  SW test of normality          : 0.135
Global adjusted p-value         : 0.334
---
Signif. codes: '***' 0.001 '**' 0.01 '*' 0.05 '.' 0.1
------------------------------------------------------
```

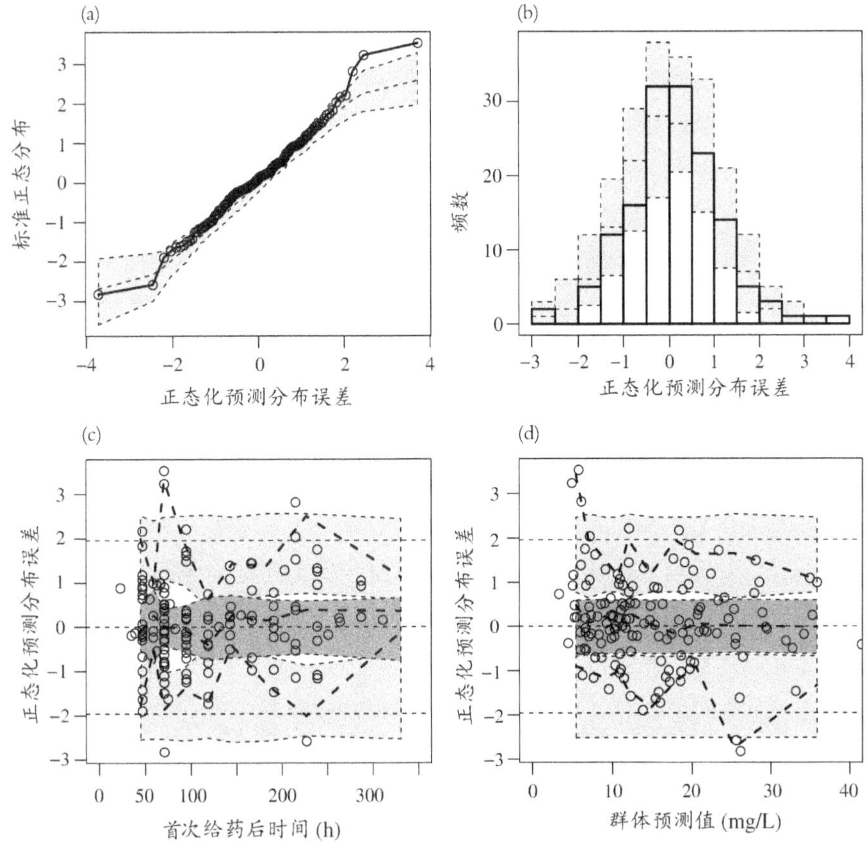

图 6-18 NPDE 统计检验结果(上)和诊断图(下)

七、后验预测检验

类似于 VPC 和 NPC,后验预测检验(posterior predictive check,PPC)是另一种基于模拟的模型评价技术。首先从模拟数据获取对应统计量的后验预测分布,然后与原始数据的特征(统计量)进行比较。

一般需要选取多个统计量对模型的预测性进行综合评估。例如,常用的药动学-药效学统计量包括：给药后时刻 t 的血药浓度（C_t）、峰浓度（C_{max}）、谷浓度（C_{trough}）、达峰时间（T_{max}）、药-时曲线下面积（area under the concentration-time curve，AUC）、半数有效浓度（concentration at which 50% of effect is achieved，EC_{50}）或最大效应（maximum effect，E_{max}）等。

PPC 定义贝叶斯 p 值为后验预测分布（模拟）统计量≥观测统计量的概率，以评估两者的相符程度。贝叶斯 p 值接近 0 或 1 提示模型可能无效。直方图可直观地呈现模拟数据与观测数据的分布特征。

如图 6-19 为常用免疫抑制剂麦考酚酸群体药动学的 PPC 评价结果。由于，麦考酚酸的 AUC 与临床结局相关，故选一个给药间期的 AUC（AUC_{0-12h}）作为药动学评价指标。图 6-19 中的直方图代表基于模型的后验预测分布，点线为观测值的核密度曲线，实线分别代表模拟值的第 2.5、50 和 97.5 百分位数，虚线分别代表观测值第 2.5、50 和 97.5 百分位数。该图提示：观测值和模拟值的中位数和第 2.5 百分位数较为接近，但在第 97.5 百分位数两者存在一定差异。

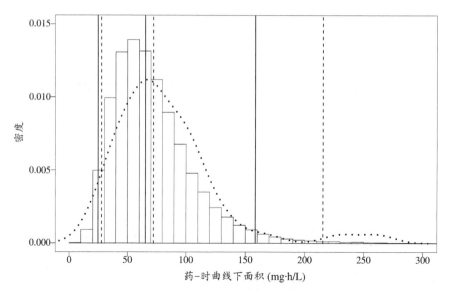

图 6-19　后验预测检验示例图

此外，Yano 等提出，如 PPC 提示模型表现不佳，则可确定该模型存在严重的问题；而 PPC 未提示模型无效时也无法保证该模型是有效的。由于 PPC 计算的复杂性以及缺乏便利的计算软件，目前该技术在模型评价方面的应用有限。

八、敏感性分析

敏感性分析（sensitivity analysis）是一种定量描述模型输入变量对模型响应或输出的影响程度的方法。假设模型表示为 $y = f(x_1, x_2, \cdots, x_n)$，令 x 在可能的取值范围内变动，考查 x 的变动对模型响应/输出的影响程度，即敏感性系数。敏感性系数越大，说明 x 对模型响应/输出的影响越大。

敏感性分析包括局部敏感性分析(local sensitivity analysis，LSA)和全局敏感性分析(global sensitivity analysis，GSA)。一般有两种方法来评估模型的局部敏感性：

(1)评估模型响应(response)随某一参数或假设的变化梯度：如$\partial C/\partial V$，即固定其他参数值，考察血药浓度随表观分布容积变化而变化的梯度。

(2)改变某一参数或假设值，比较模型的响应值，如吸收速率常数k_a的估算值为2，则可分别计算并比较k_a为1、1.5、2.5和3时的模型响应值。

局部敏感性分析具有一定局限性，在同一时间仅能反映一个参数或假设的敏感度。只有当其他所有参数或假设均不变的前提下，局部敏感性分析的结论才准确。一般，应对考察的每一个参数或假设进行重复多次计算。

与局部敏感性分析相比，全局敏感性分析则可同时评估多个相关参数或假设的变化对模型响应的影响，考察多个参数或假设在一定范围内的敏感度。一般情况下，全局敏感性分析可通过随机抽样或拉丁超立方抽样(latin hypercube sampling，LHS)生成一组待评估参数。然后，将这些参数输入模型，则模型的输出可形成一系列响应曲面(response surface)。结果可采用图形化方式直观检视参数对模型输出的影响，也可建立响应曲面模型确定参数的影响。

参考文献

Bergstrand M，Hooker A C，Wallin J E，et al. Prediction-corrected visual predictive checks for diagnosing nonlinear mixed-effects models. Aaps J，2011，13(2)：143－151.

Bonate P L. Pharmacokinetic-Pharmacodynamic Modeling and Simulation. 2nd. New York：Springer Science+Business Media，2011.

Brendel K，Comets E，Laffont C，et al. Evaluation of different tests based on observations for external model evaluation of population analyses. J Pharmacokinet Pharmacodyn，2010，37(1)：49－65.

Byon W，Smith M K，Chan P，et al. Establishing best practices and guidance in population modeling：An experience with an internal population pharmacokinetic analysis guidance. CPT Pharmacometrics Syst Pharmacol，2013，2(7)：e51.

Comets E，Brendel K，Mentre F. Computing normalised prediction distribution errors to evaluate nonlinear mixed-effect models：The npde add-on package for R. Comput Methods Programs Biomed，2008，90(2)：154－166.

Efron B. Estimating the error rate of a prediction rule：Improvement on cross-validation. J Am Stat Assoc，1983，78(382)：316－331.

Food and Drug Administration (FDA). Guidance for Industry，Population Pharmacokinetics. Rockville：Food and Drug Administration，1999.

Geisser S. The Predictive Sample Reuse Method with Applications. J Am Stat Assoc，1975，70(350)：320－328.

Karlsson M O，Savic R M. Diagnosing model diagnostics. Clin Pharmacol Ther，2007，82(1)：17－20.

Mentre F，Escolano S. Prediction discrepancies for the evaluation of nonlinear mixed-effects models. J Pharmacokinet Pharmacodyn，2006，33(3)：345－367.

Nguyen T H, Mouksassi M S, Holford N, et al. Model evaluation of continuous data pharmacometric models: Metrics and graphics. CPT Pharmacometrics Syst Pharmacol, 2017, 6(2): 87−109.

Owen J S, Fiedler-Kelly J. Introduction to population pharmacokinetic/pharmacodynamic analysis with nonlinear mixed effects models. Hoboken: John Wiley & Sons, Inc, 2014: 212−230.

Post T M, Freijer J I, Ploeger B A, et al. Extensions to the visual predictive check to facilitate model performance evaluation. J Pharmacokinet Pharmacodyn, 2008, 35(2): 185−202.

Sheiner L B, Beal S L. Some suggestions for measuring predictive performance. J Pharmacokinet Biopharm, 1981, 9(4): 503−512.

Stone M. Cross-validatory choice and assessment of statistical predictions. J R Stat Soc Series B Stat Methodol, 1974, 36(2): 111−147.

Vozeh S, Maitre P O, Stanski D R. Evaluation of population (NONMEM) pharmacokinetic parameter estimates. J Pharmacokinet Biopharm, 1990, 18(2): 161−173.

Wang D D, Zhang S. Standardized visual predictive check versus visual predictive check for model evaluation. J Clin Pharmacol, 2012, 52(1): 39−54.

Yano Y, Beal S L, Sheiner L B. Evaluating pharmacokinetic/pharmacodynamic models using the posterior predictive check. J Pharmacokinet Pharmacodyn, 2001, 28(2): 171−192.

Zhang H X, Sheng C C, Liu L S, et al. Systematic external evaluation of published population pharmacokinetic models of mycophenolate mofetil in adult kidney transplant recipients co-administered with tacrolimus. Br J Clin Pharmacol, 2019, 85(4):746−761.

第7章 自定义模型

第一节 简 介

NONMEM 软件可通过自定义方式,高度灵活地建立各种复杂的药动学-药效学模型。NONMEM 软件中既有内设的药动学模型(ADVAN1、ADVAN2、ADVAN3、ADVAN4、ADVAN10、ADVAN11 和 ADVAN12),也可采用非限定的 PRED 及 PREDPP 模块,自由定义房室数目、参数和相关函数关系式等,描述复杂的药动学和药效学行为。例如,零级和一级的混合吸收、渐进吸收、非线性消除、自身诱导等。这些特殊药动学行为难以用 NONMEM 内置的 ADVAN 模块直接进行表征。

图 7-1 表征了某一级消除的一房室模型药物的药动学模型结构。该药具有一级和零级动力学的混合吸收特征。参数 F_Z 指经一级速率吸收药物的分数,$1-F_Z$ 指经零级速率吸收药物的分数,k_e 指一级消除速率常数。基于此模型结构,还可扩展至其他吸收过程,如含一个或多个零级或一级吸收过程、两个及以上不同吸收速率的并行吸收、含两个或多个吸收时滞的吸收模型等。上述药动学模型既可用 NONMEM 内设的 ADVAN 模块实现,也可采用自定义模块实现。

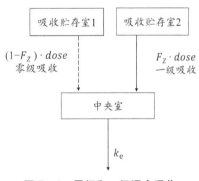

图 7-1 零级和一级混合吸收模型示意图

图 7-2 描述了含代谢产物的药动学模型,该药的药动学模型含 6 个房室,母药为两房室模型,代谢物为三房室模型。母药和代谢物在各房室间的转运为线性动力学过程。NONMEM 的自定义模块可用于描述原药和代谢物的转运过程,进而拟合估算药动学参数。

自定义模型时,须定义模型的房室结构、参数、各房室间物质转运的数学关系式等。除了编写控制文件外,还常须对数据集作相应的调整。本章第三节将阐述上述复杂药动学模型的结构和物质转运的数学关系,并详细介绍控制文件和数据文件的编写方法。

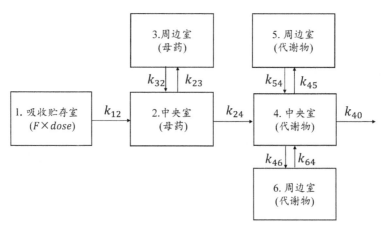

图 7-2 母药-代谢物的药动学结构模型示意图

第二节 常用模块

一、$PRED

因变量(y)和自变量(x)具有直接数学函数关系,因而可使用 $PRED 模块对其函数关系式直接描述,进而估算模型参数。在药动学建模中,$PRED 模块可用于线性回归或非线性回归模型的构建。$PRED 模块也可用于建立药效学模型,如最大效应模型描述药效指标随治疗时间的变化过程;又如线性模型描述药效学与药动学的关系等。详见第 8 章。

二、PREDPP 子程序

PREDPP 子程序中 ADVAN5、ADVAN6、ADVAN7、ADVAN8、ADVAN9 和 ADVAN13 可实现用户自定义模型。其中 ADVAN 5 和 ADVAN 7 以线性模型描述药物在不同房室间的转运,ADVAN6、ADVAN8、ADVAN9、ADVAN13 以自定义微分方程形式描述药物在不同房室间的转运。下面将分别介绍。

(一)$MODEL

描述 PREDPP 子程序都需要用 $MODEL 模块定义模型的房室数量和属性,并以 COMP 语句来命名各个房室并定义其属性。如图 7-1 展示了具有零级和一级混合吸收的一房室模型,其编码如下:

```
$MODEL
    COMP(DEPOT1, DEFDOS)
    COMP(DEPOT2)
    COMP(CENTRAL, DEFOBS)
```

　　房室的命名可以用 NONMEM 术语之外的任意字母数字。一般推荐采用具有实际意义的命名,便于更好地理解模型的结构。例如,上述编码表明模型中包含 3 个房室,则分别以 DEPOT1(吸收贮存室 1)、DEPOT2(吸收贮存室 2)和 CENTRAL(中央室)命名。

　　上述代码中,DEFDOS(default dosing compartment)和 DEFOBS(default observation compartment)是 NONMEM 术语,分别指默认的给药室和观测室(血药浓度或药效指标等),不可更改。此外,须在数据集中同时定义 CMT 项,并与 DEFDOS 和 DEFOBS 项中房室的定义保持一致。

　　使用 ADVAN 模块时,数据集中可用 EVID 项来描述记录类型。另外,NONMEM 中有启动或关闭特定房室的选项,可描述肠肝循环等特殊的药动学行为,具体可参考 NONMEM 软件的指南文件。

　　通过 PREDPP 模块,NONMEM 可描述每个房室中随时间变化的因变量(DV),如药物浓度,药物的量或药效学响应等。对于药动学模型,预测浓度值的单位由观测室的剂量单位和比例参数 S_n 的关系决定。在第 3 章第二节已介绍,不再赘述。

(二) $SUBROUTINES

　　确定模型房室结构后,须定义房室间的数学关系,并选择合适的数学解析方法。模型的数学解析算法由 ADVAN 子程序指定。房室间物质转运的关系通常由 $PK 、$DES 或 $ERROR 模块中的参数和方程来定义。$PK 和 $ERROR 模块已在第 4 章中进行了简要概述。本章将重点阐述其他模块和命令构建自定义模型的方法。

　　1. 通用线性模型

　　通用线性模型包括 ADVAN5 和 ADVAN7。通用线性模型可用于描述由一级速率转运的房室模型,其优势在于计算速度快。当速率常数矩阵的特征值为实数时(如大多数药动学结构),可采用 ADVAN7 进行计算。一般情况下,ADVAN7 的运算速度比 ADVAN5 快。

　　应用 ADVAN5 和 ADVAN7 时,须在 $MODEL 模块中定义房室数量,并在 $PK 模块中定义房室间的药物转运。房室之间的转运可用一级速率常数 k 表示。k 后面的数字代表房室间的转运,如 K12 定义从房室 1 到房室 2 的一级动力学转运,前 1 个数字是来源室,后 1 个数字是目标室。当模型多于 9 个房室时,房室号增加至两位数。此时,数字间应用大写字母 T 分隔。如从房室 1 到房室 10 的转运应编码为 K1T10。药物从体内消除的房室用 0 编码,0 为输出室,如 K20 表示药物从房室 2 以一级速率清除至体外。

　　若采用具生理意义的药动学参数,如清除率和分布容积时,可通过 CL/V 等公式定义 k。如图 7-3 所示的具有一级吸收的三室模型的药物,可用以下代码描述其药动学行为。

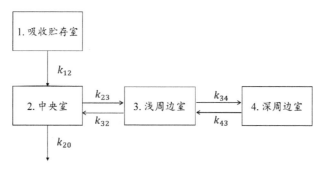

图 7 - 3　具有一级吸收的三室模型结构示意图

```
$PROBLEM Catenary 3-compartment model with first-order absorption
$DATA example7-1.CSV
$INPUT ID TIME AMT DV CMT EVID MDV
$SUBROUTINES ADVAN5
$MODEL ；定义模型的房室结构
  COMP (DEPOT, DEFDOS)
  COMP (CENTRAL, DEFOBS)
  COMP (Peripheral SHALLOW)
  COMP (Peripheral DEEP)
$PK
  ；定义清除率和分布容积相关参数
  KA = THETA(1)
  V2 = THETA(2) * EXP(ETA(1))
  CL = THETA(3) * EXP(ETA(2))
  Q1 = THETA(4)
  Q2 = THETA(5)
  V3 = THETA(6)
  V4 = THETA(7)
  ；定义 ADVAN 5 & 7 的速率常数
  K12 = KA
  K20 = CL/V2
  K23 = Q1/V2
  K32 = Q1/V3
  K34 = Q2/V3
  K43 = Q2/V4
```

通过 $SUBROUTINES ADVAN5 和 $SUBROUTINES ADVAN7 命令，应用 $MODEL 和

$PK 模块中一级速率常数的定义,可以方便地描述多房室的模型结构和物质转运过程。应用时还须考虑所定义的模型结构是否合理,收集的数据是否足以估算模型参数等。如果药物在房室之间的转运为非线性过程,则不能使用 ADVAN5 和 ADVAN7 描述,应使用通用非线性模型的微分方程描述。

2. 通用非线性模型

通用非线性模型包括模块 ADVAN 6、ADVAN 8、ADVAN 9 和 ADVAN 13,用户可通过微分方程来描述模型特性,并依据物料平衡原理采用非线性方程描述物质在房室间的转运过程。其中,模型的每个房室必须包含描述房室中物质转运的微分方程式。该模块可用于自定义任何函数关系,体现了 NONMEM 软件的高度灵活性。

ADVAN6、ADVAN8、ADVAN9 和 ADVAN13 间的主要区别在于微分方程的求解算法不同。ADVAN6 和 ADVAN8 针对刚性与非刚性微分方程进行了优化,ADVAN9 和 ADVAN13 使用了其他算法求解微分方程。上述模块中,ADVAN6 的运算速度常最快,适用于大多数情况;ADVAN9 则更为稳健,有时优于 ADVAN6。对于结构复杂的模型,NONMEM 创始人 Stuart Beal 提供了一种选择最佳 ADVAN 模块的方法。首先,为每个待比较的 ADVAN 模块编写控制文件,在 $ESTIMATION 模块中加入 $ESTIMATION MAXEVAL = 1,使每个 ADVAN 仅作一次迭代估算,然后分别运行,比较每种 ADVAN 的计算输出速度。最快给出第一次迭代结果的 ADVAN 模块是首选方法。

当使用微分方程(ADVAN 6、ADVAN8、ADVAN9 和 ADVAN13)时,还必须定义数值计算的精确度,可以通过 $SUBROUTINES 语句中变量 TOL 来定义,如:

```
$SUBROUTINES ADVAN6 TOL=4
```

TOL 不是最终参数估算时的有效数字,而是各房室内部计算时所用的有效数字。应用 ADVAN9 和 ADVAN13 时,可使用 $TOL 语句来定义最佳 TOL 值。TOL 的最佳值是数据、模型复杂性或非线性程度与最终参数估计精度之间的平衡。当估算运行时间过长或需要更高精度的结果时,可考虑更改 TOL 值。

3. $DES

$DES 模块包含一系列微分方程组,每个房室均有一个方程,表征房室中瞬时质量、浓度或效应量的变化率。此外,房室中物质的转运变化须符合物料平衡原理。

微分方程组用 DADT(i) 表示,其中 i 是房室序号。以经典的一级口服吸收和一级消除的两房室模型为例,胃肠道室(房室 1)、中央室(房室 2)、周边室(房室 3)药物量的变化,可用如下微分方程表征:

$$\frac{dA(1)}{dt} = -k_a \times A(1) \qquad (式 7-1)$$

$$\frac{dA(2)}{dt} = k_a \times A(1) - (k_{23} + k_{20}) \times A(2) + k_{32} \times A(3) \qquad (式 7-2)$$

$$\frac{dA(3)}{dt} = k_{23} \times A(2) - k_{32} \times A(3) \qquad (式 7-3)$$

在 NONMEM 中的代码为：

```
$DES
  DADT(1) = -KA * A(1)
  DADT(2) =  KA * A(1) - (K23 + K20) * A(2) + K32 * A(3)
  DADT(3) =               K23         * A(2) - K32 * A(3)
```

$A(n)$ 是 t 时刻房室 n 中的药物的量，KA 是吸收速率常数，K20 是一级消除速率常数，K23 和 K32 是房室间转运的一级速率常数。KA、K23、K20 和 K32 是固定效应参数，须在 $PK 或 $DES 模块中定义，并在 $THETA 模块中赋予初始值。此外，须注意本例中参数定义与传统参数定义不同。如中央室到周边室的速率常数为 k_{23}，而通常定义为 k_{12}。

第 7 章第二节
代码示例

上述案例也可用 ADVAN4 中实现，且使用 ADVAN4 模块运行速度更快且更易编码，优于使用 $DES 模块。但掌握 $DES 模块的使用后，可根据需求修改模型，描述复杂的药动学行为。此外，使用 $DES 模块时，如须定义时间相关函数时间可用变量"T"表示，较使用变量"Time"可提高非线性模型的稳定性。

第三节　典　型　示　例

本节中将介绍 PRED 模块以及一般线性、非线性 ADVAN 的使用，以期使读者对本章前二节的内容有更深的理解。

一、多元线性回归

假设患者口服某药物，待血药浓度达稳态后采血并测定浓度。该研究中，因变量为稳态血药浓度，自变量为药物的清除率，两者的关系可用以下函数式表示为式 7-4。

$$Y = DD/24/CL + \varepsilon \qquad (式 7-4)$$

其中，DD 为日剂量（daily dose），Y 为实测稳态浓度，ε 为个体预测误差，即个体预测值与实测值的差值。应用 NONMEM 的 $PRED 模块可以实现该函数式，进而估算参数，代码如下：

```
$PRED
    TVCL    =    THETA(1)
    CL      =    TVCL* EXP(ETA(1))
    F       =    DD/24/CL
    Y       =    F + ERR(1)
    IPRED   =    F
    IRES    =    DV-IPRED
```

本例中,假设 ID=1 的患者(体重为 60 kg),给予日剂量 100 mg,测得稳态浓度为 3.7 mg/L,数据文件如表 7-1 所示。

表 7-1　稳态浓度下多元线性回归的数据文件

ID	DD	DV	WT
1	100	3.7	60

二、零级和一级的混合吸收

(一) 已定义吸收分数

假设某控释药物 300 mg,绝对生物利用度(F)为 100%,口服给药后其中 100 mg 立即吸收无延迟,剩余的 200 mg 通过控释技术延迟 2 h 释药。立即吸收的药物以一级吸收方式进入体循环,而延迟部分以零级吸收方式进入体循环。本例的房室模型结构图参见图 7-4。

在数据文件中将每次给药 (300 mg)分成 2 个给药记录:一级吸收部分 AMT=100,CMT=1;零级吸收部分 AMT=200,CMT=2。数据文件如表 7-2 所示。

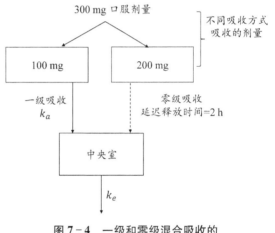

图 7-4　一级和零级混合吸收的单室模型示意图

表 7-2　一级和零级混合吸收方式吸收分数已知的给药记录

ID	TIME	DV	AMT	EVID	RATE	MDV	CMT
1	0	.	100	1	0	1	1
1	0	.	200	1	-2	1	2

本例中若零级和一级吸收的药量和零级吸收的延迟释放时间已知,可使用 ADVAN2 实现上述吸收过程的定义。零级吸收的房室(CMT=2)无须再次定义,且吸收剂量可视为以零级输注方式直接进入中央室(CMT=2)。控制文件如下:

```
$PROBLEM First- and Zero-Order Abs.; Known Fractions; F=1
$DATA example7-2.CSV
$INPUT ID TIME DV AMT EVID RATE MDV CMT
$SUBROUTINES ADVAN2 TRANS2
$PK
  KA      =   THETA(1)* EXP(ETA(1))      ; 一级吸收速率常数
  ALAG2   =   2                          ; 零级吸收的时滞
  D2      =   THETA(2)                   ; 零级吸收输注时间
  CL      =   THETA(3)* EXP(ETA(2))      ; 中央室清除率
  V       =   THETA(4)                   ; 中央室分布容积
  K       =   CL/V                       ; 消除速率常数
$ERROR
  IPRED   =   F
  Y       =   A(2)/V *  (1+ERR(1))
```

控制文件的 $PK 模块定义了模型参数。零级药物吸收的延迟可用吸收时滞参数 ALAGn 标识。n 指第 n 房室,该参数在 PREDPP 中可用于每个房室。本例中由于延迟吸收的时间为 2 h,故将 ALAG2 值固定(ALAG2 = 2)。如剂量间存在不同的吸收时滞,则可在数据集中补充吸收时滞(如 LAGT)数据项,并在控制文件中作相应的设置(如 ALAG2 = LAGT)。

RATE 数据项和 D2 参数可用于估计零级吸收过程的持续时间。该过程从 2 h 后开始,持续至 200 mg 的药物被完全吸收。此外,可根据 D2 参数估算该过程的持续时间(式 7-5):

$$吸收速率=剂量/D2 \qquad (式7-5)$$

上式中,零级吸收速率的单位是单位时间的质量。

本例中若延迟开始的零级吸收时间未知,可设置 ALAG2 = THETA(i)。式中 THETA(i) 的估算值为零级吸收的滞后时间,代表时间大于 ALAG2 时药物以零级动力学方式进入中央室。此时,药物以一级和零级动力学过程同时进行吸收。

本研究也可以用 $SUBROUTINES 模块中的 ADVAN6 对模型进行自定义,数据文件同表 7-2 所示。NONMEM 控制文件如下:

```
$SUBROUTINES ADVAN6 TOL=3
$DATA example7-3.CSV
$MODEL                                  ; 房室模型结构的定义
```

```
COMP (DEPOT1, DEFDOS)
COMP (CENTRAL, DEFOBS)
$PK
KA      =   THETA(1) * EXP(ETA(1))        ; 一级吸收速率常数
ALAG2   =   2                             ; 零级吸收的时滞
D2      =   THETA(2)                       ; 零级吸收输注时间
CL      =   THETA(3) * EXP(ETA(2))        ; 中央室清除率
V       =   THETA(4)                       ; 中央室分布容积
K       =   CL/V                          ; 消除速率常数
S2      =   V
$DES
DADT(1) = -A(1) * KA                      ; 房室 1 药量随时间的变化率
DADT(2) =  A(1) * KA-A(2) * K             ; 房室 2 药量随时间的变化率
$ERROR
IPRED   =   F
Y       =   F * (1+ERR(1))
```

同前面采用 $ADVAN2 的模型代码，$ADVAN6 的代码中零级吸收剂量可视为以零级输注方式直接进入中央室，因此也无须定义零级吸收的药物储存室。

（二）未定义吸收分数

当不同吸收方式的吸收速率、剂量和吸收延迟时间未知时，仍可通过构建相应的模型估算相关的参数。此时，数据文件须进行相应设置。假定 1 室为一级吸收的药物贮库、2 室为零级吸收的药物贮库。两个房室均需包含给药剂量 AMT 项，且 AMT 值均应设为全部药物剂量（本例为 300 mg）。其余设定与前文的案例相同，数据文件的给药记录如表 7-3 所示。

表 7-3　一级和零级混合吸收方式吸收分数未知的给药记录

ID	TIME	DV	AMT	EVID	RATE	MDV	CMT
1	0	.	300	1	0	1	1
1	0	.	300	1	-2	1	2

然后，通过生物利用度参数［如 F = THETA(1)］来估算药物不同药物贮库（房室）的吸收分数。作为一级吸收的药物贮库 1 室，设定吸收分数为 F1。零级吸收（房室 2）药物贮库的吸收分数 F2 = 1-F1。按照此方式划分 2 个药物贮库的剂量。此处的 F1 和 F2 不是真实的生物利用度，而是利用 F 参数来表征不同吸收途径的吸收分数。以下代码描述如何使用 ADVAN2 实现该模型。

```
$PROBLEM Parallel first-order and zero-order absorption
$DATA example7-4.CSV
$INPUT ID TIME AMT DOSE DV EVID RATE MDV CMT
$SUBROUTINE ADVAN2
$PK
  F1       =   THETA(1)                ; 经一级吸收途径的药物吸收分数
  F2       =   1-F1                    ; 经零级吸收途径的药物吸收分数
  ALAG2    =   THETA(2)                ; 零级吸收的吸收时滞
  D2       =   THETA(3)                ; 零级吸收输注时间
  KA       =   THETA(4)                ; 一级吸收速率常数
  TVV      =   THETA(5)
  V        =   TVV* EXP(ETA(1))        ; 中央室分布容积
  TVK      =   THETA(6)
  K        =   TVK* EXP(ETA(2))        ; 一级消除速率常数
  S2       =   V/1000                  ; 转换系数
$ERROR
  IPRED    =   F
  Y        =   F* (1+EPS(1))
```

也可以用 $SUBROUTINES 模块中的 ADVAN6 进行模型自定义，数据文件同表 7-2 所示。NONMEM 的控制文件如下：

```
$SUBROUTINES ADVAN6 TOL=4
$DATA example7-5.CSV
$MODEL
    COMP (DEPOT1, DEFDOS)
    COMP (CENTRAL, DEFOBS)
$PK
  F1 = THETA(1)
  F2 = 1-F1
  ALAG2    =   THETA(2)                ; 零级吸收的吸收时滞
  D2       =   THETA(3)                ; 零级吸收输注时间
  KA       =   THETA(4)                ; 一级吸收速率常数
  TVV      =   THETA(5)                ; 中央室分布容积群体值
  V2       =   TVV* EXP(ETA(1))        ; 中央室分布容积
  TVK      =   THETA(6)                ; 一级消除速率常数群体值
```

```
  K       =   TVK* EXP(ETA(2))          ; 一级消除速率常数
  S2      =   V2/1000
$DES
  DADT(1) = -A(1)* KA                   ; 房室 1 药物量随时间的变化率
  DADT(2) =   A(1)* KA-A(2)* K          ; 房室 2 药物量随时间的变化率
$ERROR
  IPRED   = F
  Y       = F *  (1+ERR(1))
```

三、母药和代谢物

假设患者口服单剂量 100 mg 某药,并采集了母药和代谢物的浓度数据,须构建母药和代谢物的浓度随时间变化的药动学模型。该药的药动学模型结构可见图 7-5。

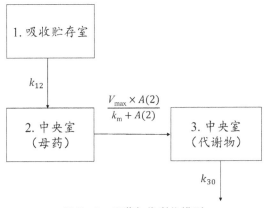

图 7-5 中 k_{12} 是母药的一级吸收速率常数,k_{30} 是代谢物的一级消除速率常数。假设母药全部转化为代谢物并且母药转化为代谢产物的饱和代谢采用米曼氏模型(Michaelis-Menten model)描述,参数 V_{max} 是最大反应速率,k_m 是米氏常数。

不同房室间的物质转化用以下微分方程表示(式 7-6,式 7-7 和式 7-8)。

图 7-5　母药与代谢物模型

$$\frac{dA(1)}{dt} = -k_a \cdot A(1) \qquad\qquad (式 7-6)$$

$$\frac{dA(2)}{dt} = k_a \cdot A(1) - \frac{V_{max} \cdot A(2)}{k_m + A(2)} \qquad\qquad (式 7-7)$$

$$\frac{dA(3)}{dt} = -k_{30} \cdot A(3) + \frac{V_{max} \cdot A(2)}{k_m + A(2)} \qquad\qquad (式 7-8)$$

$A(1)$ 是中央室中母药的量。由于涉及母药转化为代谢物的过程,所以母药和代谢产物须进行质量校正。一般可在数据文件中将代谢物与母药统一转化为摩尔质量。

本例的数据文件要求,将母体和代谢物浓度列在同一个 DV 列中,以 CMT 来区分。母药室为 2 室(CMT=2),代谢物为 3 室(CMT=3)。摩尔质量转化后的数据列表示例见表 7-4。

表 7-4 母药与代谢物浓度同步建模下的数据文件

ID	TIME	DV	AMT	EVID	MDV	CMT
1	0	.	100	1	1	1
1	0.5	46	.	0	0	2
1	0.5	156	.	0	0	3

数据列表中 DV 表示观测浓度值：CMT=2 时，DV 为中央室中母药的摩尔浓度；CMT=3 时，DV 为代谢物的摩尔浓度。该模型可以使用以下代码实现。

```
$PROBLEM Model of Parent and Metabolite
$DATA example7-6.CSV
$INPUT ID TIME DV AMT EVID MDV CMT
$SUBROUTINE ADVAN6 TOL=4
$MODEL
  COMP (DEPOT, DEFDOS)
  COMP (CENTPRNT, DEFOBS)
  COMP (CENTMETB)
$PK
  V2     =  THETA(1)*EXP(ETA(1))
  KA     =  THETA(2)
  VMAX   =  THETA(3)
  KM     =  THETA(4)
  K30    =  THETA(5)*EXP(ETA(2))
  V3     =  THETA(6)
  S2     =  V2/1000
  S3     =  V3/1000
$DES
  DADT(1) = -KA*A(1)
  DADT(2) =  KA*A(1) - ((VMAX*A(2))/(KM + A(2)))
  DADT(3) = -K30*A(3)+ ((VMAX*A(2))/(KM + A(2)))
$ERROR
  IPRED=F
  IF (CMT.EQ.2) TYPE = 0                              ;母药
  IF (CMT.EQ.3) TYPE = 1                              ;代谢产物
  Y= F*EXP(EPS(1))*(1-TYPE) + F*EXP(EPS(2))*TYPE      ;比例残差模型
```

构建母药和代谢物的药动学模型需注意模型是否可辨识，即模型结构和收集的数据是否支持估算所有的药动学参数。如原药转化为代谢物的分数已知,或者代谢物的表观分布容积已知,模型可辨识。若以上 2 个参数均未知时,一般须固定原药转化为代谢物的比例值,或者假设代谢物的表观分布容积与原药相同。

第 7 章第三节
代码示例

参考文献

Chatelut E, Rostaing L, Grégoire N, et al. A pharmacokinetic model for alpha interferon administered subcutaneously. Br J Clin Pharmacol, 1999, 47(4): 365 - 371.

Wade J R, Kelman A W, Howie C A, et al. Effect of misspecification of the absorption process on subsequent parameter estimation in population analysis. J Pharmacokinet Biopharm, 1993, 21 (2): 209 - 222.

Owen J S, Firdler-Kelly J. Introduction to population pharmacokinetic/pharmacodynamic analysis with nonlinear mixed effects models. Hoboken: John Wiley & Sons, Inc, 2014:232 - 249.

第8章 药动学-药效学模型

第一节 简　　介

前文主要讨论了群体药动学的建模过程。药动学反映了药物在体内的吸收、分布、代谢和排泄的动力学过程,即机体对药物的处置。药动学在药物开发和临床应用中具有重要的支撑性作用。而更为重要的是机体对药物的反应,即药效学。药效学反应可以是正向的作用,即药物的疗效和患者的获益;也可以是反向的作用,即药物不良反应和安全性。无论是药物研发还是临床应用,一般均需要明确药物的量效关系,或称药物的暴露-效应(exposure-response)的关系,进而设计药物的优化给药方案(如剂量、频率等)。药物的暴露指药物在体内的浓度水平、靶组织浓度或药-时曲线下面积等,有时也可用药物的剂量表征。药动学和药效学建模中,常用药物浓度探索量效关系。

药效学较药动学而言是更为宽泛的概念,其过程往往也更为复杂。首先,不同的药物针对其适应证的药效学指标是不同的。换言之,药效学指标与药物作用机制和疾病类型相关。药效学指标可以是与治疗疗效相关的直接指标,也可以是间接指标。有时,药效学指标也可以是内源性物质的体内水平。如降脂药物的药效学指标是体内的血脂水平。其次,药效学数据可以是连续变量,如血压、血脂、血糖等,也可以是二分类或多分类变量,如临床结局事件是否发生或其程度等。又如,某类疾病治疗的药效学指标可有多个,因此建模时常需该领域的临床专家和药理学专家共同确定临床结局的最佳药效学指标。

药动学和药效学的建模分析是明确药物暴露、药效和时间三者之间的关系(图8-1),较药动学建模更具有挑战性。一般而言,药动学和药效学之间的关系较为复杂,难以用一个通用的函数或微分方程来描述,常需同时考虑疾病的基线水平和进展等因素的影响。

经验性的药动学-药效学模型包括了直接效应模型、效应室模型和翻转模型(turnover model)。机制性模型较经验性模型更为复杂,进一步考虑了药物的作用靶点、与临床终点事件相关的标志物等因素。本章主要阐述基于连续型变量数据的常用药效学模型,并介绍如何使用 NONMEM 软件实现群体药动学和药效学的建模。

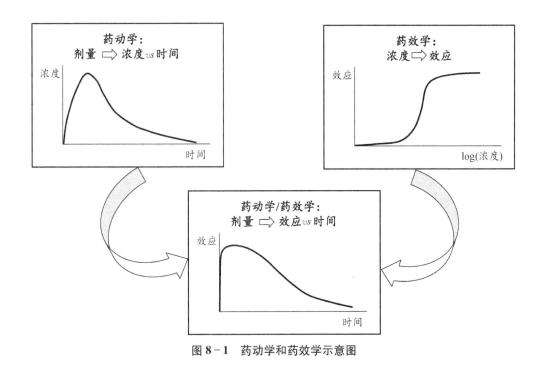

图 8-1　药动学和药效学示意图

第二节　常用的药动学-药效学模型

一、直接效应模型

药效学直接效应模型可用来描述大多数药物的药动学和药效学之间的关系,其数学表达式(Sigmoid 模型)如下:

$$E_t = E_0 + \frac{E_{max} \cdot C_{p,\,t}^{\gamma}}{EC_{50}^{\gamma} + C_{p,\,t}^{\gamma}} \qquad \text{(式 8-1)}$$

其中 E_0 为药效学指标的基线水平, $C_{p,\,t}$ 为 t 时刻的血药浓度, E_t 为 t 时刻的药效学响应值, γ 为 Hill 系数,决定曲线的形状。当 $\gamma = 1$ 时,即为简化的 E_{max} 模型。

药物浓度与效应的关系也可以为线性关系,一般药物浓度远低于 EC_{50},上述 E_{max} 模型可简化为线性模型(式 8-2)。

$$E_t = E_0 + \text{SLOPE} \times C_{p,\,t} \qquad \text{(式 8-2)}$$

上式中 E_0 为药效的基线值,即没有药物作用的基线水平,SLOPE 为斜率。

建立直接效应的药动学-药效学联合模型相对较为简单,将药动学模型的个体预测浓度或者个体预测参数(AUC 或 C_{max})直接代入药效学模型即可。NONMEM 程序中既可以使用 ADVAN 模块,也可以采用 $PRED 模块实现直接效应模型。

(一) ADVAN 模块

本例中使用了 ADVAN2 模块构建一房室药动学模型和药效学的直接效应模型。数据文件见表 8 - 1。数据文件中以指示变量 DVID 区分药动学和药效学观测值，DVID = 2 和 DVID = 3 分别代表血药浓度和药效学指标。

表 8 - 1　ADVAN2 模块采用的数据文件

#ID	TIME	DV	AMT	MDV	EVID	DVID	WT
19	0	.	1 000	1	1	.	49
19	0	0	.	0	0	2	49
19	0	0.745	.	0	0	3	49
19	6	54.288	.	0	0	2	49
19	6	80.715	.	0	0	3	49
19	12	68.569	.	0	0	2	49
19	12	134.08	.	0	0	3	49
…	…	…	…	…	…	…	…

```
$INPUT ID TIME DV AMT MDV EVID DVID WT
$DATA example8-1.CSV  IGNORE=#
$SUBROUTINE ADVAN2 TRANS2
$PK
; 药动学参数
  KA  = THETA(1)                           ; 吸收速率常数
  CL  = THETA(2)*EXP(ETA(1))*(WT/60)**(THETA(8)) ; 清除率
  V   = THETA(3)*EXP(ETA(2))*(WT/60)   ; 分布容积
;  药效学参数
  EMAX = THETA(4) * EXP(ETA(3))        ; 药物最大效应
  EC50 = THETA(5)                      ; 半数最大效应浓度
  EBSL = THETA(6)                      ; 效应基线值
  HILL = THETA(7)                      ; Hill 系数
$ERROR
  CP  = A(2)/V                         ; 中央室药物浓度
  EFF = EBSL + EMAX*CP**HILL/(EC50**HILL+CP**HILL) ; 药物效应
  FLAG = 1                             ; 指示变量，初始为1
  IF(DVID .EQ. 3 )  FLAG = 0           ; 指示变量，药效记录为0
  Y   = FLAG*(CP*(1+EPS(1))+EPS(2)) + (1-FLAG)*(EFF*(1+EPS(3)))
                    ;药动学为结合型残差(EPS1,2)，药效学为比例型残差(EPS3)
  IPRED = FLAG*CP + (1-FLAG)*EFF
  IRES  = DV - IPRED
```

上述文件中，CP 为浓度预测值，EFF 为药效学预测值。本例中在 $ERROR 模块定义了药动学-药效学链接的 Sigmoid 最大效应公式。

(二) PRED 模块

1. 每个受试者仅有单个观测值

本例考察了峰浓度($C_{\max}$)与心电图的校正 QT 间期延长(ΔQTc)的关系，说明如何用 $PRED 来编码此类模型。数据集中的每条记录都包含了药动学指标($C_{\max}$)和药效学指标(ΔQTc)的观测值。如表 8-2 所示。

表 8-2　$ PRED 模块采用的数据文件

ID	DQTC	CMAX
1001	3.3	38.6
1002	5.7	63.2
1003	4.2	57.9
1004	4.5	49.1
1005	5.5	56.9
……	……	……

本例中，每个受试者仅有单个观测值，因此无法区分个体间变异和残差变异，模型估算的变异为总变异。药效学指标与药动学指标的关系可表示为

$$\Delta QTc = a \times C_{\max} + b \qquad (式 8-3)$$

其中，a 表示斜率，b 表示截距。NONMEM 代码如下：

```
$PROBLEM QTc, PRED
$DATA example8-2.CSV
$INPUT ID=DROP DQTC=DV CMAX
$PRED
  A    =   THETA(1)          ; 斜率
  B    =   THETA(2)          ; 截距
  EFF  =   A* CMAX + B       ; 线性药物效应模型
  Y    =   EFF + ETA(1)      ; 加和型残差模型
```

因为每个受试者仅有一个药动学和药效学观测值，因此可用 DROP 选项忽略 ID 项。药效学指标为因变量(Y)项，因此在 $INPUT 行中将 DQTC 项定义为 DV 项。自变量(X)为 CMAX，也在 $INPUT 语句中定义。

该模型通过线性回归模型将自变量和 DV 进行关联。b 和 a 分别是线性模型的截距和斜率参数。EFF 是 ΔQTc 的模型预测值，Y 为 ΔQTc 的观测值，NONMEM 将 EFF 与残差模型中的 Y 值相关联。

2. 每个受试者有多个观测值

本例中每个受试者有多个药动学(药物浓度)的观测值及其相对应的药效学观测值,因此可估算模型参数的个体间变异。药动学和药效学的函数关系为 Sigmoid 最大效应公式。

在本例中未对药动学模型进行任何假设或估算,仅将药物浓度观测值与药效学进行关联,使用该方法要求每个药效学观测值对应一个药动学观测值。数据文件格式见表 8-3。

表 8-3　数据文件范例

#ID	TIME	DV	CON
19	0	0.745	0
19	6	80.715	54.288
19	12	134.08	68.569
22	0	0.900	0
22	6	108.58	58.595
22	12	88.884	66.308
…	…	…	…

NONMEM 控制文件如下:

```
$INPUT ID TIME DV CON
$DATA example8-3.CSV  IGNORE=#
$PRED

  EMAX = THETA(1) * EXP(ETA(1))            ; 最大效应
  EC50 = THETA(2)                          ; 半数最大效应浓度
  EBSL = THETA(3)                          ; 药效基线值
  HILL = THETA(4) * EXP(ETA(2))            ; Hill 系数
  EFF  = EBSL + EMAX*CON**HILL/(EC50**HILL+CON**HILL) ; 药物效应
  IPRED = EFF
  Y    = EFF * (1+EPS(1))                  ; 比例型残差模型
  IRES  = DV-IPRED
```

本例中估算了药效学参数及其个体间变异。ETA(1) 和 ETA(2) 分别描述药效学参数 E_{max} 和 HILL 系数的个体间变异,EPS(1) 为模型的残差变异。

二、效应室模型

效应室模型通常可用来描述药物的药动学和药效学之间的延迟现象,且假设药动学和药效学之间的延迟是由于药物分布到靶组织的过程造成的。该模型假定药物作用的靶点位于一个效应室或称生物相(biophase)中,且仅有少量的药物进入效应室,对于药物清除的影响可忽略不计。图 8-2 为一房室药动学和效应室药效学的模型结构示意图。

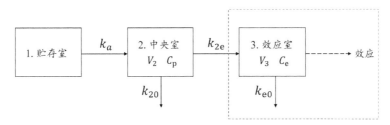

图 8-2　效应室模型示意图

图中 C_p 是中央室的血药浓度，效应室的浓度（C_e）由下式表示：

$$\frac{\mathrm{d}C_e}{\mathrm{d}t} = k_{2e} \cdot C_p - k_{e0} \cdot C_e \qquad （式 8-4）$$

上式中 k_{2e} 和 k_{e0} 是一级速率常数，假定 $k_{2e} \cdot V_2 = k_{e0} \cdot V_3$，效应室的分布容积为中央室的一小部分（如 0.1%），以确保对中央室浓度的估算可忽略不计。

若将药效学模型的效应室视为周边室，则可用二房室药动学模型的 ADVAN4 模块定义上述过程，数据文件同表 8-1，NONMEM 控制文件如下：

```
$INPUT ID TIME DV AMT MDV EVID DVID WT
$DATA example8-1.CSV    IGNORE=#
$SUBROUTINE ADVAN4 TRANS4
$PK
; 药动学参数
   KA   = THETA(1)
   CL   = THETA(2) * EXP(ETA(1)) * (WT/60)**(THETA(9))
   V2   = THETA(3) * EXP(ETA(2)) * (WT/60)
; Emax 模型参数
   EMAX  = THETA(4) * EXP(ETA(3))
   EC50  = THETA(5) * EXP(ETA(4))
   EBSL  = THETA(6)
   HILL  = THETA(7) * EXP(ETA(5))
   KE0   = THETA(8)            ; 效应室参数，中央室和药效室之间的转运速率
   V3    = V2 * 0.001          ; 设定 V3 为极小值(0.1%·V2),效应室分布容
积远小于中央室,以确保对中央室药物清除可忽略不计
   Q     = KE0 * V3
$ERROR
   CP   = A(2)/V2              ;中央室药物浓度
   CE   = A(3)/V3              ;效应室药物浓度
   EFF  = EBSL + EMAX*CE**HILL/(EC50**HILL+CE**HILL) ; 药物效应
   FLAG = 1
```

```
IF(DVID .EQ. 3 ) FLAG = 0
Y   = FLAG*(CP*(1+EPS(1))+EPS(2)) + (1-FLAG)*(EFF*(1+EPS(3)))
IPRED = FLAG*CP + (1-FLAG)*EFF
IRES  = DV - IPRED
```

上述案例也可用自定义模块的 ADVAN6 等实现，数据文件见表 8 - 4。数据文件中使用了 CMT 区分了吸收室、中央室和药效室。CMT 项以外的其他部分同表 8 - 1。

表 8 - 4　药动学-药效学模型的数据文件范例 2

#ID	TIME	DV	AMT	CMT	MDV	EVID	DVID	WT
19	0	.	1 000	1	1	1	.	49
19	0	0	.	2	0	0	2	49
19	0	0. 745 31	.	3	0	0	3	49
19	6	54. 288	.	2	0	0	2	49
19	6	80. 715	.	3	0	0	3	49
19	12	68. 569	.	2	0	0	2	49
19	12	134. 08	.	3	0	0	3	49
…	…	…	…	…	…	…	…	…

NONMEM 控制文件如下：

```
$DATA example8-4.CSV      IGNORE=#
$SUBROUTINE ADVAN6 TOL=6
$MODEL
    COMP (GUT)
    COMP (CENTRAL)
    COMP (EFFECT)
$PK
; 药动学参数
    KA    = THETA(1)
    CL    = THETA(2) * EXP(ETA(1)) * (WT/60)**(THETA(9))
    V2    = THETA(3) * EXP(ETA(2)) * (WT/60)
    K20   = CL/V2                        ;消除速率常数
; 药效学参数
    EMAX  = THETA(4) * EXP(ETA(3))
    EC50  = THETA(5) * EXP(ETA(4))
    EBSL  = THETA(6)
    HILL  = THETA(7) * EXP(ETA(5))
; 效应室参数
```

```
    KE0    = THETA(8)                        ; 中央室和药效室之间的转运速率
$DES
    DADT(1) = -KA * A(1)                     ; 胃肠道吸收室
    DADT(2) =  KA * A(1) - K20  * A(2) ; 中央室
    DADT(3) = KE0* (A(2)/V2-A(3))            ; 效应室，A(3)为效应室浓度
$ERROR
    CE   = A(3)                              ; 效应室浓度
    CP   = A(2)/V2                           ; 中央室浓度
    EFF  = EBSL + EMAX*CE**HILL/(EC50**HILL+CE**HILL) ; 药物效应
    FLAG = 1
    IF(CMT .EQ. 3 )  FLAG = 0
    Y    = FLAG*(CP*(1+EPS(1))+EPS(2)) + (1-FLAG)*(EFF*(1+EPS(3)))
    IPRED = FLAG*CP + (1-FLAG)*EFF
    IRES  = DV - IPRED
```

上述过程中，无须设置效应室的分布容积 V_3，效应室浓度为 $A(3)$。

三、翻转模型

翻转模型也称为间接效应模型(indirect response model)，用于描述药物通过影响内源性物质的生成和消除、从而间接产生生理效应的过程。如图 8-3 所示：翻转模型包括一个或多个房室，房室 R 中的量是药效学响应或其前体水平(如内源性物质)，房室 C_p 描述药物浓度。系统中可包括一个输入途径，以 k_{in} 表示，常被视为零级速率过程，代表药效响应的产生；另有一个消除途径，以 k_{out} 表示，常被视为一级速率过程，代表药效响应的消除。药物的暴露(如浓度)可以影响药效的产生或消除，如图中的虚线所示。

翻转模型的组成部分描绘了药物浓度或暴露方式作为激动或抑制反应的输入率或消除率。可由下式表达：

$$\frac{\mathrm{d}R}{\mathrm{d}t} = k_{in} - k_{out} \cdot R \qquad\qquad (式 8-5)$$

式中 R 为效应，k_{in} 和 k_{out} 分别代表了输入和输出(或生成和消除)速率常数。当两者达到平衡时，则

$$\frac{\mathrm{d}R}{\mathrm{d}t} = k_{in} - k_{out} \cdot R = 0 \qquad\qquad (式 8-6)$$

将上式重新整理，得

$$R_0 = \frac{k_{in}}{k_{out}} \qquad\qquad (式 8-7)$$

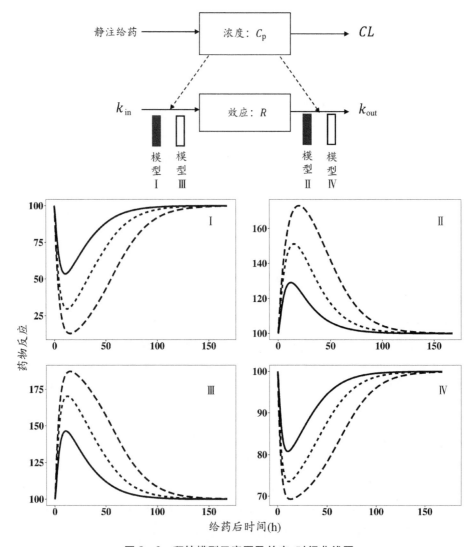

图 8 − 3 翻转模型示意图及效应−时间曲线图

注：若 $C = C_0 e^{-kt}$，C_0 分别为 10、100、1 000，$k = 0.3 \text{h}^{-1}$，$I_{max} = 1$（模型 I 和 II），$E_{max} = 5$（模型 III 和 IV），$\gamma = 1$，$IC_{50} = 10$，$EC_{50} = 10$，$R_0 = 50$，$k_{out} = 0.1 \text{ h}^{-1}$（$k_{in} = k_{out} \cdot R_0$）

式 8−7 中，R_0 为基线效应值。常见的药物抑制效应 $I(C)$ 和激动效应 $S(C)$ 可由以下 4 个基本模型（分别为模型 I ~ IV）表示：

模型 I：
$$\frac{dR}{dt} = k_{in} \cdot I(C) - k_{out} \cdot R \qquad\qquad (式 8-8)$$

模型 II：
$$\frac{dR}{dt} = k_{in} - k_{out} \cdot I(C) \cdot R \qquad\qquad (式 8-9)$$

模型 III：
$$\frac{dR}{dt} = k_{in} \cdot S(C) - k_{out} \cdot R \qquad\qquad (式 8-10)$$

模型Ⅳ：
$$\frac{dR}{dt} = k_{in} - k_{out} \cdot S(C) \cdot R \qquad (式 8-11)$$

若用 Sigmoid 最大效应模型描述药物的抑制效应和激动效应，则

$$I(C) = 1 - \frac{I_{max} \cdot C^{\gamma}}{IC_{50}^{\gamma} + C^{\gamma}} \qquad (式 8-12)$$

$$S(C) = 1 + \frac{E_{max} \cdot C^{\gamma}}{EC_{50}^{\gamma} + C^{\gamma}} \qquad (式 8-13)$$

上式中，E_{max} 和 I_{max} 分别代表最大激动效应和最大抑制效应，且 $0 \leq I_{max} \leq 1$；EC_{50} 和 IC_{50} 分别代表达到 50% 最大激动效应和最大抑制效应的药物浓度。将式 8-12 和式 8-13 代入式 8-8~式 8-11，可将上述四个基本模型（分别为模型Ⅰ~Ⅳ）表示为：

模型Ⅰ：
$$\frac{dR}{dt} = k_{in} \cdot \left[1 - \frac{I_{max} \cdot C^{\gamma}}{IC_{50}^{\gamma} + C^{\gamma}} \right] - k_{out} \cdot R \qquad (式 8-14)$$

模型Ⅱ：
$$\frac{dR}{dt} = k_{in} - k_{out} \cdot \left[1 - \frac{I_{max} \cdot C^{\gamma}}{IC_{50}^{\gamma} + C^{\gamma}} \right] \cdot R \qquad (式 8-15)$$

模型Ⅲ：
$$\frac{dR}{dt} = k_{in} \cdot \left[1 + \frac{E_{max} \cdot C^{\gamma}}{EC_{50}^{\gamma} + C^{\gamma}} \right] - k_{out} \cdot R \qquad (式 8-16)$$

模型Ⅳ：
$$\frac{dR}{dt} = k_{in} - k_{out} \cdot \left[1 + \frac{E_{max} \cdot C^{\gamma}}{EC_{50}^{\gamma} + C^{\gamma}} \right] \cdot R \qquad (式 8-17)$$

上述 4 个模型的效应-时间图见图 8-3。

翻转模型通常需要采用自定义 ADVAN 模块，以微分方程定义和描述。以模型Ⅲ（式 8-10）为例，以 ADVAN6 模型实现，数据文件同表 8-4，NONMEM 控制文件的代码如下：

```
$DATA example8-4.CSV      IGNORE=#
$SUB ADVAN6 TOL=6
$MODEL
    COMP (GUT)
    COMP (CENTRAL)
    COMP (TRUNOVER)
$PK
; 药动学参数
    KA      = THETA(1)
    CL      = THETA(2) * EXP(ETA(1)) * (WT/60)**(THETA(9))
```

```
V2      = THETA(3) * EXP(ETA(2)) * (WT/60)
K20     = CL/V2
; 药效学参数
EMAX    = THETA(4) * EXP(ETA(3))
EC50    = THETA(5) * EXP(ETA(4))
EBSL    = THETA(6)
HILL    = THETA(7) * EXP(ETA(5))
; 翻转室参数
A_0(3) = EBSL                          ; 药效学指标基线值
KOUT    = THETA(8) * EXP(ETA(5))        ; 药效消除速率常数
KIN     = KOUT     * EBSL               ; 药效产生速率常数
$DES
CP      = A(2)/V2                       ; 中央室药物浓度
EFF     = 1 + EMAX*CP**HILL/(EC50**HILL+CP**HILL)  ; 药物效应
DADT(1)= -KA * A(1)
DADT(2)= KA * A(1) - K20 * A(2)
DADT(3)= KIN* EFF  - KOUT * A(3) ; 翻转室,A(3)为药效
$ERROR
IPRED   = F
FLAG    = 1
IF(CMT .EQ. 3 )  FLAG = 0
Y       = FLAG*(F*(1+EPS(1))+EPS(2)) + (1-FLAG)*(F*(1+EPS(3)))
IRES    = DV-IPRED
```

上述示例中调用 ADVAN6 模块对微分方程求解。$MODEL 语句定义了模型的 3 个房室,包括药动学的吸收室、中央室和药效学的翻转室。k_{in} 表示药效学响应的零级稳态基线输入速率,k_{out} 表示响应符合一级消除。E_{max} 是药物的最大激动效应,EC_{50} 是引起最大效应时的 50% 浓度。由于药效学响应量 $A(3)$ 与观测值单位相同,因此不需要换算系数 S_n。

在 $DES 模块中,药动学房室中的浓度被定义为第 2 个房室中的药物总量除以分布容积。该房室药物的瞬时变化率由第 2 个微分方程 DADT(2) 表征,定义药物从该房室以一级动力学过程消除,且为激动效应型的翻转模型。

第 8 章第二节
代码示例

第三节　药动学-药效学模型的其他考虑

药效学的过程可受到多种因素的影响。基线值(如血压、心率、疼痛评分、血糖水平

等)可因使用药物而发生变化,也可因疾病进展、生物反馈系统或药物耐受等原因而发生变化。构建药效学模型时还须考虑安慰剂效应,特别是在平行组中服用安慰剂和治疗药物时,一般需要假设药物治疗效应和安慰剂效应是相加的。此外,长期研究中,还需考虑疾病的进展,如考察阿尔茨海默病患者认知衰退的长期临床试验。研究设计及建模时予以充分考虑上述情况。

一、药动学参数的输出

药动学-药效学模型是用数学模型化的手段明确药物的量效关系。药动学参数可为任意时相的药物浓度、谷浓度,也可以是其他的药动学参数,如药-时曲线下面积(AUC),累积药-时曲线下面积、峰浓度(C_{max})等。上述参数都可用来构建药动学-药效学模型,使用 $PRED 或 ADVAN 模块均可描述药动学-药效学关系。

AUC 和 C_{max} 是反映药物暴露的重要参数,也是评估两种制剂是否生物等效的重要指标。药效学建模时,应选择合适的药动学指标。例如,考察的药效学指标是 QTc 延长时间,则可选择 C_{max} 作为药动学指标;又如药效学指标为药物治疗后肝功能实验室指标谷丙转氨酶,则选择 AUC 可能更为合适。

NONMEM 在估算群体和个体药动学参数的同时,如在数据文件中包含时间 t,可以输出模型预测的 AUC_{0-t};如果数据文件中未包括时间 t,则需要在数据文件中加入时间变量。若需计算 AUC_{0-inf},则在数据文件中的时间应足够长方可估算。以一级吸收和消除的一房室模型为例,数据文件示例见表 8-5,其中加入了虚拟时间 24 h 和 200 h,NONMEM 可以计算 AUC_{0-24} 和 AUC_{0-200}(近似于 AUC_{0-inf})。

表 8-5　估算 AUC 和 C_{max} 的 NONMEM 数据文件格式

#ID	TIME	AMT	CMT	DV	MDV	备　　注
1	0	100	1	.	1	
1	0.5	.	2	0	0	可计算 $AUC_{0-0.5}$
1	1	.	2	1.9	0	可计算 AUC_{0-1}
1	2	.	2	3.3	0	….
1	3	.	2	6.6	0	…
1	6	.	2	9.1	0	…
1	9	.	2	10.8	0	…
1	12	.	2	8.6	0	…
1	24	.	2	5.6	0	可计算 AUC_{0-24}
1	36	.	2	4	0	可计算 AUC_{0-36}
1	48	.	2	2.7	0	可计算 AUC_{0-48}
1	200	.	2	.	1	可计算 AUC_{0-inf}

NONMEM 代码如下:

```
$INPUT ID TIME AMT CMT DV MDV
$DATA example8-5.CSV IGNORE=#
$ABBREVIATED COMRES=2    ;定义 CMAX 和 TMAX 输出
```

```
$SUBROUTINE ADVAN6 TOL=5
$MODEL
  COMP = (1) ;(ABSORB, DEFDOSE)
  COMP = (2) ;(CENTRAL)
  COMP = (3) ;(AUC)
$PK
  CL    =   THETA(1)* EXP(ETA(1))
  V2    =   THETA(2)* EXP(ETA(2))
  KA    =   THETA(3)* EXP(ETA(3))
  F1    =   THETA(4)* EXP(ETA(4))
  S2    =   V2/1000
  IF(NEWIND.LE.1) THEN        ; 分配每例的 CMAX 和 TMAX
    COM(1) = -1               ; CMAX
    COM(2) = -1               ; TMAX
  ENDIF
$DES
  DADT (1) =   -A(1)* KA
  DADT (2) =    A(1)* KA -A(2)* K20
  DADT (3) =    A(2)
  AUC      =    A(3)/S2        ; 输出 AUC
  CT       =    A(2)/S2        ; 中央室药物浓度
  IF(CT.GT.COM(1)) THEN        ; 输出 CMAX 和 TMAX
    COM(1)  =   CT
    COM(2)  =   T
  ENDIF
$ERROR
  CMAX    =   COM(1)
  TMAX    =   COM(2)
......
$TABLE ID TIME DV AMT CL V2 KA F1 AUC CMAX TMAX ......
```

　　上述代码中需要使用自定义模型的 ADVAN6 或 ADVAN8、ADVAN9、ADVAN13 模块。在 $MODEL 中定义 AUC 房室，$PK 模块中设定 C_{max} 和 T_{max} 参数，并设定初始值，在 $DES 中描述 AUC 室的微分方程并获取 C_{max} 和 T_{max} 值，在 $TABLE 中输出结果。

二、模块的选择

实现药效学模型的具体方法取决于建模的目的和数据特征。一般而言，$PRED 可直接构建简单的药动学和药效学模型，如线性、非线性回归等模型。

PREDPP 的 ADVAN 模块可用来构建简单或较为复杂的药动学-药效学模型。根据模型的复杂程度，可选用 NONMEM 内置的 ADVAN 模块（即 ADVAN1～ADVAN4 和 ADVAN10～ADVAN12），或使用自定义模块（ADVAN5～ADVAN9 或 ADVAN13）。

使用 PREDPP 进行药动学-药效学建模兼具功能强大和灵活的特点，可使用房室数、重复给药、多途径给药、自定义模型、各种微分方程求解器等多种工具，在药动学-药效学建模中应用最为广泛。

然而，由于 PREDPP 功能的丰富性和灵活性，使用 PREDPP 时数据文件构建和控制代码编写变得更加复杂（详见第 3 章和第 4 章），常须自定义数据集以适应模型结构的变化。

药动学和药效学同时进行建模时，常需要特定格式的数据集。与药动学数据类似，使用 PREDPP 模块进行分析时，须指定所有事件的时间顺序。无论是给药、药动学或药效学指标的观测事件，还是其他类型的事件，每个记录都只能对应一种类型的事件，如变量随时间的变化而变化等。所有的药动学和药效学观测值都需在数据文件的 DV 列中，通过 CMT 项或其他标识变量（如 DVID）区分药动学或药效学观测值。

药动学-药效学建模中 ADVAN 的选择取决于药动学和药效学模型的结构。一般而言，如药动学模型结构较为简单，可用 NONMEM 内设的 ADVANs 描述（ADVAN1～ADVAN4 和 ADVAN10～ADVAN12）。在药效学模型结构较简单时，应选择使用内设 ADVANs 模块，可参考第 4 章第二节。如果药动学或者药效学模型结构用特定内设的 ADVANs 模块无法表述，需要用自定义模型时，则可以使用其他的 ADVANs 模块（ADVAN5～ADVAN9 以及 ADVAN13），可参考第 7 章第二节。

三、药动学-药效学模型的拟合顺序

药动学-药效学建模过程可以同时拟合药动学和药效学参数或序贯拟合（PK-PD sequential fitting），即首先拟合药动学参数，再拟合药效学参数。具体选择哪一种过程，应综合考虑最终参数估计的精度与项目执行的时间要求。

药动学和药效学模型的参数同时估算时，通常比较耗时。当同时估算大量参数时，还可能影响模型的稳定性。当试验数据足以同时估算所有参数时，由于考虑了药动学和药效学参数之间存在的相互作用，同时进行药动学-药效学模型拟合被视为药动学-药效学建模的金标准方法。

一般，序贯拟合分成两步。首先，使用药动学模型和药动学数据估算药动学参数，随后药动学参数或暴露估算值用作药效学模型的输入值。这种方法更容易实现，且运行时间更短。确定了最终药动学模型后,再建立药效学模型。链接药效学时常有 3 种方式用于药效学模型参数的估算。

(1)将药动学模型参数固定为个体估算值,仅使用药效学数据估算药效学模型参数。

(2)将药动学参数固定为群体典型值,仅使用药效学数据估算药效学模型参数。

(3)将药动学参数固定为群体典型值,同时使用药动学和药效学数据估算药效学模型参数。

有学者比较了上述 3 种方法,结果显示:序贯拟合中的第三种方法的药效学模型参数的估算值和精密度与同时拟合方法产生的结果相似,且所需时间更短。由于序贯拟合时,未考虑药动学和药效学参数之间的相关性,因此常在序贯之后,用同时拟合的方法再次估算参数。

参考文献

蒋新国. 现代药物动力学. 北京:人民卫生出版社,2011:137 - 148.

Authur J. Atkinson J., Darrell R. Abernethy, Charles E. Daniels, et al. Principles of Clinical Pharmacology. Burlington:Academic Press,2006:289 - 301.

Gabrielsson J, Weiner D. Chapter 3 Pharmacodynamic concepts. Pharmacokinetic and pharmacodynamic data analysis:concepts and applications. 5th ed. Stockholm, Sweden:Swedish Pharmaceutical Press, 2016:199 - 321.

Holford N H G, Atkinson A J. Chapter 19. Time course of drug response. In:Authur J. Atkinson Jr., Darrell R. Abernethy, Charles E. Daniels, Robert Dedrick, Markey SP, editors. Principles of Clinical Pharmacology. Burlington:Academic Press, 2006:302 - 310.

Karlsson M O, Wade J R, Loumaye E, et al. A population model for the follicular growth in women treated with follicle stimulating hormone. Clin Pharmacol Ther, 1997, 62(6):665 - 674.

Owen J S, Fiedler-Kelly J. Introduction to population pharmacokinetic/pharmacodynamic analysis with nonlinear mixed effects models. Hoboken:John Wiley & Sonc, Inc, 2014:250 - 264.

William-Faltaos D, Chen Y, Wang Y, et al. Quantification of disease progression and dropout for Alzheimer's disease. Int J Clin Pharmacol Ther, 2013, 51(2):120 - 131.

Zhang L, Beal S L, Sheiner L B. Simultaneous vs. sequential analysis for population PK/PD data I:Best-case performance. J Pharmacokinet Pharmacodyn, 2003, 30(6):387 - 404.

第 9 章 模 拟

第一节 简 介

一、原理

模拟是模型的重要应用之一,可在不直接进行数学求解的情况下,预测药物的暴露和效应,判断某一治疗方案是否有效等,以辅助临床合理用药或制定监管决策。如果模型提供了可量化的药动学和药效学参数,并能够很好地解释机体与药物之间的关系,那么研究者就能开展不同条件下的假设分析,更系统、完整地考察药物、机体和疾病三者间的关系。此外,模拟还可用于模型评价(第 6 章)等应用领域。随着计算机技术和复杂定量药理学模型的迅猛发展,模拟技术逐渐成为基于模型为指导的药物研发和精准给药的重要手段。

二、模拟计划

与建模或其他数据分析工作一样,模拟的开展也需要制定详细的分析计划,确保研究者对模拟工作的各个方面都有充分的认识。模拟的过程中应注意以下内容。

(1)模拟的患者特征与真实患者的典型特征相匹配。

(2)模拟的场景在临床实践中可行。

(3)研究设计、样本量和研究终点须合理。

(4)药动学或药效学指标(如达峰时间、峰浓度、药-时曲线下面积等)须合理。

(5)基于模拟目的,采用的模型可为包含变异的群体模型,也可为仅呈现群体平均水平、而不考虑变异的群体模型。

第二节 模 拟

临床试验模拟主要包括 4 个部分:协变量分布模型(covariate distribution model)、输入-输出模型(input-output model)、试验执行模型(trial execution model)及重复模拟多次试验后对结果的分析和解读。如图9-1所示,开展临床研究时,首先由协变量模型模拟产生一定数量、符合研究目标的受试者;然后用输入-输出模型,模拟给予药物后(输入)患者的药动学-药效学行为及疾病进展(输出)。此外,还可应用执行模型,模拟研究执行过程中受试者脱落或依从性不佳对药动学-药效学和临床结局的影响,也可模拟研究人员违背试验方案的影响。最后按照试验设计进行多次模拟,比较和分析试验结果。以下将详述临床研究模拟的4个部分。

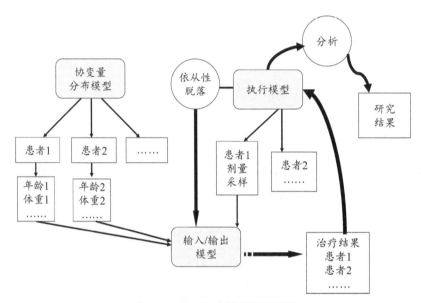

图9-1 临床研究模拟的流程图

一、协变量分布模型

协变量分布模型定义了虚拟人群的特征。研究者可根据试验的入选和排除条件,采用协变量分布模型构建符合相应特征的虚拟人群。为了使模拟结果更具有实际意义,研究者应充分考虑患者的所有特征,如年龄、体重、病理、遗传、合并用药等。研究者可根据目标人群的协变量分布特征,从相关人群的公共数据库[如美国国家癌症数据库(national cancer database,NCDB,https://www.facs.org/quality-programs/cancer/ncdb 等)]中随机抽样,也可对建模人群进行重采样构建虚拟人群。

(一) 抽样

研究者可以使用SAS、R 等具有随机抽样功能的数理统计软件,直接从建模人群的协变量分布特征(包括平均值、标准偏差、范围等)中抽样,生成虚拟人群。此时,研究者还须考虑协变量之间的相关性,避免产生身高为190 cm,但体重为20 kg 的异常情况。大多数统计软件都能计算变量之间的协方差,利用全方差-协方差矩阵可对患者特征进行模拟,使模拟人群更接近真实情况。

对于通过公式计算而来的协变量进行模拟时,首先须模拟相关的初始变量。如模拟肌酐清除率时,应先模拟计算肌酐清除率所需的变量,如年龄、性别、体重、血清肌酐值,分析这些变量与其他协变量之间的方差-协方差关系,再根据 Cockcroft - Gault 公式(式9-1)进行计算。

$$肌酐清除率 = \frac{(140 - 年龄) \times 体重(kg)}{72 \times 血清肌酐(mg/dL)} \times 0.85(女性) \qquad (式 9 - 1)$$

当从公共数据库中抽样时,同样应该考虑数据库中数据的来源和变量之间的相关性。例如,如果数据库完全由健康人组成,则须考虑健康人的特征是否与研究对象的特征相似;又如,数据库均是某一疾病的患者,则应考虑数据库中患者的疾病严重程度是否与目标患者的严重程度一致等。此外,模拟虚拟患者时,还应综合考虑疾病史、合并用药等其他情况。

(二)重采样

在本书的第 6 章"模型评价"中,描述了重采样技术在计算参数的置信区间中的应用。在此,举例说明应用该技术对协变量进行"有放回重采样"的过程。假设原始数据集由6 位患者组成,其中年龄分别为:31、36、21、24、33 和 35 岁。研究者通过重采样技术,从该人群中抽取 6 位患者,可能会得到以下的数值: 31、36、21、36、33 和 24 岁。其中,36 岁的患者被抽中 2 次,而 35 岁的患者一次未被选中。这种抽样方法是一种有放回的抽样,研究者从原始样本中抽样得到一个新的样本集,并与原始样本集具有相似但不完全相同的特征。

当需要模拟多个协变量时,可采用抽取由多个协变量组成的向量的重采样方式。即从个体的层面进行重采样,将每一个体的多个协变量绑定在一起。这些协变量将同时被抽取或者不被抽取。

二、输入-输出模型

输入-输出模型指药动学-药效学模型和疾病进展模型。前者描述药物剂量、体内浓度和药效学反应三者之间的关系;后者描述疾病状态随时间的动态变化。输入-输出模型可直接采用文献报道,或者研究者自建的模型进行模拟。以下是一个进行药动学模拟的控制文件示例:

```
$PROBLEM simulation example
$DATA example9-1.CSV IGNORE=#
$INPUT ID DATE=DROP TIME AMT RATE ADDL II DV CMT EVID MDV CLCR
$SUBROUTINES ADVAN1 TRANS2
$PK
  TVCL=THETA(1)*(CLCR/90)**THETA(2)
  CL=TVCL*EXP(ETA(1))
  V=THETA(3)
```

```
 S1=V/1000
$ERROR
 EP1=EPS(1)
 IPRED = F
 IRES = DV - IPRED
 DEL = 0
 IF (DV .EQ. 0) DEL=1
 IWRES = (1-DEL) * IRES / (DV + DEL)
 Y = F*EXP(EPS(1))
$THETA
 7.56          ; 清除率的群体典型值
 0.86          ; CLCR 对清除率的影响
 101           ; 分布容积的群体典型值
$OMEGA
 0.0961        ; 清除率的个体间变异
$SIGMA
 0.04          ; 指数型残差
$SIMULATION (123456) ONLYSIM SUBPROBLEM=500
$TABLE ID TIME CL V ETA1 EP1 FILE=sim-example.tbl NOPRINT
```

　　本例中,模拟控制文件的 `$PK` 和 `$ERROR` 模块与建模控制文件中的内容相同。`$THETA`、`$OMEGA` 和 `$SIGMA` 模块中采用最终模型的参数估算值。`$THETA` 模块中,若在建模过程中有 `FIXED` 选项,在模拟的控制文件中可不必添加。

　　在模拟的控制文件中,需要使用 `$SIMULATION` 模块代替建模中的 `$ESTIMATION` 和 `$COVARIANCE` 模块,例如:

`$SIMULATION (123456) ONLYSIM SUBPROBLEM=500`

　　`$SIMULATION` 模块需定义种子数(seed)以及 `ONLYSIM` 选项。种子数是伪随机数,用括号标识,如命令行中的(`123456`)。设置种子数可使模拟结果重现。`ONLYSIM` 选项指定只进行模拟,不进行参数估算。

　　`SUBPROBLEM` 为可选项,即模拟的次数。缺省情况下,`SUBPROBLEM=1`。若需要对模拟更大样本量的数据集,则需要设定 `SUBPROBLEM` 数。如本例中,`SUBPROBLEM=500` 指定模拟 500 套与原数据集特征一致的数据集。设置 `SUBPROBLEM` 选项并进行数据模拟后,可以汇总数据集的统计量,如中位数,95%置信区间等,从而进一步计算这些统计量的变异程度。

$TABLE 模块可定义模拟后输出的数据文件内容。输出文件中将包含 $TABLE 模块中列出的所有变量或参数的模拟值。例如,上面的案例中输出了 ID、TIME、CL、V、ETA1 和 EP1 等。若 $TABLE 中没有添加 NOAPPEND 选项,DV、PRED、RES 和 WRES 4 项数据将自动添加到数据列表文件中。

此外,由于个体的残差变异值 EPS(1) 无法通过 $TABLE 直接输出,故在 $ERROR 模块中增加了新变量 EP1,并对其赋值 EP1 = EPS(1),然后才能从 $TABLE 模块中定义输出。

此外,研究者可根据研究目的和分析计划,通过改变模型参数、协变量、给药剂量、给药间隔等,模拟和分析不同场景下药动学和药效学行为,具体实例如下。

1. 改变模型参数

重新设置 $THETA、$OMEGA 或 $SIGMA 值,改变药物的群体 PK/PD 特征;如图 9-2 所示,不同吸收速率常数($0.3 \sim 0.7\ \mathrm{h}^{-1}$)情况下的药-时曲线,$C_{max}$ 随着 k_a 的增加而增加,而 T_{max} 随着 k_a 的增加反而减小。

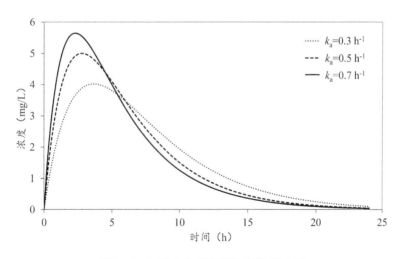

图 9-2　不同吸收速率常数的药-时曲线

注:该示例为一级吸收和一级消除的一房室模型,给药剂量 10 mg,单次给药。模拟参数为 $F = 1$,$V = 20\ \mathrm{L}$,$CL = 5\ \mathrm{L/h}$,k_a 分别为 $0.3\ \mathrm{h}^{-1}$、$0.5\ \mathrm{h}^{-1}$ 和 $0.7\ \mathrm{h}^{-1}$,参数个体间变异和残差变异设为 0

数据文件范例见表 9-1,其中表 9-1 中必须给出 ID、时间(TIME)和给药剂量(AMT),DV 列中待模拟的浓度以“.”填充,模拟输出文件中将产生模拟浓度。该示例的控制文件如下:

表 9-1　数据文件范例

ID	TIME	DV	MDV	AMT
1	0	0	1	10
1	1	.	0	0
1	2	.	0	0
1	3	.	0	0
1	4	.	0	0
1	6	.	0	0
1	8	.	0	0
1	12	.	0	0
1	18	.	0	0
1	24	.	0	0

```
$DATA example9-2.CSV IGNORE=#
$INPUT ID TIME DV MDV AMT
$SUBROUTINES ADVAN2 TRANS2
$PK
  KA =  THETA(1)* EXP(ETA(1))
  CL = THETA(2)* EXP(ETA(2))
  V  = THETA(3) * EXP(ETA(3))
  S2 = V/1000
$ERROR
  EP1 = EPS(1)
  Y   = F* EXP(EPS(1))
$THETA
  0.5    ; 吸收速率常数的群体典型值
  5      ; 清除率的群体典型值
  20     ; 分布容积的群体典型值
$OMEGA
  0 FIX  ; 吸收速率常数的个体间变异
  0 FIX  ; 清除率的个体间变异
  0 FIX  ; 分布容积的个体间变异
$SIGMA
  0 FIX  ; 残差变异
$SIMULATION (123456) ONLYSIM SUBPROBLEM=1
$TABLE ID TIME CL V ETA1 EP1 FILE=sim-example.tbl NOPRINT
```

2. 改变协变量值

如图 9-3 所示,获取了某药的群体药动学特征以后,模拟推荐剂量下,不同体重的人群服药达稳态后谷浓度的水平。数据格式见表 9-2。该数据文件中增加了 ADDL 和 II 列描述多剂量给药,此外还增加了协变量体重(WT)列,输入不同的体重值,以模拟不同体重人群的血药浓度。

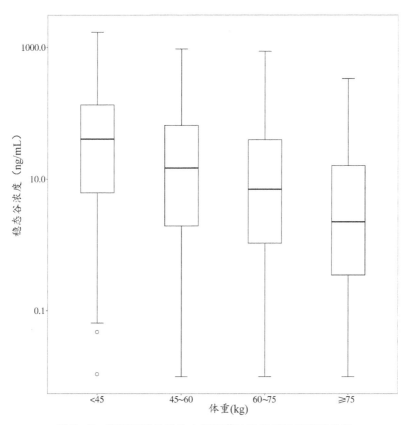

图 9-3 模拟不同体重的人群服药达稳态后的谷浓度分布

注:该示例为一级吸收和一级消除的一房室模型,给药剂量 1 000 mg,每日 1 次,连续给药 1 个月。模拟参数为 $F=1$、$V=20$ L、$CL=5$ L/h、k_a 为 0.5 h^{-1},参数的比例型个体间变异和比例型残差变异均为 0.2

表 9-2 数据文件范例

ID	TIME	DV	MDV	AMT	ADDL	II	WT
1	0	0	1	1 000	30	24	43.2
1	479.9	.	0	0	0	0	43.2
2	0	0	1	1 000	30	24	43.6
2	479.9	.	0	0	0	0	43.6
3	0	0	1	1 000	30	24	57.0
3	479.9	.	0	0	0	0	57.0
4	0	0	1	1 000	30	24	61.7

ID	TIME	DV	MDV	AMT	ADDL	II	WT
4	479.9	.	0	0	0	0	61.7
5	0	0	1	1 000	30	24	62.7
5	479.9	.	0	0	0	0	62.7
……							

本例的控制文件中纳入了体重作为 *CL* 的协变量,并在模拟中考虑了参数的个休间变异和残差变异。

```
$PROBLEM SIMULATION TOUGH CONC (CHANGE WEIGHT)
$DATA example9-3.CSV IGNORE=#
$INPUT ID TIME DV MDV AMT ADDL II WT
$SUBROUTINE ADVAN2 TRANS2
$PK
  KA = THETA(1)* EXP(ETA(1))
  CL = THETA(2)* (WT/70)**0.75* EXP(ETA(2))
  V  = THETA(3)* EXP(ETA(3))
  S2 = V/1000
$ERROR
  IPRE = F
  Y = F+ERR(1)
$THETA
  0.5        ;呼收速率常数的群体典型值
  5          ;清除率的群体典型值
  20         ;分布容积的群体典型值
$OMEGA
  0.2        ;KA 的个体间变异
  0.2        ;CL 的个体间变异
  0.2        ;V 的个体间变异
$SIGMA
  0.2        ;残差变异
$SIMULATION(123456)  ONLYSIM SUBPROBLEM=1
```

3. 改变给药剂量、给药频率或采样时间

如图 9 - 4 显示了给予某药相同日剂量情况下,一日 3 次 q8h. 和一日 2 次 q12h. 给药达稳态后的药-时曲线。该图显示每日 3 次的给药方案达稳态后的血药浓度波动更小。

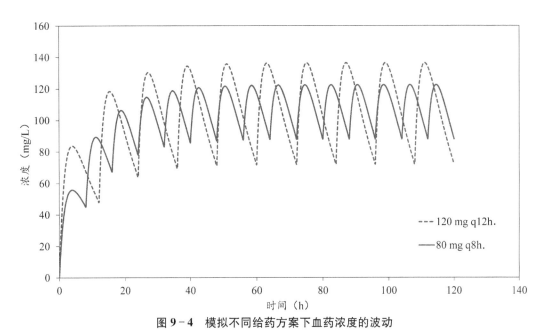

图 9 - 4　模拟不同给药方案下血药浓度的波动

注：该示例为一级吸收和一级消除的一房室模型。模拟参数为 $F = 1$，$V = 100$ L，$CL = 20$ L/h，$k_a = 0.5$ h^{-1}。给药方案一：给药剂量 120 mg，每日 2 次 q12h.；给药方案二：给药剂量 80 mg，每日 3 次 q8h.。两种给药方案均多次给药达稳态

三、试验执行模型

临床试验模拟的第三个主要部分是试验执行模型。临床试验过程既包括了试验设计，如患者随机化过程、给药方案、治疗时间、安慰剂的使用、药动学和药效学评价指标、采样策略等；还应考虑诸如患者的不依从、患者的脱落或退出，研究者执行中偏离试验方案等场景。在制定模拟方案时，应尽可能综合考虑这些因素。

例如，考察服用丙戊酸的癫痫患者中晚服或漏服药对于药动学的影响，可基于丙戊酸群体药动学特征，开展相关的模拟研究。图 9 - 5 模拟了 1 000 例服用丙戊酸的 6 岁、20 kg 癫痫患儿漏服药 1 次和晚服药 4 h 的血药浓度波动情况。浅灰色区域表示模拟的总人群血药浓度波动范围，深灰色区域表示模拟的 90% 人群（即 5% ~ 95%）血药浓度波动范围，中间的黑色实线表示血药浓度中位值，黑色虚线之间的范围表示患者的个体治疗范围（25.5 ~ 185.4 mg/L）。规律服用丙戊酸 250 mg q12h. 达稳态后，血药浓度的中位数在 60.5 ~ 135.8 mg/L 范围波动。当漏服药 1 次后，在下次给药时血药浓度中位值可下降至 23.2 mg/L。

四、数据分析与解读

最后，研究者可以利用不同假设条件下的模拟结果，进行综合分析和决策。不同背景的团队成员对模拟结果的解读，可以极大地促进决策的制定和完善。此外，研究结果应尽可能以图、表形式进行总结，便于不同背景的专业人员理解，也可为决策的制定提供更多、

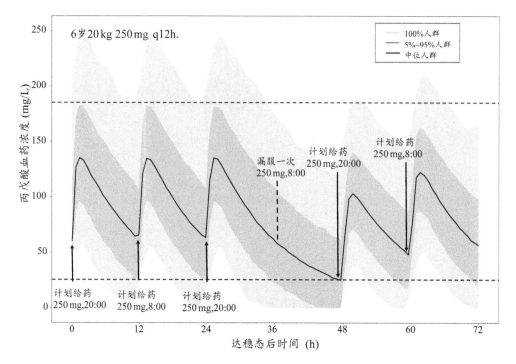

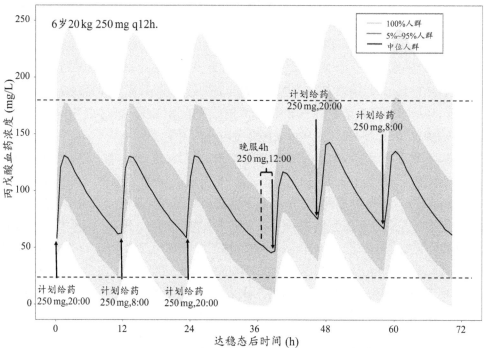

图 9-5   模拟服用丙戊酸患者漏服和晚服的场景

注：该示例为服用丙戊酸的患者漏服药 1 次（上）和晚服药 4 h（下）的模拟场景。模拟患者为 1 000 名体重 20 千克的 6 岁儿童，给药方案为 250 mg q12h.。模拟参数 $k_a = 1.9\,h^{-1}$，$V = 4.8\,L$，$CL = 0.263\,L/h$，个体间变异 $CV\%$ 为 21.5%，加和型残差变异为 15.6 mg/L

更形象的量化依据。

　　数据分析的方法取决于模拟的目的,如仅需观察总体趋势,可绘制平均药-时曲线。例如,前述的不同吸收速率常数对药-时曲线的影响,可采用平均药-时曲线形式(图 9-2)展现。又如,药物 A 经肾脏清除,其清除率受肾功能的影响,临床上常根据血肌酐值调整剂量。图 9-6 所示的是不同给药剂量(500 mg、750 mg 和 1 000 mg)下,每日 2 次静脉滴注药物 A 的药-时曲线。该图显示,750 mg q12h. 的给药方案可以使药物 A 的浓度保持在 10~20 μg/mL 的治疗窗内。如还须观察变异,则可以呈现药-时曲线的分布(中位数和95%CI),如图 9-5 所示丙戊酸依从性不佳时的场景模拟。

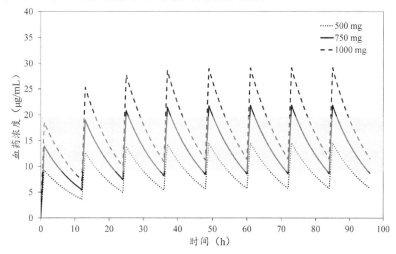

图 9-6　药物 A 在不同给药剂量下的药-时曲线

注:该示例为一级消除的一房室模型。体重 70 kg 患者给予 500 mg、750 mg 和 1 000 mg 药物 A 静脉滴注,每 12 h 一次,静脉滴注时间为 1 h,CL_{cr} = 70 mL/min。模拟参数:CL(L/h) = 0.06×CL_{cr},V(L)= 5,阴影部分为目标血药浓度范围(10~20 μg/mL)

　　此外,也可选取有临床意义的参数进行统计分析和比较,如某个时相点的浓度,峰浓度,药-时曲线下面积,结局事件发生概率等。例如,评估患者达到目标 AUC 所需的剂量,可用箱线图表示。如图 9-7 所示,药物 B 在不同给药剂量下 AUC_{0-24} 的分布,显示给药剂量应高于 1 500 mg,以达到目标 AUC = 400 mg·h/L。

五、注意事项

(一)种子数

　　在任何模拟中,都需要设定种子数。当模型代码和输入数据集相同的情况下,种子数相同,模拟输出的结果可得以完全相同的再现。

　　当模拟是为了比较不同的场景,如仅考察不同给药方案的影响时,研究者应采用相同的随机种子数来模拟不同的给药方案。此时,对于任一患者而言,每个场景的个体间变异和残差变异都是相同的,即相同个体采用的模拟参数是相同的,从而可以公平地比较不同给药方案带来的差异。如果使用不同的种子数,那么每个场景都是由不同的虚拟人群组

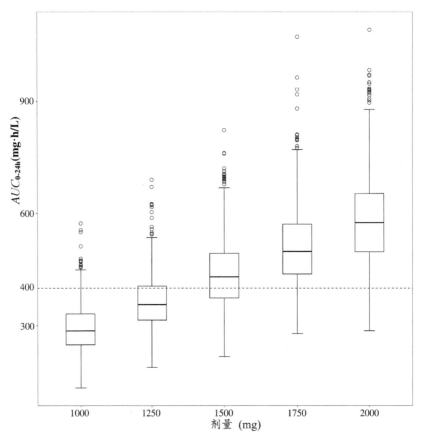

图 9 - 7　不同给药剂量下稳态 AUC$_{0-24}$

注：该示例为一级吸收和一级消除的一房室模型。某体重 50 kg 患者给予 1 000~2 000 mg 某药，每 24 h 1 次，疗程 3 个月。模拟参数：$CL(\text{L/h}) = 3.5 \times (WT/50)^{0.75}$，$V(\text{L}) = 40 \times (WT/50)$，$k_a = 1.5\ \text{h}^{-1}$，$CL$ 和 V 的个体间变异（$CV\%$）均为 20%，k_a 个体间变异为 40%；残差变异为 15%。虚线为目标 $AUC_{0-24\,h}$ 400 mg·h/L

成的。除非设置非常大的模拟数量，否则难以得到完全相同的结论。

模拟大样本的数据，可通过合并多个小样本的模拟数据实现。但是，需确保每个小样本模拟过程中采用了不同的随机种子数。否则，每次小样本的模拟结果都是相同的模拟数据。应用 $SIMULATION 模块中的 SUBPROBLEM 选项，可实现上述功能。

（二）随机效应和因变量的限制

通常，应用个体间和残差变异的矩阵进行模拟时，根据指定的分布可能产生一些极值。而这些极值在实际中出现的概率极低。所以，须在控制文件中通过代码来防止生成此类值，或者在数据后处理步骤中予以排除这些值，如仅纳入 2.5%~97.5% 的模拟值。

同样，模拟可能产生实际情况中完全不可能出现的值，如药物浓度值低于定量下限，或采用加法残差模型后得到的观测值（如浓度值、药效学终点值等）小于 0。同上述随机效应的处理，可在控制文件中插入相关代码，防止此类情况的发生，也可在后续分析之前排除这些不合理的值。以下是控制文件的相关代码示例：

```
$ ERROR
......
Y = F + EPS(1)
IF (ICALL.EQ.4) THEN
  DO WHILE (Y.LT.0)
  CALL SIMEPS(EPS)
  Y = F + EPS(1)
  ENDDO
ENDIF
......
$ SIMULATION (123456 NEW) ......
```

在本例中,由于残差模型为加法模型,故模拟可能得到负的观测值。此时,程序将重新调用函数生成 EPS,并通过残差模型计算观测值,直至观测值大于 0。

同理,为了限制出现极端的药动学参数值,可将 SIMEPS(EPS) 改为 SIMETA(ETA),并在 $PK 中插入类似的代码加以限制。须注意,以上方法均须在 $SIMULATION 模块中第一个随机数种子后添加 NEW 选项。

第 9 章第二节
代码示例

参考文献

Ding J J, Zhang Y J, Jiao Z, et al. The effect of poor compliance on the pharmacokinetics of carbamazepine and its epoxide metabolite using Monte Carlo simulation. Acta Pharmacol Sin, 2012, 33 (11): 1431 – 1440.

Kimko H C, Duffull S B. Simulation for designing clinical trials: A pharmacokinetic-pharmacodynamic modeling perspective. New York: Informa Healthcare USA, 2007: 1 – 130.

Owen J S, Fiedler-Kelly J. Introduction to population pharmacokinetic/pharmacodynamic analysis with nonlinear mixed effects models. Hoboken: John Wiley & Sonc, Inc, 2014: 265 – 284.

第10章 案例

本章首先以常用抗感染药物万古霉素为例,叙述了群体药动学的建模过程,包括探索性数据分析、基础模型和协变量模型的建立和模型评价;并对模型的临床应用作了案例介绍。然后,以抗凝药物华法林为例,描述了群体药动学-药效学的建模和评价过程。最后,以抗癫痫药物丙戊酸为例,介绍了基于已报道的群体药动学研究进行模拟,实现晚服药和漏服药时补救给药方案的制定。

本章中提供的群体药动学-药效学模型代码和建模数据均基于文献报道以及相应的模拟数据,供读者练习。通过详细的案例介绍,以期使读者对群体药动学-药效学分析有较为全面的理解,并能对结果进行正确解读和应用。

第一节 万 古 霉 素

一、研究背景

万古霉素是耐甲氧西林金黄色葡萄球菌、肠球菌等革兰阳性菌引起严重感染的一线用药。该药主要经静脉给药,口服几乎不吸收,广泛分布于各组织中。正常成人的血浆清除半衰期为 4~7 h,蛋白结合率约为 50%。万古霉素静脉给药后 80%~90% 的药物以原型经尿液排出体外。

万古霉素为时间依赖性的抗菌药物。国内外的治疗指南(如 *Clinical practice guidelines by the Infectious Diseases Society of America for the treatment of methicillin-resistant Staphylococcus aureus infections in adults and children*、《万古霉素临床应用中国专家共识(2011 版)》和《中国万古霉素治疗药物监测指南》等)推荐:成人 24 h 药-时曲线下面积与最低抑菌浓度的比值应 $\geqslant 400$($AUC_{0-24\,h}/MIC \geqslant 400$),一般感染患者维持稳态谷浓度为 10~15 mg/L,严重感染的患者须维持稳态谷浓度 15~20 mg/L,可达到较好疗效。

万古霉素药动学的个体间差异较大,不合理的给药方案会增加治疗失败的风险或引起不良反应,包括红人综合征、耳肾毒性、嗜中性粒细胞减少等。临床应用时,常须进行血药浓度监测及调整剂量。以下详细介绍开颅术后脑膜炎患者的万古霉素的群体药动学的建模过程,并列举通过建立的模型结合贝叶斯法的临床应用案例。

二、试验设计

本试验的研究对象为神经外科开颅术后诊断为脑膜炎的成年患者,术后静脉注射万古霉素进行治疗。排除有严重心肺功能不全或肾脏替代治疗的患者。患者多次给药(4~5 剂)后,在下次给药前 30 min 采集血样。收集和记录患者的人口统计学信息、用药史、病史和实验室检测结果。万古霉素的血药浓度采用酶联放大免疫分析法测定。测定方法的定量范围为 2~50 mg/L,日间变异和日内变异均小于 10%。

三、数据探索性分析

研究共计纳入了 120 名成年脑膜炎患者的 210 个观测值,其中 100 名患者的 180 个观测值作为建模数据集,另 20 名患者的 30 个观测值作为外部验证数据集。研究对象的人口统计学特征及实验室检查等详细资料见表 10 - 1。

表 10 - 1　患者的人口统计学特征和实验室检查

	建 模 数 据		外部验证数据	
	均值±标准差	范　围	均值±标准差	范　围
血药浓度记录数	180	/	30	/
病例数/例	100	/	20	/
性别(男/女)	66/34	/	13/7	/
体重(kg)	59.1±10.0	38.0~85.0	62.5±12.2	42.0~90.0
年龄(year)	51.6±16.9	18.0~86.0	49.7±18.4	19.0~80.0
血清肌酐(μmol/L)	75.0±62.6	25.5~544.1	81.6±43.7	27.7~191.2
肌酐清除率(mL/min)	104.7±43.9	9.5~216.9	98.8±45.1	24.3~195.2
谷丙转氨酶(U/L)	53.9±69.6	6.0~369.0	58.4±64.1	7.0~313.0
合用美罗培南(是/否)	22/78	/	9/11	/

注: 肌酐清除率采用 Cockcroft - Gault 公式计算。

根据患者的完整给药记录,包括给药剂量、滴注速率、给药间隔,以及血药浓度监测记录,编写数据文件(表 10 - 2)。

关于数据文件中的一些说明:

(1) RATE 是输注速率,单位为 mg/h。

(2) MRPN 表示是否合用美罗培南(1 合用,0 未合用)。

(3) MDV 与 DV 成对出现,DV 代表观测值(血药浓度,单位为 mg/L),MDV 指观测值是否存在缺失(1 缺失,0 未缺失)。

(4) TAMT 表示万古霉素日剂量,单位为 mg。

表 10-2   数据文件格式

#ID	SEX	AGE	WT	AMT	TIME	II	DATE	ADDL	RATE	DV	TAMT	MDV	CCr	CLCR	ALT	AST	MRPN
1	2	53	61	1 000	14:00	0	1	0	1 500	0	2 000	1	45.4	121.57	14	26	0
1	2	53	61	1 000	23:40	0	1	0	1 500	0	2 000	1	45.4	121.57	14	26	0
1	2	53	61	1 000	9:40	0	2	0	1 500	0	2 000	1	45.4	121.57	14	26	0
1	2	53	61	1 000	20:00	0	2	0	1 500	0	2 000	1	45.4	121.57	14	26	0
1	2	53	61	.	6:00	0	3	0	.	7.676	2 000	0	45.4	121.57	14	26	0
1	2	53	61	1 000	9:15	0	3	0	1 500	0	2 000	1	45.4	121.57	14	26	0
1	2	53	61	1 000	20:00	0	3	0	1 500	0	2 000	1	45.4	121.57	14	26	0
1	2	53	61	.	8:55	0	4	0	.	4.154	2 000	0	35.2	156.798	38	20	0

　　然后,绘制连续型协变量(年龄、体重、肌酐清除率和谷丙转氨酶,图 10-1)和分类型协变量(性别、是否合用美罗培南,图 10-2)的直方分布图,检视数据的分布情况。由图 10-1 可见体重、年龄和肌酐清除率基本呈正态分布,而谷丙转氨酶不服从正态分布,呈右拖尾分布。图 10-2 直观地显示了纳入的研究对象以男性为主,并以万古霉素单药治疗为主。

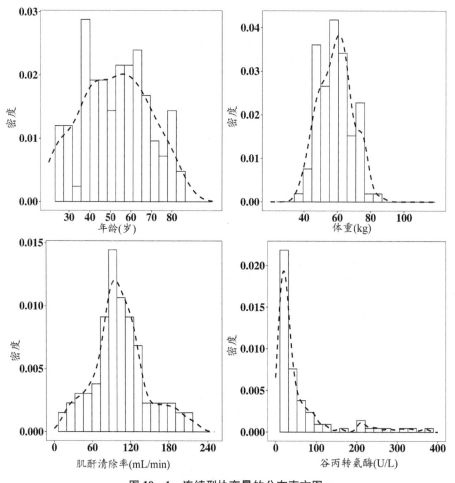

图 10-1   连续型协变量的分布直方图

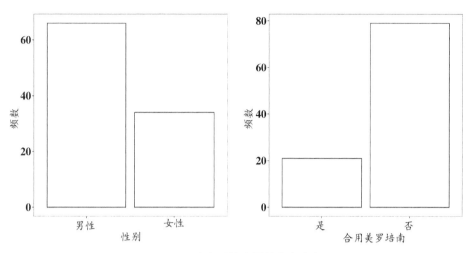

图 10 - 2 分类型协变量的直方分布图

四、基础模型

由于仅有消除相的谷浓度样本,故基础模型选择一级消除的一房室模型 (ADVAN1 TRANS2 模块),个体间变异模型和残差变异模型均采用指数模型。由于本研究中仅采集了谷浓度,分布容积的个体间变异估算值<1%,故后续的分析中不估算分布容积的个体间变异。基础模型的控制文件代码如下:

```
$PROBLEM VCMPPK
$INPUT ID GEND AGE WT AMT TIME II DATE ADDL RATE DV TAMT MDV SCR
CLCR ALT AST MRPN
$DATA example10-1.CSV
$SUBROUTINE ADVAN1 TRANS2
$PK
    CL = THETA(1) * EXP(ETA(1))
    V  =  THETA(2)
    S1 = V
$ERROR
    IPRED = F
    IRES =  DV - IPRED
    DEL = 0
    IF (DV .EQ. 0) DEL=1
    IWRES = (1-DEL) * IRES / (DV + DEL)
    Y = F*EXP(EPS(1))
$THETA
```

```
    (0,5)           ;清除率
    (0,200)         ;分布容积
$OMEGA
    0.16            ;清除率的个体间变异
$SIGMA
    0.09
$ESTIMATION PRINT=20 METHOD=1 INTE POSTHOC NOABORT AXEVAL=9999
$COVARIANCE
$TABLE ID TIME MDV EVID DV IPRED CL V ETA1 GEND AGE WT CLCR CWRES
IWRES NOPR ONEH FILE=.fit
$TABLE ID TIME MDV EVID IPRED CWRES IWRES NOPRINT ONEHEADER
FILE=sdtab1
$TABLE ID CL V ETA1 NOPRINT NOAPPEND ONEHEADER FILE=patab1
$TABLE ID WT AGE CLCR NOPRINT NOAPPEND ONEHEADER FILE=cotab1
$TABLE ID GEND NOPRINT NOAPPEND ONEHEADER FILE=catab1
```

基础模型的拟合优度如图 10-3 所示。(a) 群体预测值(PRED)与观测值(DV)的散点图：大部分的 PRED 与 DV 差异较大，拟合度不佳；(b) 个体预测值(IPRED)与观测值(DV)的散点图：低浓度下 IPRED 与 DV 较吻合；(c) CWRES 与 PRED 的散点图：低浓度数据的 CWRES 偏高，高浓度数据的 CWRES 偏低，呈现出趋势性变化；(d) CWRES 与给药后时间的散点图：散点较为均匀地分布在零线两侧，未见显著的趋势性变化，体现了一室模型的合理性。

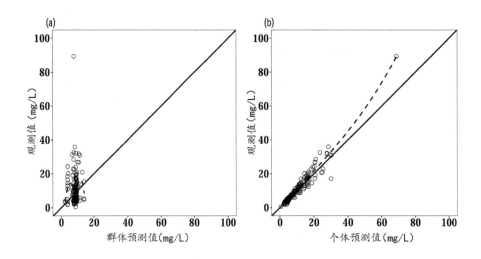

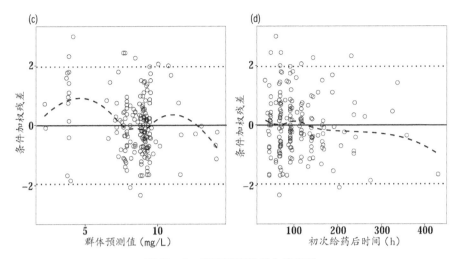

图 10-3　基础模型的拟合优度图

注：(a) 观测值-群体预测值的散点图；(b) 观测值-个体预测值的散点图；(c) 条件加权残差-群体预测值的散点图；(d) 条件加权残差-初次给药后时间的散点图。实线为参考线、虚线为 LOESS 趋势线

五、协变量模型

绘制基础模型参数的个体间变异与各协变量间的相关性图(图 10-4)，初步考察协变量如性别、年龄、体重、肌酐清除率、谷丙转氨酶、合用药物等对药动学参数清除率的影响。结果发现肌酐清除率与清除率之间存在明显的相关性。进一步采用逐步法确定协变量对清除率是否存在显著影响。

首先进行前向纳入过程，将协变量逐一添加至基础模型，连续型协变量的效应以线性(式 10-1 和式 10-2)或非线性(式 10-3)的关系进行考察，分类型协变量可用式 10-4 考察。

$$P_i = \mathrm{TV}(P) \times (cov_i/\overline{cov}) \qquad (式 10-1)$$

$$P_i = \mathrm{TV}(P) + \theta \times (cov_i - \overline{cov}) \qquad (式 10-2)$$

$$P_i = \mathrm{TV}(P) \times (cov_i/\overline{cov})^{\theta} \qquad (式 10-3)$$

$$\begin{cases} P_i = \mathrm{TV}(P) & \mathrm{Gender = Male} \\ P_i = \mathrm{TV}(P) \times \theta & \mathrm{Gender = Female} \end{cases} \qquad (式 10-4)$$

式中 $\mathrm{TV}(P)$ 是参数 P 的典型值，P_i 是个体 i 的 P 值，θ 是协变量对参数 P 的效应；cov_i 是第 i 个个体的协变量值，$\overline{cov}$ 是协变量的典型值，一般为该协变量数据的平均值、中位数，或标准值(比如体重常常采用 70 kg)。

如果纳入协变量后，目标函数值相对未加入前下降大于 3.84($df=1$，$p<0.05$)，表明该协变量是参数 P 的影响因素。将所有协变量逐一加入基础模型，选择使目标函数值(OFV)下降最大的模型作为新的参考模型，再逐一加入其他协变量。同样选取 OFV 下降最多且有统计学显著意义的协变量加入模型，作为新的参考模型。重复该过程直至 OFV

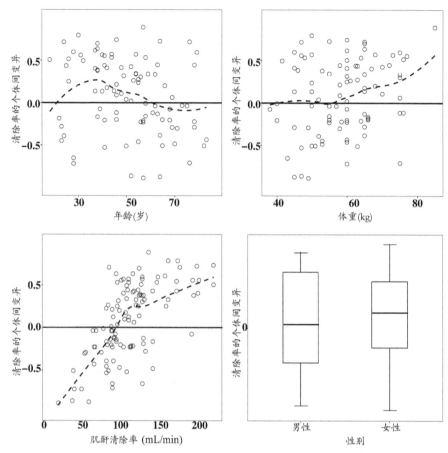

图 10 - 4 基础模型清除率的个体间变异与协变量之间的相关性图

注：虚线为 LOESS 趋势线

没有显著降低为止。然后，进行逆向剔除过程，将前向纳入法筛选后模型中的协变量逐一剔除。当 OFV 的变化小于逆向剔除采用的检验水平 6.63（$df=1$，$p<0.01$）时，予以剔除。然后作为新的参考模型再逐一考察其他协变量，直至 OFV 的变化大于 6.63 时，得最终模型。详细的协变量筛选过程总结在表 10 - 3 中。

表 10 - 3 前向纳入和逆向剔除过程

模型编号	说　　明	目标函数值	Δ 目标函数值	p 值
前向纳入				
1	基础模型	704.58	/	/
2	年龄对药物清除率的影响	698.569	-6.011	<0.05
3	体重对药物清除率的影响	700.803	-3.777	>0.05
4	肌酐清除率对药物清除率的影响	580.602	-123.978	<0.001
5	合用美罗培南对药物清除率的影响	704.118	-0.462	>0.05
6	模型 4+年龄对药物清除率的影响	579.815	-0.787	>0.05
7	模型 4+体重对药物清除率的影响	580.354	-0.248	>0.05
逆向剔除				
8	模型 4-肌酐清除率对药物清除率的影响	704.58	123.978	<0.001

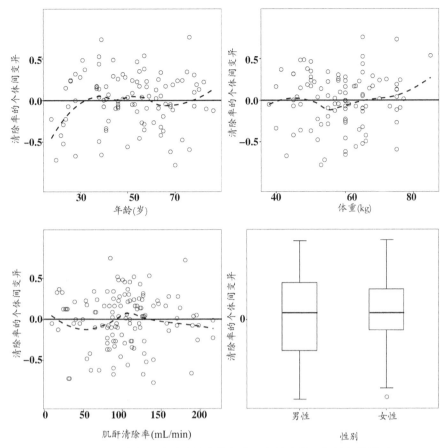

图 10 - 5 最终模型清除率的个体间变异与协变量之间的相关性图

注：虚线为 LOESS 趋势线

由图 10-5 可见：纳入肌酐清除率后，清除率的个体间变异与肌酐清除率之间的趋势性变化明显减弱，进一步证明了肌酐清除率是万古霉素清除率的影响因素。此外，加入了协变量肌酐清除率以后，清除率的个体间变异从 58.4% 降低到 33.8%，残差变异从 21.7% 降低到 19.2%。

六、最终模型和模型评价

（一）最终模型

根据前向纳入，逆向剔除过程筛选协变量后，表 10-3 中的模型 8 是最终模型。最终模型如式 10-5 和式 10-6 所示。当肌酐清除率为 80 mL/min 时，清除率的群体典型值为 6 L/h，分布容积的群体典型值 95.5 L。模型参数的估算结果详见表 10-4。体重最终未能纳入模型，主要是由于肌酐清除率的计算公式中已包含了体重的影响。

$$CL(\text{L/h}) = 6 \times \left(\frac{CL_{cr}(\text{mL/min})}{80} \right)^{0.929} \qquad (\text{式 } 10-5)$$

$$V(\text{L}) = 95.5 \qquad (\text{式 } 10-6)$$

表 10-4 最终模型的参数估计和自举法结果

参 数	估算值 （相对标准误差）	自 举 法		偏差
		中位数	2.5%~97.5%区间	
药动学参数				
$CL(\text{L/h})$	6(3.9%)	5.96	5.44~6.48	-0.7%
CL_{cr} on CL	0.929(7.9%)	0.931	0.771~1.08	0.2%
$V(\text{L})$	95.5(10.7%)	96.3	68.5~118	0.8%
个体间变异				
CL	33.8%(8.9%)	33.1%	27.0%~39.2%	-2.1%
残差变异				
RUV_CV	19.2%(6.8%)	19.0%	16.4%~21.5%	-1.0%

注: CL,药物清除率的群体典型值; V,药物分布容积的群体典型值; CL_{cr} on CL,肌酐清除率对药物清除率的影响参数; RUV_CV,指数型残差变异。

最终模型的控制文件代码如下：

```
$PROBLEM VCMPPK
$INPUT ID GEND AGE WT AMT TIME II DATE ADDL RATE DV TAMT MDV SCR
CLCR ALT AST MRPN
$DATA example10-2.CSV
$SUBROUTINE ADVAN1 TRANS2
$PK
  CL = THETA(1) *(CLCR/80)**THETA(3)* EXP(ETA(1))
  V  = THETA(2)
  S1 = V
$ERROR
  IPRED = F
  IRES  = DV - IPRED
  DEL = 0
  IF (DV .EQ. 0) DEL=1
  IWRES = (1-DEL) * IRES / (DV + DEL)
  Y = F*EXP(EPS(1))
$THETA
  6         ;清除率
  95.5      ;分布容积
  0.929     ;肌酐清除率对药物清除率的影响
$OMEGA
  0.1142    ;清除率的个体间变异
$SIGMA
  0.03686   ;指数型残差变异
$ESTIMATION PRINT=20 METHOD=1 INTE POSTHOC NOABORT MAXEVAL=9999
$COVARIANCE
```

```
$TABLE ID TIME DV IPRED MDV EVID CL V ETA1 GEND AGE WT CLCR CWRES
IWRES NOPR ONEH FILE=.fit
$TABLE ID TIME MDV EVID IPRED CWRES IWRES NOPRINT ONEHEADER
FILE=sdtab1
$TABLE ID CL V ETA1 NOPRINT NOAPPEND ONEHEADER FILE=patab1
$TABLE ID WT AGE CLCR NOPRINT NOAPPEND ONEHEADER FILE=cotab1
$TABLE ID GEND NOPRINT NOAPPEND ONEHEADER FILE=catab1
```

(二)模型评价

1. 内部评价

模型的内部评价方法采用拟合优度诊断图法和自举法(bootstrap)。最终模型的拟合优度图如图 10-6 所示。对比基础模型的拟合优度图(图 10-3),个体预测浓度

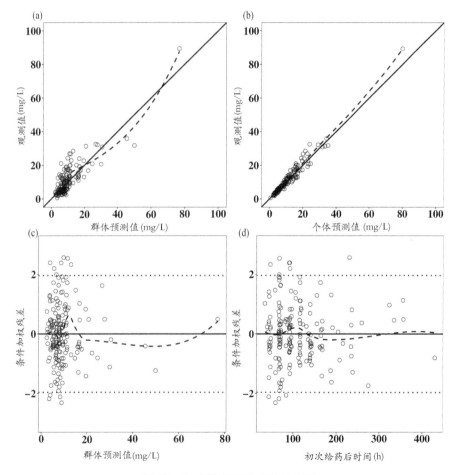

图 10-6 最终模型的拟合优度图

注:(a)观测值-群体预测值的散点图;(b)观测值-个体预测值的散点图;(c)条件加权残差-群体预测值的散点图;(d)条件加权残差-时间的散点图。实线为参考线、虚线为 LOESS 趋势线

（IPRED）与 DV 的散点及 PRED 与 DV 散点图的拟合明显改进,说明最终模型较好地描述了数据的集中趋势。最终模型中的 CWRES 随机分布在零位线附近,且大多数 CWRES 在 ±2 以内。

本案例用 2 000 次自举法对最终模型进行验证,均运行成功,结果见表 10 − 4。与 NONMEM 的最终模型结果相比,自举法的参数估算值差异均小于 3%,且最终模拟的参数估算值均落在自举法参数结果的 95% 置信区间内,表明最终模型稳定,并且参数估算值准确。

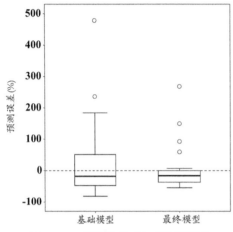

图 10 − 7　模型外部验证的预测误差

2. 外部评价

用于外部评价的验证组患者的人口统计学特征见表 10 − 1。基础模型和最终模型的预测误差的箱型图见图 10 − 7,图 10 − 7 中基础模型和最终模型的预测误差中位值分别为 − 17. 89% 和 −15. 99%。此外,可根据预测值和观测值,计算平均预测误差（MPE）和平均绝对预测误差（MAE）比较两种模型的预测性能。最终模型在准确性（MPE = −0. 24%）和精密度（MAE = 38. 4%）方面的预测偏差小于基础模型（MPE = 20. 3%,MAE = 72. 3%）,说明最终模型具有更好的预测性,可用于个体化治疗方案。

$$PE_i\% = (Pred_i - Obs_i)/Obs_i \times 100\% \qquad (式 10 − 7)$$

$$MPE\% = \frac{1}{N} \sum_{i=1}^{N} PE_i\% \qquad (式 10 − 8)$$

$$MAE\% = \frac{1}{N} \sum_{i=1}^{N} |PE_i\%| \qquad (式 10 − 9)$$

上述式中,PE 是模型预测误差;Obs_i 是第 i 个患者的万古霉素观测浓度;$Pred_i$ 是相应的模型群体预测浓度。

七、模型应用

基于已建立的群体药动学模型和特征参数、结合患者人口统计学和血药浓度监测数据,应用最大后验贝叶斯法,可根据目标谷浓度设计最佳给药方案。群体药动学模型的控制文件代码如下。

```
$PROBLEM VCMPPK_ICU_ADULT_NEURO
$INPUT ID PID DAT2=DROP TIME AMT RATE EVID MDV DV AGE WT GEND SCR
CLCR
$DATA example10-3.CSV
$SUBROUTINE ADVAN1 TRANS2
$PK
```

```
TVCL= THETA(1) *(CLCR/80)**THETA(2)
CL = TVCL* EXP(ETA(1))
TVV= THETA(3)
V = TVV
S1=V
$ERROR
  IPRED = F
  IRES = DV - IPRED
  DEL = 0
  IF (DV .EQ. 0) DEL=1
  IWRES = (1-DEL) * IRES / (DV + DEL)
  Y = F*EXP(EPS(1))
$THETA
  6          ;清除率的典型值
  0.929      ;肌酐清除率对药物清除率的影响
  95.95      ;分布容积的典型值
$OMEGA
  0.1142     ;清除率的个体间变异
$SIGMA
  0.03686    ;指数型残差变异
$ESTIMATION METHOD=1 INTE POSTHOC NOABORT MAXEVAL=0
$TABLE ID TIME AMT CLCR CL V IPRED NOPR FILE=.fit
```

须注意 $ESTIMATION 模块中, MAXEVAL=0 代表无须迭代计算群体参数,仅计算个体
参数。以下将介绍两个个体化调整给药方案的案例,具体说明数据文件的编辑和贝叶斯
计算的实现过程。

案例 1

患者,女性,69 岁,体重 65 kg,听神经瘤手术后 2 天出现高热、剧烈头痛和颈部
僵硬。根据血培养以及脑脊液标本培养结果显示金黄色葡萄球菌阳性,诊断为开颅
术后脑膜炎。为控制其感染,医生予万古霉素 q12h. 静脉给药。患者肌酐清除率为
40.6 mL/min(血清肌酐值为 118.1 μmol/L)。药师利用已建立的群体药动学模型,
结合患者的人口统计学数据和用药史,估算万古霉素谷浓度。采样时间设为第五次
给药前 30 min,即上午 8∶30。

具体过程如下:首先编写模拟数据文件(表 10-5),并应用建立的群体药动学
模型,计算不同给药方案下的谷浓度值。表 10-6 显示了 500 mg q12h. 初始给药方

表 10 - 5 模拟数据集的基本结构 (案例 1)

#ID	PID	DAT2	TIME	AMT	RATE	EVID	MDV	DV	AGE	WT	GEND	SCR	CLCR
#	Patient ID	y/m/d	clock time(24 h)	mg	mg/h	1 for dosing; 0 for sampling 2 for predicting	missing DV	mg/L	year	kg	1 for male; 0 for female	μmol/L	mL/min
3	31	2016/5/15	9:00	1000	1000	1	1	.	69	65	0	118.1	40.6
3	31	2016/5/15	21:00	1000	1000	1	1	.	69	65	0	118.1	40.6
3	31	2016/5/16	9:00	1000	1000	1	1	.	69	65	0	118.1	40.6
3	31	2016/5/16	21:00	1000	1000	1	1	.	69	65	0	118.1	40.6
3	31	2016/5/17	8:30	.	.	2	1	.	69	65	0	118.1	40.6

表 10 - 6 初始给药方案为 500 mg q12h. 时的 NONMEM 输出结果

TIME	AMT	CLCR	CL	V	IPRED	DV	PRED	RES	WRES
0.00	500.00	40.60	3.20	95.50	0.00	0.00	0.00	0.00	0.00
12.00	500.00	40.60	3.20	95.50	3.56	0.00	3.56	0.00	3.56
24.00	500.00	40.60	3.20	95.50	5.95	0.00	5.95	0.00	5.95
36.00	500.00	40.60	3.20	95.50	7.55	0.00	7.55	0.00	7.55
47.50	0.00	40.60	3.20	95.50	8.76	0.00	8.76	0.00	8.76

案下的 NONMEM 计算后的输出结果(后缀为.fit 的文件)。

结果表明:万古霉素 500 mg q12h.、750 mg q12h.、1 000 mg q12h.、1 250 mg q12h. 和 1 500 mg q12h. 下给药方案的谷浓度分别为 8.76 mg/L、13.14 mg/L、17.52 mg/L、21.90 mg/L 和 26.28 mg/L。按照感染严重程度和 *Clinical practice guidelines by the Infectious Diseases Society of America for the treatment of methicillin-resistant Staphylococcus aureus infections in adults and children* 推荐,该患者的目标谷浓度范围为 15~20 mg/L。因此为该患者选择万古霉素 1 000 mg q12h. 的用药方案。

万古霉素用药 2 天后,于上午 8:25 时采样,血药浓度测定结果显示万古霉素谷浓度为 15.7 mg/L,预测误差为 11.59%。持续该用药方案 10 天后,患者的体温恢复至正常值。复测患者的脑脊液标本和血样标本,结果均为阴性,无肾损害发生。

本例中应注意以下事项:

(1) EVID 代表发生的不同事件:0 为采样事件,1 为给药事件,2 为其他事件,本例中赋值 2 表示预测该时间浓度的事件。

(2) MDV 与 DV 应成对出现,DV 代表观测值(血药浓度),MDV 指观测值是否存在缺失(1 缺失,0 未缺失)。

(3) 本例中,肌酐清除率(CLCR)是影响清除率的重要因素,数据文件中录入年龄(AGE)、体重(WT)、性别(GEND)和血清肌酐(SCR)用于计算 CLCR。

(4) $TABLE 模块中定义了输出的数据列表,输出文件为.fit 为后缀的文本文件。

案例 2

患者,男性,62 岁,体重 68 kg,胶质瘤手术后 3 天出现高烧,剧烈头痛和颈部僵硬,进一步根据脑脊液标本诊断为开颅术后脑膜炎。医生使用万古霉素和美罗培南控制感染。患者肌酐清除率为 45.7 mL/min(血清肌酐值 141.9 μmol/L)。根据已建立的群体药动学模型,结合患者的人口统计数据和给药信息估算万古霉素谷浓度。假定采样时间为上午 8:30(输注第五剂万古霉素前 30 min)。万古霉素给药方案为 500 mg、750 mg、1 000 mg、1 250 mg 和 1 500 mg (q12h.)时,在相应采样时间对应的预测浓度分别为 8.04 mg/L、12.05 mg/L、16.07 mg/L、20.09 mg/L 和 24.11 mg/L。基于以上预测,为使患者万古霉素的稳态谷浓度达到 15~20 mg/L,医生选择万古霉素 1 000 mg q12h. 的给药方案。

万古霉素给药两天后,在上午 8:25 采集患者血样,血药浓度监测结果显示万古霉素谷浓度为 26.0 mg/L,预测误差为 38.19%。因谷浓度高于 20 mg/L,肾损伤的风险,故调整给药方案。基于获得的血药浓度值,进一步采用贝叶斯法估计万古霉素谷浓度。

结果表明:万古霉素给药方案为 500 mg、750 mg、1 000 mg、1 250 mg 和 1 500 mg (q12h.)时,预测浓度分别为 18.51 mg/L、23.88 mg/L、29.26 mg/L、34.63 mg/L 和 40.00 mg/L。表 10-7 是预测万古霉素 500 mg q12h. 方案药物浓度的数据文件结

表 10 - 7　模拟数据集的基本结构（案例 2）

#ID	PID	DAT2	TIME	AMT	RATE	EVID	MDV	DV	AGE	WT	GEND	SCR	CLCR
#	Patient ID	y/m/d	clock time(24 h)	mg	mg/h	1 for dosing; 0 for sampling; 2 for predicting	missing DV	mg/L	year	kg	1 for male; 0 for female	μmol/L	mL/min
3	31	2016/5/15	9:00	1 000	1 000	1	1	.	62	68	1	141.9	45.7
3	31	2016/5/15	21:00	1 000	1 000	1	1	.	62	68	1	141.9	45.7
3	31	2016/5/16	9:00	1 000	1 000	1	1	.	62	68	1	141.9	45.7
3	31	2016/5/16	21:00	1 000	1 000	1	1	.	62	68	1	141.9	45.7
3	31	2016/5/17	8:25	.	.	0	0	26	62	68	1	141.9	45.7
3	31	2016/5/17	9:00	1 000	1 000	1	1	.	62	68	1	141.9	45.7
3	31	2016/5/17	21:00	1 000	1 000	1	1	.	62	68	1	141.9	45.7
3	31	2016/5/18	9:00	500	500	1	1	.	62	68	1	141.9	45.7
3	31	2016/5/18	21:00	500	500	1	1	.	62	68	1	141.9	45.7
3	31	2016/5/19	9:00	500	500	1	1	.	62	68	1	141.9	45.7
3	31	2016/5/19	21:00	500	500	1	1	.	62	68	1	141.9	45.7
3	31	2016/5/19	8:30	.	.	2	1	.	62	68	1	141.9	45.7

构。表 10 - 8 显示了 500 mg q12h. 调整给药方案下的 NONMEM 输出结果(后缀为.fit 的文件)。根据预测结果,最终选择万古霉素 500 mg q12h. 的给药方案。

表 10 - 8 调整给药方案为 500 mg q12h. 的 NONMEM 输出结果

TIME	AMT	CLCR	CL	V	IPRED	DV	PRED	RES	WRES
9:00	1 000	45.7	2.38	95.5	0.00	0.00	0.00	0.00	0.00
21:00	1 000	45.7	2.38	95.5	7.86	0.00	6.82	0.00	0.00
9:00	1 000	45.7	2.38	95.5	13.69	0.00	11.17	0.00	0.00
21:00	1 000	45.7	2.38	95.5	18.02	0.00	13.95	0.00	0.00
8:25	.	45.7	2.38	95.5	21.53	26.00	16.07	9.93	1.78
9:00	1 000	45.7	2.38	95.5	21.22	0.00	15.73	0.00	0.00
21:00	1 000	45.7	2.38	95.5	23.60	0.00	16.86	0.00	0.00
9:00	500	45.7	2.38	95.5	25.37	0.00	17.59	0.00	0.00
21:00	500	45.7	2.38	95.5	22.74	0.00	14.64	0.00	0.00
9:00	500	45.7	2.38	95.5	20.80	0.00	12.76	0.00	0.00
21:00	500	45.7	2.38	95.5	19.35	0.00	11.56	0.00	0.00
8:30	.	45.7	2.38	95.5	18.51	0.00	11.00	0.00	0.00

调整给药后 2 天,再次于上午 8:25 对患者进行采样,显示万古霉素谷浓度为 19.6 mg/L,预测误差为 5.56%。患者经 8 天的治疗后,体温逐渐恢复正常,无肾损害发生。

第 10 章第一节
代码示例

第二节 华 法 林

一、研究背景

华法林是全世界广泛应用的香豆素类口服抗凝药,适用于房颤、心脏瓣膜置换术后静脉血栓栓塞性疾病的抗凝治疗。华法林口服生物利用度高,服药后 3~9 h 达血浆峰浓度。蛋白结合率高达 97% ~ 99%。华法林主要通过肝微粒体酶细胞色素 P450 2C9 (CYP2C9)代谢,半衰期为 36~42 h。代谢产物无活性,主要通过肾脏排泄。华法林是维生素 K 的拮抗剂,可抑制维生素 K 环氧化物还原酶复合物亚基 1(VKORC1)的活性,从而抑制维生素 K 依赖性凝血因子 II、VII、IV、V 的合成。华法林的抗凝疗效存在明显滞后,约 5 天后达到最大抗凝效应。

研究表明,遗传多样性是造成华法林维持剂量个体差异的主要原因之一。*CYP2C9* 和 *VKORC1* 基因多态性可影响华法林药动学和药效学的过程。此外,年龄、体重、疾病状态、合用药物等亦可影响华法林的给药剂量。临床上常用国际标准化比值(INR)来衡量抗凝治疗的效果。目前,国内外指南对大多数疾病推荐的抗凝强度为 INR 2.0~3.0,超过该治疗窗会增加出血或发生血栓的风险。由于华法林的个体间和个体内的变异大且治疗窗窄,须密切监测 INR 并进行个体化治疗。

药物效应的滞后体现在药物效应的变化迟于血药浓度的变化,如图 10-8 所示。本节介绍了应用效应室模型,建立华法林的群体药动学-药效学模型的过程。

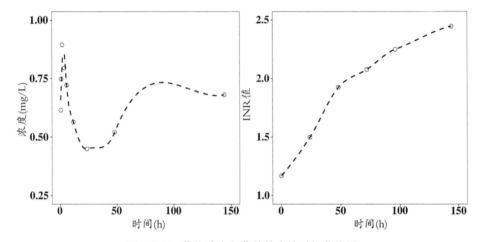

图 10-8 药物浓度和药效效应的时间曲线图

注:左,药物浓度-时间曲线图;右,药物效应(INR)-时间曲线图

二、试验设计

研究对象为接受华法林钠片抗凝治疗的患者,每 24 h 口服华法林钠片 1 次。患者于首次给药和给药 20 天后,在服药前和服药后 0.5、1、2、4、6、12 h 采集血样、测定华法林血浆药物浓度,并于首次给药前、多次给药后第 2、7、14、18、21 天服药前采集血样,测定血药浓度和 INR 值。此外,采集患者外周静脉血 2 mL,于 24 h 内提取 DNA,测定基因型。准确记录患者的性别、年龄、体重、服药剂量、服药时间、实验室检查结果、基因型检测结果、血药浓度监测结果及对应的 INR 值。本研究采用 HPLC 法测定华法林浓度,线性范围为 0.048~2.5μg/mL;限制性片段长度多态性聚合酶链反应(PCR - RFLP)法测定 *CYP2C9 * 3* 及 *VKORC1 - 21639G/A* 基因型。

三、数据探索性分析

建模数据集包含了 144 个受试者的 2 592 个血药浓度观测值和 1 584 个 INR 观测值,表 10-9 显示受试者的人口统计学特征及遗传学信息。

表 10-9 受试者的人口统计学特征

	例数/均值±标准差[a]	范围/比例
病例数(例)	144	/
性别(男/女)	72/72	/

续　表

	例数/均值±标准差*	范围/比例
年龄(year)	46.11±11.11	26~82
体重(kg)	67.07±14.35	28~109
给药剂量(例)		
2 mg	48	33.33%
3 mg	48	33.33%
4 mg	24	16.67%
5 mg	24	16.67%
基因多态性		
CYP2C9		/
*1/*1	130	90.28%
*1/*3	14	9.72%
*3/*3	0	0%
VKORC1		/
AA	121	84.03%
GA + GG	23	15.97%

研究者根据完整的给药记录,编写数据文件(参照表 10-10)。在此过程中应注意以下内容:

(1) DVID 为指示变量,1 为药动学观测值即血药浓度,2 为药效学观测值即 INR 监测值,0 为给药事件;

(2) *CYP2C9* 指 CYP2C9 的基因型,1 为 *1/*1,2 为 *1/*3;*VKOR* 指 *VKORC1* 的基因型,1 为 *VKORC1-1639AA*,2 为 *VKORC1-1639GA*;由于 *VKORC1-1639GG* 型样本量仅为 1 例,合并在 *GA* 型中。

(3) SEX 指患者的性别,1 为男性,0 为女性。

然后,绘制性别、年龄、体重等协变量的分布图(图 10-9、图 10-10),检视数据的分布情况。由图 10-9 可见体重和年龄基本呈正态分布。分类变量图显示,男女比例相近,患者大部分给予 2~3 mg 剂量,*CYP2C9* 基因型以 *1/*1 为主。

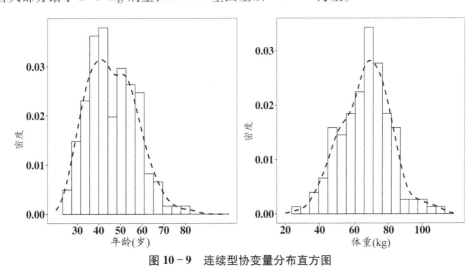

图 10-9　连续型协变量分布直方图

表 10 – 10　数据文件编制模板

#ID	TIME	DV	AMT	DOSE	MDV	ADDL	II	DVID	WT	AGE	SEX	CYP2C9	VKOR
#Patient ID	time	mg/L (or non-dimensional)	Amount	Amount (as covariate)	Missing DV	Additional doses	h	0 for dosing; 1 for PK observation; 2 for INR observation	kg	year	1 for male; 0 for female	1 for *1/*1; 2 for *1/*3	1 for 1639AA; 2 for 1639AG or 1639GG
1	0	0	2	2	1	20	24	0	66.7	50	1	1	1
1	0	0.453 01	0	2	0	0	0	2	66.7	50	1	1	1
1	0.5	0.269 92	0	2	0	0	0	1	66.7	50	1	1	1
1	1	0.573 92	0	2	0	0	0	1	66.7	50	1	1	1
1	2	0.475 37	0	2	0	0	0	1	66.7	50	1	1	1
1	4	0.369 04	0	2	0	0	0	1	66.7	50	1	1	1
1	6	0.158 69	0	2	0	0	0	1	66.7	50	1	1	1
1	12	0.423 92	0	2	0	0	0	1	66.7	50	1	1	1
1	24	0.253 46	0	2	0	0	0	1	66.7	50	1	1	1
1	24	1.140 3	0	2	0	0	0	2	66.7	50	1	1	1
1	48	0.648 97	0	2	0	0	0	1	66.7	50	1	1	1
1	48	2.081 1	0	2	0	0	0	2	66.7	50	1	1	1
1	72	1.549 7	0	2	0	0	0	2	66.7	50	1	1	1
1	96	1.714 3	0	2	0	0	0	2	66.7	50	1	1	1
...													

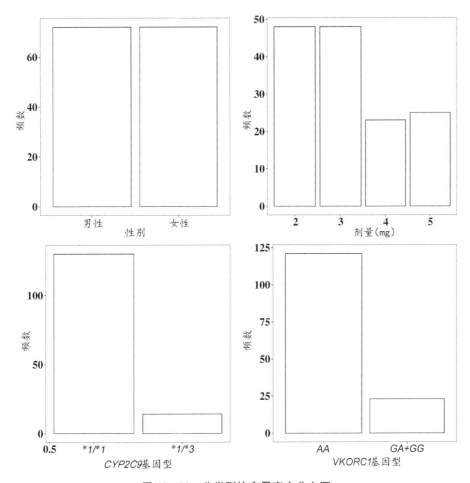

图 10 - 10　分类型协变量直方分布图

四、基础模型

根据文献报道,华法林的药动学符合一房室模型,药效学效应 INR 与效应室内瞬时华法林浓度之间的关系符合 E_{max} 模型。因此,本例中采用了一房室加效应室的结构来构建华法林的药动学和药效学模型。此外,药动学和药效学参数的个体间变异均选择指数模型;药动学模型的残差变异选择结合型模型,而药效学模型的残差变异选用加和型模型。

NONMEM 中无一房室加效应室的内置模型,但可通过 ADVAN4 TRANS4 模块实现。模型结构图见图 10 - 11。假定两房室模型的周边室分布容积远远小于中央室分布容积,可将周边室作为效应室。与采用微分方程的模型相比,可以大大减少计算时间。假设效应室的分布容积极小,并可忽略,用来描述机体对药物反应的延迟。此外,与中央室相比,效应室中的药物量通常很少。因此,效应室对中央室药物的药动学过程的影响可忽略不计,二室模型的中央室对应的微分方程中 $k_{32} * A(3)$ 和 k_{23} 两项可以近似为 0,实现了效应室模型的构建。

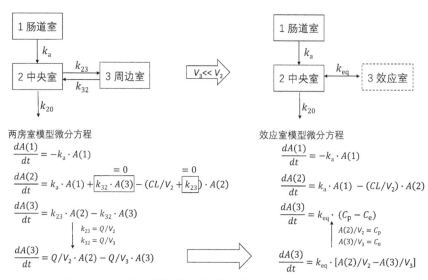

图 10-11　华法林的药动学-药效学的模型结构及微分方程

$A(x)$ 表示 x 房室中的药量;k_a:吸收速率常数;k_{20}:消除速率常数,$k_{20} = CL/V_2$;V_2、V_3:中央室、周边室/效应室的表观分布容积;C_p、C_e:中央室、效应室中的药物浓度;k_{23}、k_{32}:中央室和周边室转运的一级速率常数;k_{eq}:效应室和中央室之间的药物平衡速率常数。

基础模型的控制文件代码如下。运行基础模型后,参数估算结果见表 10-11,拟合优度如图 10-12、图 10-13 所示。

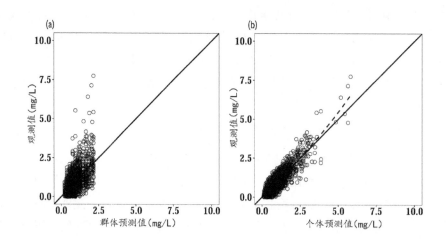

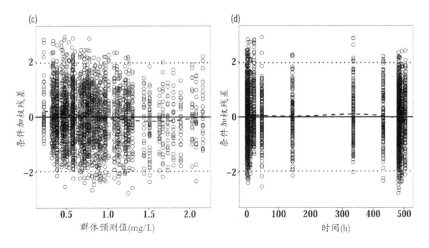

图 10 - 12　基础模型的药动学拟合优度图

注：（a）观测值-群体预测值的散点图；（b）观测值-个体预测值的散点图；（c）条件加权残差-群体预测值的散点图；（d）条件加权残差-时间的散点图。实线为参考线、虚线为 LOESS 趋势线

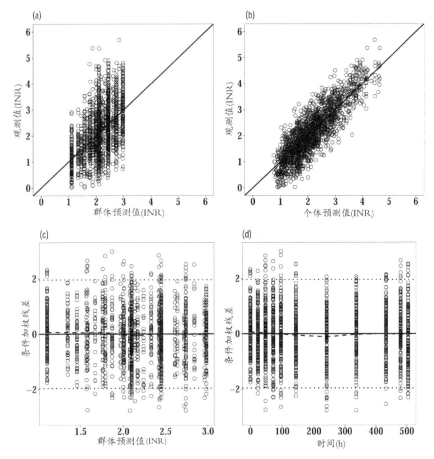

图 10 - 13　基础模型的药效学拟合优度图

注：（a）观测值-群体预测值的散点图；（b）观测值-个体预测值的散点图；（c）条件加权残差-群体预测值的散点图；（d）条件加权残差-时间的散点图。实线为参考线、虚线为 LOESS 趋势线

表 10 - 11　基础模型和最终模型的参数估算表

	基 础 模 型			最 终 模 型		
	估算值	相对标准误差(%)	95%置信区间	估算值	相对标准误差(%)	95%置信区间
参数						
$CL/F(\mathrm{L/h})$	0.136	3.6	0.126~0.146	0.135	3.1	0.127~0.143
WT on CL	/	/	/	0.786	13.7	0.574~0.998
$CYP2C9$ on CL	/	/	/	1.93	11.3	1.503~2.357
$V/F(\mathrm{L})$	3.68	3.4	3.437~3.923	3.67	3.4	3.427~3.913
$k_{a}(\mathrm{h^{-1}})$	2	7	1.726~2.274	1.99	7	1.718~2.262
S_0	1.11	3.8	1.028~1.192	1.11	3.7	1.03~1.19
E_{max}	4.63	9.7	3.752~5.508	4.63	9.2	3.793~5.467
$EC_{50}(\mathrm{mg/L})$	2.19	15.9	1.508~2.872	2.43	14.9	1.72~3.14
$VKOR$ on EC_{50}	/	/	/	0.534	13.7	0.39~0.678
k_{eq}	0.0178	13.7	0.013~0.023	0.0179	13.6	0.013~0.023
个体间变异						
$CL(\%)$	42	6.6	/	33.8	6.4	/
$V(\%)$	31.3	6.8	/	31.2	6.8	/
$k_a(\%)$	29.8	49.2	/	29.2	50.9	/
$S_0(\%)$	26.5	14.4	/	25.7	14.8	/
$EC_{50}(\%)$	55.4	14.4	/	50.3	14.6	/
$k_{eq}(\%)$	38.3	40.1	/	40.7	34	/
残差						
$RUV\_CV(\%)$	26.7	11.2	/	26.7	11.4	/
$RUV\_SD(\mathrm{mg/L})$	0.0455	11.1	/	0.0454	11.3	/
INR_ADD	0.302	3.8	/	0.302	3.7	/

注：CL/F，表观清除率；V/F，表观分布容积；k_a，吸收速率常数；S_0，INR 基线；E_{max}，最大效应；EC_{50}，半数最大药效浓度；k_{eq}，中央室与效应室之间的转运速率常数。RUV_CV，药动学模型比例型误差；RUV_SD，药动学模型加和型误差；INR_ADD，药效学模型加合型误差；WT on CL，体重对清除率的影响参数；$CYP2C9$ on CL，$CYP2C9$ 基因多态性对清除率的影响参数；$VKOR$ on EC_{50}，$VKORC1$ 基因多态性对 EC_{50} 的影响参数。

```
$PROB ka1_ce_emax_ADVAN4

$INPUT ID TIME DV AMT DOSE MDV ADDL II DVID WT AGE SEX CYP2C9 VKOR

$DATA example10-4.csv IGNORE=C

$SUBR ADVAN4 TRAN4

$PK

    CL=THETA(1)* EXP(ETA(1))

    V=THETA(2)* EXP(ETA(2))

    KA=THETA(3)* EXP(ETA(3))

    S0=THETA(4)* EXP(ETA(4))      ;基线 INR

    EMAX=THETA(5)                 ;最大效应

    EC50=THETA(6)* EXP(ETA(5))    ;半数最大药效浓度

    KEQ=THETA(7)* EXP(ETA(6))     ;中央室和药效室之间的转运速率

    S2=V

    V2=V
```

```
    V3=V2* 0.0001                   ;假定效应室分布容积远远小于中央室

    Q=V3* KEQ

$ERROR

    CP=F                            ;中央室浓度预测值

    CE=A(3)/V3                      ;效应室浓度预测值

    PD=S0 + EMAX* CE/(EC50+CE)

    IF (DVID.LE.1) THEN

        IPRED=CP

        Y=CP* (1+ERR(1)) + ERR(2)

    ENDIF

    IF (DVID.EQ.2) THEN

        Y=PD + ERR(3)

        IPRED=PD

    ENDIF

$THETA

    (0.01,0.15,1)                   ; 清除率

    (0.01,4.5,20)                   ; 表观分布容积

    (0.01,2,14)                     ; 吸收速率常数

    (0.01,1.16,200)                 ; INR 基线值

    (0.01,4,100)                    ; 最大效应值

    (0.01,0.35,100)                 ; 半数最大效应时的浓度

    (0.0001,0.014,100)              ; 中央室与效应室之间的转运速率

$OMEGA

    0.017                           ; 清除率的个体间变异

    0.012                           ; 表观分布容积的个体间变异

    0.1                             ; 吸收速率常数的个体间变异

    0.06                            ; INR 基线值的个体间变异

    0.005                           ; 半数最大效应浓度的个体间变异

    0.017                           ; 转运速率 KEQ 的个体间变异

$SIGMA

    0.18                            ; 药动学模型的比例型误差

    0.16                            ; 药动学模型的加和型误差

    2                               ; 药效学模型的加和型误差

$EST METHOD=COND INTER MAX=9990 SIG=3 PRINT=1 NOABORT

$COV
```

```
$TABLE ID TIME DVID MDV DOSE CP CE PD IPRED PRED Y CWRES ONEHEADER
NOPRINT FILE=res2.fit
```

五、协变量模型

绘制基础模型参数的个体间变异与各协变量间的相关性图(图 10-14)。考察性别、年龄、体重、CYP2C9 和 VKORC1 基因型等对表观清除率(CL/F)及 EC_{50} 的影响。由图可见：体重、CYP2CP9 基因型与 CL/F 有显著相关性、VKORC1 基因型与 EC_{50} 之间也可见显著相关性。

然后,应用前向纳入-逆向剔除法进一步确定上述协变量对参数的影响。前向纳入的标准为 OFV 下降>6.63 ($p<0.01$, $df=1$),逆向剔除的标准为 OFV 上升>7.88 ($p<0.005$, $df=1$)。详细的协变量筛选过程总结在表 10-12 中。

表 10-12　前向纳入和逆向剔除过程

模型编号	说　　　　明	目标函数值	Δ 目标函数值	p 值
前向纳入				
1	基础模型	-2 743.47	/	/
2	模型 1+CYP2C9 对药物清除率的影响	-2 771.51	-28.0	<0.001
3	模型 2+体重对药物清除率的影响	-2 803.84	-32.3	<0.001
4	模型 3+VKORC1 对 EC_{50} 的影响	-2 822.76	-18.9	<0.001
逆向剔除				
5	模型 4-CYP2C9 对药物清除率的影响	-2 786.40	36.4	<0.001
6	模型 4-体重对药物清除率的影响	-2 790.30	32.5	<0.001
7	模型 4-VKORC1 对 EC_{50} 的影响	-2 822.76	18.9	<0.001

在建模过程中首先纳入 CYP2C9 对 CL/F 的影响,然后是体重对 CL/F 的影响,最后是 VKORC1 对 EC_{50} 的影响。在逆向剔除法中没有协变量被剔除。基础模型中 CL/F 与 EC_{50} 的个体间变异分别为 42%与 55.4%(表 10-11),而引入协变量后,CL/F 与 EC_{50} 的个体间变异分别下降至 33.8%与 50.3%。此外,体重、CYP2C9 基因型与 CL/F 个体间变异散点图、VKORC1 基因型与 EC_{50} 个体间变异散点图中,未见显著相关性。上述结果表明：体重、CYP2C9 与 VKORC1 基因型是影响华法林药动学-药效学的重要因素。

协变量筛选时,体重以 70 kg 进行中心化后纳入 CL/F 的估算。分类变量 CYP2C9 和 VKORC1 基因型通过幂函数方式加入模型参数的计算。

六、最终模型和模型评价

(一) 最终模型

最终模型公式如式 10-10~式 10-16 所示,体重和 CYP2C9 基因型对华法林的 CL/F

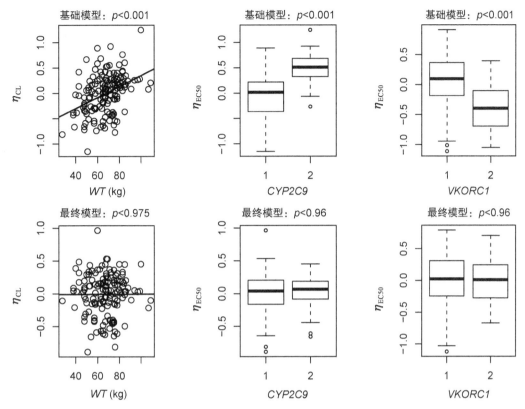

图 10 - 14　表观清除率的个体间变异(η_{CL})及 EC_{50} 的个体间变异(η_{EC50})与
　　　　　协变量之间的相关性图

存在显著影响,$VKORC1$ 基因型对其 EC_{50} 存在显著影响。模型参数的群体典型值及参数
变异的估算结果见表 10 - 11。

$$CL/F(\text{L/h}) = \begin{cases} 0.135 \times \left(\dfrac{WT}{70}\right)^{0.786} & CYP2C9*1/*3 \\[3mm] 0.135 \times \left(\dfrac{WT}{70}\right)^{0.786} \times 1.93 & CYP2C9*1/*1 \end{cases} \qquad (式 10 - 10)$$

$$V/F(\text{L}) = 3.67 \qquad (式 10 - 11)$$

$$k_a(\text{h}^{-1}) = 1.99 \qquad (式 10 - 12)$$

$$E_{max} = 4.63 \qquad (式 10 - 13)$$

$$EC_{50}(\mu\text{g/mL}) = \begin{cases} 2.43 & VKORC1 - 1\,639GA + GG \\ 2.43 \times 0.534 & VKORC1 - 1\,639AA \end{cases} \qquad (式 10 - 14)$$

$$k_{eq}(\text{h}^{-1}) = 0.017\,9 \qquad (式 10 - 15)$$

$$S_0 = 1.11 \qquad\qquad (\text{式 } 10-16)$$

其中，CL 为清除率；WT 为体重；EC_{50} 为半数最大效应浓度。

最终模型的控制文件代码如下：

```
$PROB ka1_ce_emax_ADVAN4
$INPUT ID TIME DV AMT DOSE MDV ADDL II DVID WT AGE SEX CYP2C9 VKOR
$DATA example10-5.csv IGNORE=C
$SUBR ADVAN4 TRAN4
$PK
  CL=THETA(1)* (WT/70)** THETA(8)* THETA(9)** (CYP2C9-1)* EXP(ETA
  (1))
                                ;清除率引入协变量体重和 CYP2C9 基因型
   V=THETA(2)* EXP(ETA(2))
   KA=THETA(3)* EXP(ETA(3))
   S0=THETA(4)* EXP(ETA(4))
   EMAX=THETA(5)
   EC50=THETA(6)* EXP(ETA(5))* THETA(10)** (VKOR-1)
                              ;半数最大效应浓度引入协变量 VKORC1 基因型
   KEQ=THETA(7)* EXP(ETA(6))
   S2=V
   V2=V
   V3=V2* 0.0001            ;假定效应室分布容积远远小于中央室
   Q=V3* KEQ
$ERROR
   CP=F
   CE=A(3)/V3
   PD=S0 + EMAX* CE/(EC50+CE);Emax 模型
   IF (DVID.LE.1) THEN
   IPRED=CP
   Y=CP* (1+ERR(1)) + ERR(2)
   ENDIF
   IF (DVID.EQ.2) THEN
     Y=PD + ERR(3)
       IPRED=PD
   ENDIF
$THETA
```

```
    (0.01,0.15,1)                    ;清除率
    (0.01,4.5,20)                    ;表观分布容积
    (0.01,2,14)                      ;吸收速率常数
    (0.01,1.16,200)                  ;INR 基线值
    (0.01,4,100)                     ;最大效应值
    (0.01,0.35,100)                  ;半数最大效应时的浓度 EC50
    (0.0001,0.014,100)               ;中央室与效应室之间的转运速率
    (0.0001,0.75,100)                ;体重对清除率的影响
    (0.0001,2,100)                   ;CYP2C9 基因型对清除率的影响
    (0.0001,0.65,100)                ;VKORC1 基因型对 EC50 的影响
$OMEGA
    0.017                            ;清除率的个体间变异
    0.012                            ;表观分布容积的个体间变异
    0.1                              ;吸收速率常数的个体间变异
    0.06                             ;INR 基线值 S0 的个体间变异
    0.005                            ;半数最大效应浓度的个体间变异
    0.017                            ;转运速率 KEQ 的个体间变异
$SIGMA
    0.18                             ;药动学模型的比例型误差
    0.16                             ;药动学模型的加和型误差
    2                                ;药效学模型的加和型误差
$EST METHOD=COND INTER MAX=9990 SIG=3 PRINT=1 NOABORT
$COV
$TABLE ID TIME DVID DOSE CP CE PD IPRED PRED Y CWRES ONEHEADER
 NOPRINT FILE=warfarin.fit
```

（二）模型评价

模型评价采用拟合优度诊断图和可视化预测检验法。

最终模型的拟合优度图如图 10 - 15、图 10 - 16 所示。观测浓度与个体预测浓度、群体预测浓度的散点图中,在参考线两侧均匀对称分布,群体预测浓度分布变异明显改善。两个模型的条件加权残差大多分布在 ±2 之间,不随浓度或 INR、时间的变化而发生显著变化,表明模型拟合度佳。

最终模型的 VPC 结果如图 10 - 17 所示,药动学与药效学模型,尤其是药效学各时相下,模拟数据与观测数据相匹配。说明最终模型具有良好的预测性能。

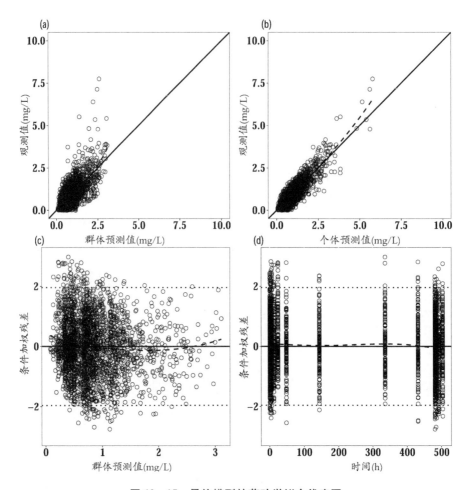

图 10－15　最终模型的药动学拟合优度图

注：（a）观测值-群体预测值的散点图；（b）观测值-个体预测值的散点图；（c）条件加权残差-群体预测值的散点图；（d）条件加权残差-时间的散点图。实线为参考线、虚线为 LOESS 趋势线

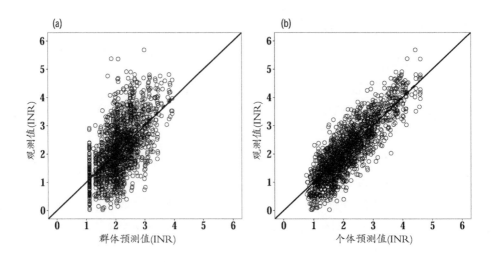

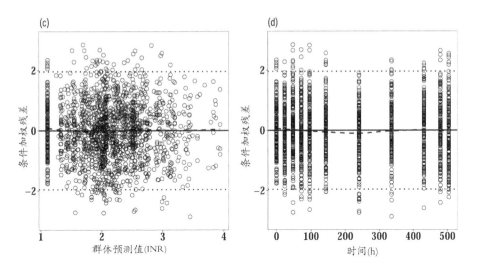

图 10 - 16　最终模型的药效学拟合优度图

注：(a) INR 观测值-群体预测值的散点图；(b) INR 观测值-个体预测值的散点图；(c) 条件加权残差-群体预测值的散点图；(d) 条件加权残差-时间的散点图。实线为参考线、虚线为 LOESS 趋势线

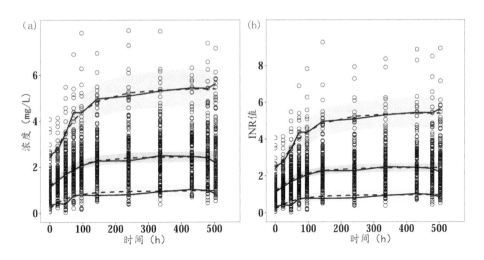

图 10 - 17　最终模型的可视化预测检验图(VPC)

注：圆圈为个体的观测值，虚线分别为模拟数据的 5%、50% 和 95% 分位数线，阴影为相对应的 95% 置信区间，实线分别为观测值的 5%、50% 和 95% 分位数线

最终模型的 NPDE 结果如图 10 - 18 和 10 - 19 所示，药动学和药效学的 NPDE 基本符合正态分布，预测浓度和药效学指标 INR 值的 NPDE 均随机分布在参考线附近，且大多数在可接受的范围内(±2)。药动学、药效学模型的全局调整 p 值分别为 0.796、1，说明最终模型的预测性能良好。

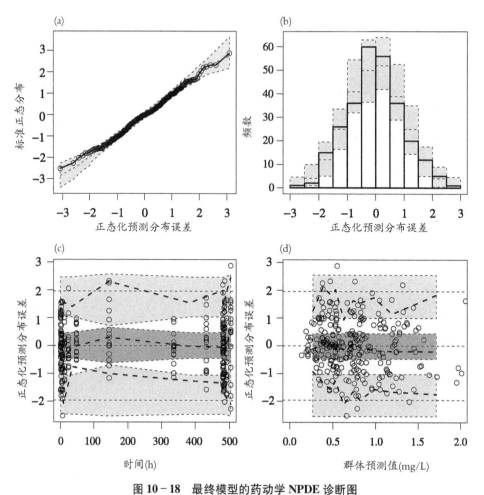

图 10 - 18　最终模型的药动学 NPDE 诊断图

注:(a) NPDE 标准正态分布的 Q - Q 图;(b) NPDE 直方分布图;(c) NPDE 对时间的散点图;
(d) NPDE 对群体预测值的散点图

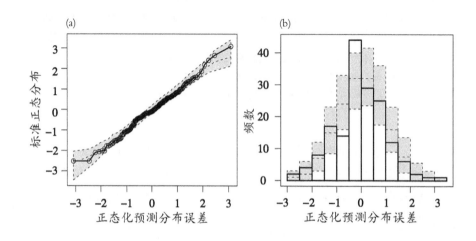

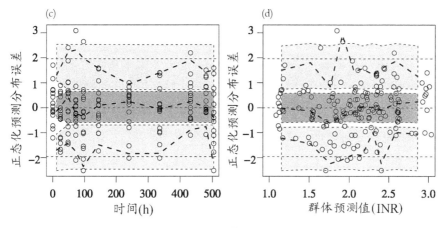

图 10 - 19　最终模型的药效学 NPDE 诊断图

注:(a) NPDE 标准正态分布 Q - Q 图;(b) NPDE 直方分布图;(c) NPDE 对时间的散点图;(d) NPDE 对群体预测值的散点图

七、结论

通常采用微分方程构建复杂模型,尤其多剂量给药且采样时间跨度长的药动学-药效学模型时,计算耗时比较多,且不容易拟合成功。在本例中对药动学及药效学数据采用了一步法同时建模和拟合。也可以采用分步的方式,先进行药动学的建模,再将药动学模型参数代入药效学模型中,拟合药效学参数。

本例中,采用了内置 `ADVAN4` 模块,使计算量大幅度降低。最终模型同基础模型相比,拟合有显著改善且解释了药动学和药效学参数的部分变异。分类型协变量参数的 95% 置信区间不包括 1,连续型协变量参数的 95% 置信区间不包括 0,表明筛选的协变量结果是可靠的。本例可为类似的群体药动学和药效学研究提供参考。

第 10 章第二节
代码示例

第三节　丙　戊　酸

一、研究背景

丙戊酸是常用的一线广谱抗癫痫药物,用于多种癫痫发作类型的治疗,包括全面性和部分性癫痫,尤其是失神发作、肌阵挛发作、失张力发作和混合性发作等。丙戊酸口服吸收完全且迅速,进入体内后主要与白蛋白结合(>90%),且随血药浓度升高蛋白结合呈现饱和模式。丙戊酸约 97% 经肝脏代谢,主要包括 3 条代谢途径:Ⅰ 相线粒体内 β-氧化、CYP 450 酶的代谢和 Ⅱ 相尿苷酸二磷酸葡萄糖醛酸酶的转化。代谢物主要通过肾脏排出体外。丙戊酸的个体间和个体内的药动学变异大,治疗窗窄,一般为 50~100 mg/L,常须治疗药物监测和个体化给药。

抗癫痫药物治疗需要长期甚至终身治疗。依从性是癫痫药物治疗中不容忽视的问题。由于长期用药,患者发生晚服药或漏服药的情况是难以避免的。国外研究显示,超过70%的成人癫痫患者曾有漏服药的经历。儿童癫痫患者的依从性不佳情况也普遍存在。2011年,美国医学会杂志(JAMA)发表的研究显示:58%新诊断的癫痫患儿在最初治疗的6个月内存在依从性问题。国内首都儿科研究所的研究结果显示:31.2%的患者曾发生停药,60.2%的患者曾漏服药。北京大学第一医院的研究显示:癫痫患儿中依从性不佳者占34.6%。

晚服药或漏服药可致血药浓度低于治疗范围,从而增加癫痫发作的风险。然而不合适的补救剂量可能导致血药浓度高于治疗范围,从而发生明显毒性反应。在患者中开展前瞻性的研究,考察不同补救方案的治疗效果,需使患者晚服药或漏服药物,有悖于伦理学原则,难以实施。回顾性研究则难以获取准确的晚服药或漏服药信息,更难以获取发生此类事件时的血药浓度检测结果。因此,回顾性研究也难以开展相关分析、获得可靠的结果。基于群体药动学的建模和模拟为解决上述问题提供了强有力的手段。

以下将介绍采用已报道的群体药动学研究,模拟患者在常见晚服药或漏服药场景下的血药浓度波动情况,并设计相应的补救给药方案。

二、试验设计

根据已建立的丙戊酸群体药动学模型,模拟儿童癫痫患者在不同场景下晚服药或漏服药时的血药浓度随时间的变化情况。考察相应的补救剂量并遴选出最佳方案,使血药浓度尽快回复至治疗范围内。

本案例中,采用了2008年国际抗癫痫联盟(ILAE)和2018年《治疗药物监测杂志》(*Therapeutic Drug Monitoring*)发表的抗癫痫药物临床监测指南推荐的"个体治疗浓度"(individual therapeutic concentration),即患者癫痫得到控制且无显著不良反应时的血药浓度。据此,本研究中将多次服药后达稳态的药-时曲线的第5和第95百分位数($P_5 \sim P_{95}$)浓度范围定义为患者的个体治疗范围,见图10-20。

三、试验人群及给药方案

本试验根据丙戊酸药品说明书和一般人群特征,设置常见典型病例和给药方案场景,见表10-13。

假设患者给予某给药方案,癫痫发作已得到完全控制且无明显不良反应。患者发生晚服药或漏服药时,可立即服用补救剂量,并于下次计划服药时间正常服药。模拟的晚服药和漏服药场景见图10-21。

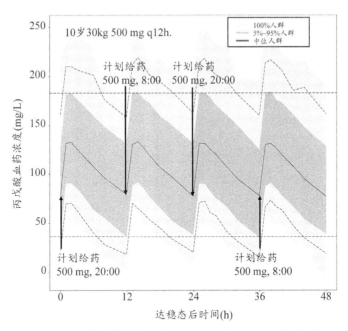

图 10 - 20 30 kg 的儿童服用丙戊酸 500 mg q12h. 完全依从时的药-时曲线

表 10 - 13 典型病例及给药方案

年龄(岁)	体重(千克)	给药剂量(mg)	给药间隔	剂 型
0.7	8	120	q12h.	糖浆剂
5	16	240	q12h.	糖浆剂
6	20	500	q24h.	缓释片
10	30	500	q12h.	缓释片

注:q12h.,每 12 h 给药一次;q24h.,每 24 h 给药一次。

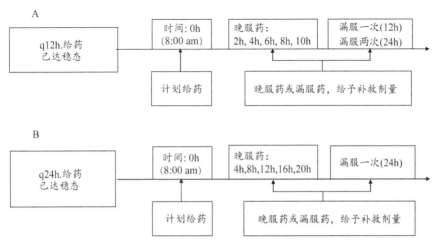

图 10 - 21 晚服药和漏服药的模拟场景

如 q12h. 方案,假设患者分别于 8:00 和 20:00 服药,模拟晚服药 2 h(10:00)、4 h(12:00)、6 h(14:00)、8 h(16:00)、10 h(18:00)、漏服一次(20:00)或漏服两次(次日 8:00)的场景。

又如 q24h. 方案,患者于 8:00 服药,模拟晚服药 4 h(12:00)、8 h(16:00)、12 h(20:00)、16 h(24:00)、20 h(次日 04:00)或漏服一次(次日 8:00)的场景。

四、群体药动学模型及其控制文件

根据 Serrano 等基于 255 例儿童癫痫患者建立的丙戊酸群体药动学模型,进行相关模拟。该研究采用了一级吸收和消除的一房室结构模型。模型的计算公式和模型参数见下式(式 10 - 17~式 10 - 19)。

$$k_a(\mathrm{h}^{-1}) = 1.9 \qquad\qquad (式 10 - 17)$$

$$CL/F\ (\mathrm{L/h}) = 0.012 \times WT^{0.715} \times TDD^{0.306} \times 1.359^{CBZ} \qquad (式 10 - 18)$$

$$V/F(\mathrm{L}) = 0.24 \times WT \qquad\qquad (式 10 - 19)$$

其中 k_a 为吸收速率常数,CL/F 为表观清除率,V/F 为表观分布容积,WT 为体重(kg),TDD 为丙戊酸日剂量[mg/(kg·d)],CBZ 为卡马西平(合用为 1,未合用为 0)。清除率的个体间变异 $CV\%$ 为 21.5%,残差变异为 15.6 mg/L。

根据文献报道的模型,编写产生模拟数据的控制文件,代码如下:

```
$PROBLEM Simulation
$INPUT ID DAY TIME DV AMT II ADDL MDV WT TDD AGE CBZ
$DATA example 10 - 6.CSV  IGNORE = #
$SUBROUTINE ADVAN2 TRANS2
$PK
    TVCL  = THETA(1) * WT** THETA(2) * TDD** THETA(3) *
            THETA(4) ** CBZ
    TVV   = THETA(5) *  WT
    KA    = 1.9
    CL    = TVCL *  EXP(ETA(1))
    V     = TVV
    S2    = V
$ERROR
    IPRED = F
    IRES  =  DV - IPRED
    DEL   = 0
    IF (DV .EQ. 0) DEL=1
```

```
    IWRES = (1-DEL) * IRES / (DV + DEL)
    Y       = F + EPS(1)
$THETA
    0.012       ; 表观清除率的典型值
    0.715       ; 体重对表观清除率的影响
    0.306       ; 日剂量对表观清除率的影响
    1.359       ; 合用卡马西平对表观清除率的影响
    0.24        ; 表观分布容积的典型值
$OMEGA
    0.046       ; 表观清除率的个体间变异
$SIGMA
    243.36      ;加和型误差
$SIMULATION (1234567) ONLYSIM SUBPROBLEM=1000
                ;产生 1000 个虚拟患者,种子数为 1234567
$TABLE ID TIME CL MDV NOPRINT NOHEAD FILE=s1.fit
```

五、模拟数据集

以 10 岁 30 kg 的儿童为例,单药服用丙戊酸 500 mg q12h.,若漏服一次丙戊酸,并在下次计划服药时间进行补救,用于模拟的数据集如表 10 – 14 所示。首先,患者连续服用 20 天,血药浓度达到稳态水平。第 20 天 20:00(TIME = 492 h)时漏服药,然后在第 21 天 8:00(TIME = 504 h)服用 750 mg 丙戊酸进行补救。之后在 20:00(TIME = 516 h)恢复 500 mg q12h.给药。

表 10 – 14　30 kg 的儿童服用丙戊酸 500 mg q12h. 漏服一次时补救 750 mg 的数据集

#ID	DAY	TIME	DV	AMT	II	ADDL	MDV	WT	TDD	AGE	CBZ
1	1	0	.	500	12	40	1	30	33.33	10	0
1	20	480	0	0	0	0	0	30	33.33	10	0
1	20	481	0	0	0	0	0	30	33.33	10	0
1	20	482	0	0	0	0	0	30	33.33	10	0
1	20	483	0	0	0	0	0	30	33.33	10	0
1	20	484	0	0	0	0	0	30	33.33	10	0
1	20	486	0	0	0	0	0	30	33.33	10	0
1	20	488	0	0	0	0	0	30	33.33	10	0
1	20	491.9	0	0	0	0	0	30	33.33	10	0
1	20	492	0	0	0	0	0	30	33.33	10	0
1	20	493	0	0	0	0	0	30	33.33	10	0
1	20	494	0	0	0	0	0	30	33.33	10	0

续 表

#ID	DAY	TIME	DV	AMT	II	ADDL	MDV	WT	TDD	AGE	CBZ
1	20	495	0	0	0	0	0	30	33.33	10	0
1	20	496	0	0	0	0	0	30	33.33	10	0
1	20	498	0	0	0	0	0	30	33.33	10	0
1	20	500	0	0	0	0	0	30	33.33	10	0
1	20	503.9	0	0	0	0	0	30	33.33	10	0
1	21	504	0	750	0	0	1	30	33.33	10	0
1	21	505	0	0	0	0	0	30	33.33	10	0
1	21	506	0	0	0	0	0	30	33.33	10	0
1	21	507	0	0	0	0	0	30	33.33	10	0
1	21	508	0	0	0	0	0	30	33.33	10	0
1	21	510	0	0	0	0	0	30	33.33	10	0
1	21	512	0	0	0	0	0	30	33.33	10	0
1	21	515.9	0	0	0	0	0	30	33.33	10	0
1	21	516	0	500	0	0	1	30	33.33	10	0
1	21	517	0	0	0	0	0	30	33.33	10	0
1	21	518	0	0	0	0	0	30	33.33	10	0
1	21	519	0	0	0	0	0	30	33.33	10	0
1	21	520	0	0	0	0	0	30	33.33	10	0
1	21	522	0	0	0	0	0	30	33.33	10	0
1	21	524	0	0	0	0	0	30	33.33	10	0
1	21	528	0	0	0	0	0	30	33.33	10	0

六、模拟结果

运行上述控制文件后,将生成.fit 为后缀的数据列表文件。文件中包含了 1 000 名虚拟患者的血药浓度随时间变化的信息。表 10-15 呈现了其中一名患者的血药浓度经时变化情况。为使后续数据读取更加便利,模拟时未指定输出表头信息。此外,数据的输出格式与控制文件中 $TABLE 模块相对应($TABLE ID TIME CL MDV NOPRINT NOHEAD FILE=s1.fit)。变量输出的顺序依次为 ID、TIME、CL、MDV,以及默认附加输出的 DV、PRED、RES 和 WRES。当 MDV=1 时,对应的数据记录为给药记录,无预测浓度值。

表 10-15　模拟生成的结果文件

ID	TIME	CL	MDV	DV	PRED	RES	WRES
1	0	0.483	1	0	0	0	0
1	480	0.483	0	77.644	75.653	1.991	0
1	481	0.483	0	102.32	128.55	−26.222	0
1	482	0.483	0	103.64	130.13	−26.489	0
1	483	0.483	0	108.28	124.39	−16.105	0
1	484	0.483	0	97.809	117.87	−20.056	0

续 表

ID	TIME	CL	MDV	DV	PRED	RES	WRES
1	486	0.483	0	99.359	105.52	-6.162	0
1	488	0.483	0	76.373	94.443	-18.07	0
1	491.9	0.483	0	64.794	76.074	-11.279	0
1	492	0.483	0	102.4	75.653	26.744	0
1	493	0.483	0	36.323	71.571	-35.249	0
1	494	0.483	0	39.935	67.71	-27.775	0
1	495	0.483	0	29.473	64.057	-34.584	0
1	496	0.483	0	47.219	60.601	-13.382	0
1	498	0.483	0	36.219	54.238	-18.019	0
1	500	0.483	0	30.611	48.544	-17.932	0
1	503.9	0.483	0	33.264	39.102	-5.838	0
1	504	0.483	1	0	38.885	0	0
1	505	0.483	0	113.59	122.25	-8.657	0
1	506	0.483	0	105.58	128.44	-22.856	0
1	507	0.483	0	128.04	123.42	4.620	0
1	508	0.483	0	132.08	117.05	15.035	0
1	510	0.483	0	100.96	104.8	-3.843	0
1	512	0.483	0	69.761	93.801	-24.04	0
1	515.9	0.483	0	69.615	75.556	-5.942	0
1	516	0.483	1	0	75.138	0	0
1	517	0.483	0	113.97	128.06	-14.092	0
1	518	0.483	0	78.797	129.67	-50.874	0
1	519	0.483	0	111.79	123.95	-12.156	0
1	520	0.483	0	89.956	117.45	-27.497	0
1	522	0.483	0	52.53	105.15	-52.623	0
1	524	0.483	0	84.333	94.113	-9.780	0
1	528	0.483	0	66.427	75.388	-8.961	0

然后,采用 R 代码将生成的数据文件绘制为药-时曲线(图 10 - 22 的药-时曲线),进行更为直观的解读。R 语言绘图代码见下:

```
#读取文件,需根据文件实际位置修改路径
DATA<- read.delim(file='C:/ Simulation/S1.fit',
header=F,sep="", as.is=T)
#命名每一列,并选出 MDV=0 的观测数据
colnames(DATA)<-
c("ID","time","cl","mdv","dv","PRED","RES","WRES")
Select<- DATA $mdv==0
VPA <- DATA[Select,]
```

```
#计算 P₅₀、P₉₅、P₅、P₉₉.₅、P₀.₅ 及最大值和最小值
unix<-unique(VPA $ time)
dv1<-unique(VPA $ dv)
mymedian<-tapply(VPA $ dv,VPA $ time,quantile,prob=0.50,na.rm=T)
myupper<-tapply(VPA $ dv,VPA $ time,quantile,prob=0.95,na.rm=T)
mylower<-tapply(VPA $ dv,VPA $ time,quantile,prob=0.05,na.rm=T)
myupper1<-tapply(VPA $ dv,VPA $ time,quantile,prob=0.995,na.rm=T)
mylower1<-tapply(VPA $ dv,VPA $ time,quantile,prob=0.005,na.rm=T)
mymax<-tapply(VPA $ dv,VPA $ time,max,na.rm=T)
mymin<-tapply(VPA $ dv,VPA $ time,min,na.rm=T)
#绘制药-时曲线
plot(unix,mymedian,xlab="",
ylab="",ylim=range(mymin,mymax),col='white',type="n",xaxt="n",
yaxt="n")
polygon ( c ( unix, rev ( unix )), c ( mylower, rev ( myupper )), col =
'lightpink1',border = NA )
polygon ( c ( unix, rev ( unix )), c ( myupper, rev ( mymax )), col =
'mistyrose1',border = NA )
polygon ( c ( unix, rev ( unix )), c ( mymin, rev ( mylower )), col =
'mistyrose1',border = NA )
points(unix,mymedian,col='red3',type="l")
points(unix,mylower1,col='red',type="l",lty=5)
points(unix,myupper1,col='red',type="l",lty=5)
axis(side=1, c(480,492,504,516,528), tcl=-0.2, labels=FALSE)
axis(side=2, c(0,50,100,150,200,250),tcl=-0.2, labels=FALSE)
mtext("达稳态后时间 (h)", side=1, line=3.7, cex=2)
mtext("丙戊酸血药浓度 (mg/L)", side=2,line=4,cex=2)
mtext(c(0,12,24,36,48), side=1, las=1, at=c(480,492,504,516,
528), line=1, cex=2)
mtext(c(0,50,100,150,200,250), side=2, las=1,
at=c(0,50,100,150,200,250), line=0.5, cex=2,
abline(h=36,lty=5)
abline(h=182.9,lty=5)
```

图 10 - 22 中两条虚线之间的范围为个体治疗范围(36.0~182.9 mg/L)。患者漏服药物后(即距最后一次服药后 12 h),血药浓度低于治疗范围下限。在下次计划服药时间

（即距最后一次服药后 24 h）服用 750 mg 丙戊酸后，血药浓度快速回复至个体治疗范围。恢复正常给药后，也未见患者的血药浓度偏离个体治疗范围。

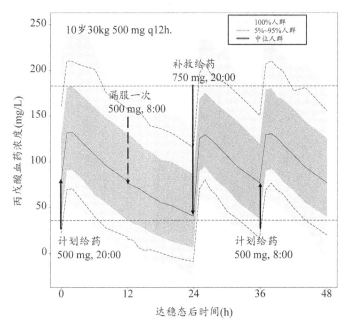

图 10-22　30 kg 的儿童服用丙戊酸 500 mg q12h. 漏服一次补救 750 mg 的药-时曲线

根据上述方法再分别模拟和绘制补救剂量为 500 mg 和 1 000 mg 方案的血药浓度的波动情况，结果见图 10-23 和 10-24。

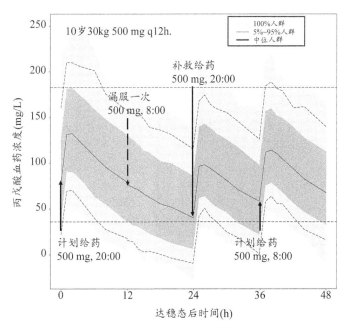

图 10-23　30 kg 的儿童服用丙戊酸 500 mg q12h. 漏服一次补救 500 mg 的药-时曲线

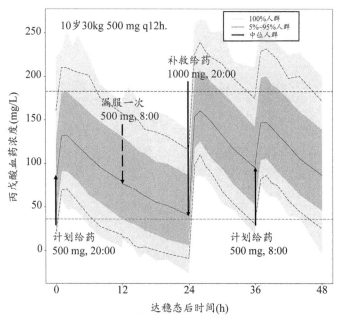

图 10-24　30 kg 的儿童服用丙戊酸 500 mg q12h. 漏服一次补救 1 000 mg 的药-时曲线图

由图可知,当患者漏服一次药物时,若补服 500 mg,患者血药浓度易低于治疗范围下限,若补服 1 000 mg,则血药浓度高于治疗范围上限的风险增加。因此,当患者 500 mg q12h. 漏服一次时,不能服用 500 或 1 000 mg 的补救剂量,可服用 750 mg 的补救剂量。这与丙戊酸说明书中"漏服药时不能服用双倍剂量"相符。但是,说明书中未提及具体的补救剂量。本研究显示:漏服一次时,服用 1.5 倍剂量可使患者血药浓度迅速回复至个体治疗窗。

七、剂量推荐

采用上述同样的方法,可考察不同年龄或体重的儿童患者在典型场景下的最佳补救剂量。推荐剂量可见表 10-16。

表 10-16　晚服漏服丙戊酸患儿的推荐补救方案

场　　景	补救给药方案
100~300 mg（糖浆剂）q12h.	
晚服药 0~4 h	立即给予 1 个剂量
晚服药 4~8 h	立即给予 2/3 个剂量
晚服药 8~12 h	立即给予 1/2 个剂量
漏服一次	在下个计划给药时间给予 1.5 个剂量
漏服两次	在下个计划给药时间给予 1.5 个剂量
500 mg（缓释片）q24h.	
晚服药 0~4 h	立即给予 1 个剂量
晚服药 4~12 h	立即给予 2/3 个剂量

续 表

场 景	补救给药方案
晚服药 12~24 h	立即给予 1/2 个剂量
漏服一次	在下个计划给药时间给予 1.5 个剂量
漏服两次	未考察漏服两次的情况
500 mg（缓释片）q12h.	
晚服药 0~4 h	立即给予 1 个剂量
晚服药 4~12 h	立即给予 1/2 个剂量
漏服一次	在下个计划给药时间给予 1.5 个剂量
漏服两次	在下个计划给药时间给予 1.5 个剂量

基于群体药动学原理,结合蒙特卡洛模拟,可为解决癫痫药物治疗中的实际问题,也可为其他无法通过临床研究解决的问题,提供研究的新方法和思路。

第 10 章第三节
代码示例

参考文献

丁俊杰. 癫痫患儿丙戊酸群体药动学及个体化给药应用研究. 复旦大学, 2013.

李月霞, 候丽娜, 冯妹娇, 等. 癫痫儿童用药依从性的调查分析: 全国儿科护理学术交流暨专题讲座会议论文汇编, 2007.

林荣芳, 林玮玮, 王长连, 等. 基于 NONMEM 法的华法林群体药动学/药效学模型研究. 药学学报, 2015 (10): 1280 - 1284.

梁爽, 毕野平, 张大华, 等. 癫痫患儿用药依从性及影响因素调查. 护理学杂志, 2007, 22(7): 43 - 44.

Lin W W, Wu W, Jiao Z, et al. Population pharmacokinetics of vancomycin in adult Chinese patients with post-craniotomy meningitis and its application in individualised dosage regimens. European Journal of Clinical Pharmacology, 2015, 72(1): 29 - 37.

Modi A C, Rausch J R, Glauser T A. Patterns of nonadherence to antiepileptic drug therapy in children with newly diagnosed epilepsy. JAMA, 2011, 305(16): 1669 - 1676.

Patsalos P N, Berry D J, Bourgeois B F, et al. Antiepileptic drugs: Best practice guidelines for therapeutic drug monitoring: A position paper by the subcommission on therapeutic drug monitoring, ILAE commission on therapeutic strategies. Epilepsia, 2008, 49(7): 1239 - 1276.

Patsalos P N, Spencer E P, Berry D J. Therapeutic drug monitoring of antiepileptic drugs in epilepsy: A 2018 update. Ther Drug Monit, 2018, 40(5): 526 - 548.

Serrano B B, Sanchez M J G, Otero M J, et al. Valproate population pharmacokinetics in children. Journal of Clinical Pharmacy and Therapeutics, 1999, 24(1): 73 - 80.

Wang C Y, Ding J J, Jiao Z. The effect of poor compliance on the pharmacokinetics of valproic acid in children with epilepsy using monte carlo simulation. Journal of Pharmacokinetics and Pharmacodynamics, 2015, 42: S61.

附 录

附录 *1* 分析计划书示例

根据 1999 年美国 FDA 颁布的《群体药动学的工业指南》、2007 年 EMA 颁布的《群体药动学报告指南》，现将群体研究的分析计划书大纲示例如下：

目录（正文、表、图和附录）

术语和缩略词

1. 简介
   1.1 研究背景
   1.2 研究目的
2. 数据的收集
   2.1 研究方案和研究对象
   2.2 给药方案
   2.3 采样方案
   2.4 生物样本的分析方法
   2.5 人口学及临床评估
   2.6 生物标志物或药效学终点指标的确定及采集方案
3. 分析数据集的建立
   3.1 使用的软件
   3.2 数据的入组和排除
   3.3 数据集的建立
   3.4 暴露量的计算
   3.5 协变量
       3.5.1 药动学协变量
       3.5.2 药效学协变量
   3.6 缺失数据、低于定量下限数据、异常数据的处理

附录2 群体药动学研究报告的大纲示例

根据 1999 年美国 FDA 颁布的《群体药动学的工业指南》、2007 年 EMA 颁布的《群体药动学报告指南》,现列举申报政府监管部门的研究报告的大纲示例如下:

签字页
研究声明
目录(正文、表和图)
缩略语表
1. 摘要
    1.1 目的
    1.2 试验设计和方法
    1.3 结果
    1.4 结论
2. 前言
    2.1 药物简介
    2.2 相关研究
        2.2.1 研究进展
        2.2.2 亟待解决的问题
3. 研究目的
4. 数据
    4.1 数据概况,包括前期的研究概况、相关研究数据的纳入和排出
    4.2 特殊数据的计算或转换方法
    4.3 数据的处理
        4.3.1 脱落数据
        4.3.2 缺失数据及填补
        4.3.3 低于定量下限的数据
        4.3.4 异常数据

4.4 最终数据集

5. 方法

   5.1 试验方案

      5.1.1 伦理

      5.1.2 研究对象、地点和时间

      5.1.3 给药方案及采样策略

      5.1.4 生物样品的测定方法

   5.2 软件与计算方法

      5.2.1 软件的名称、版本、开发者和网址

      5.2.2 估算方法

      5.2.3 建模相关的假设

   5.3 模型选择和优化的标准

   5.4 基础模型

      5.4.1 结构模型

      5.4.2 统计学模型

   5.5 协变量模型

      5.5.1 拟考察的协变量

      5.5.2 拟构建的协变量模型

      5.5.3 协变量模型的参数化方法及公式

      5.5.4 协变量筛选的步骤和纳入排除的标准

   5.6 模型评价

      5.6.1 模型评价方法

      5.6.2 模型评价的标准

   5.7 模型应用(模拟)

      5.7.1 拟选用的模拟方法和场景

      5.7.2 模拟的依据

6. 结果

   6.1 数据

      6.1.1 基本情况：受试者和观测浓度的数量、缺失和排除数据的情况

      6.1.2 人口统计学和临床实验室检查指标等协变量的探索性数据分析结果

   6.2 基础模型

      6.2.1 结构模型和统计学模型

      6.2.2 关键模型的诊断图

      6.2.3 优选的基础模型

      6.2.4 基础模型的其他相关图表

   6.3 协变量模型

6.3.1 个体参数与协变量的相关性

6.3.2 协变量模型考察过程中的重要结果

6.3.3 优选的协变量模型

6.4 模型优化与最终模型

6.4.1 模型的优化,包括个体间变异和残差变异模型的优化等

6.4.2 最终模型及其参数估算值

6.4.3 与已发表模型的比较(若适用)

6.5 模型评价

6.5.1 诊断图

6.5.2 自举法

6.5.3 其他评价方法,如可视化预测检验(若适用)

6.6 模型应用(模拟)

7. 讨论

7.1 主要研究结果的概述,如协变量对药动学的影响

7.2 建模结果的相关解释,如协变量对安全性、特定患者亚组的剂量选择的影响

7.3 结果的外推性和研究的局限性

8. 结论:对主要研究结果及其临床相关性的简要总结

9. 参考文献

10. 附表

10.1 相关研究的基本情况

10.2 数据定义及格式

10.3 缺失数据的处理方法和结果

10.4 人口统计学资料

10.5 基础模型的考察

10.6 单因素筛选协变量

10.7 前向纳入法和逆向剔除法筛选协变量

10.8 最终模型和自举法评价的参数估算值

10.9 与已有模型的比较(若有)

11. 附图

11.1 药-时曲线图

11.2 药-时曲线的半对数图

11.3 协变量分布和相关性图

11.4 基础模型的诊断图

11.5 参数与协变量相关性图

11.6 最终模型的诊断图

11.7 可视化预测检验图或其他模型评价方法的诊断图(若适用)

12. NONMEM 代码
    12.1　基础模型
    12.2　最终模型
13. 附件(常为电子文档)
    13.1　代码文件
    13.2　数据文件
    13.3　中间运行结果或记录

注:

1. 常用的模型诊断图
(1) 群体预测值-观测值(PRED-DV)的散点图
(2) 个体预测值-观测值(IPRED-DV)的散点图
(3) 条件加权残差-时间(CWRES-TIME)的散点图
(4) 条件加权残差-群体预测值(CWRES-PRED)的散点图
(5) 个体权重残差的绝对值对个体预测数据(|IWRES|-IPRED)的散点图
(6) 个体间变异直方分布图和 Q-Q 图
(7) 残差变异直方分布图和 Q-Q 图
2. 诊断图中参考线和观测值的趋势线应清晰可见,并同时绘制线性和半对数图

附录 3 群体药动学研究论文的撰写和示例

近年来,群体药动学文章的发表量逐年增长,其写作规范和质量也受到越来越多学者的关注。参考 *Clinical Pharmacokinetics* 杂志 2014 年发表的《群体药动学写作推荐意见》和 2015 年发表的《药动学论文的写作指南》,提出如下写作规范,以提高写作质量,促进研究人员之间的交流。

通常,群体药动学的研究报告应包含以下部分: ① 标题;② 摘要;③ 引言;④ 方法;⑤ 结果;⑥ 讨论和结论;⑦ 其他;⑧ 参考文献。每个部分建议包含的具体内容如下:

1. 标题
   1.1 药物
   1.2 研究人群
2. 摘要
   2.1 药品名称
   2.2 给药途径
   2.3 研究人群
   2.4 主要研究目标
   2.5 主要研究结果
3. 引言
   3.1 药物的药理学特征和适应证
   3.2 药物相关的药动学背景(吸收、分布、代谢和排泄)
   3.3 群体药动学研究的基本原理
   3.4 具体的研究目标或假设
4. 方法
   4.1 受试者的来源和基本情况
   4.2 受试者的纳入与排除标准
   4.3 研究方案的伦理审批、知情同意
   4.4 给药方案(包括药物剂型、给药途径、剂量、频率)

4.5　联合使用药物情况

4.6　采样方案

4.7　样本量大小

4.8　样本的储存条件

4.9　生物样本的定量分析方法、方法的定量下限、日间和日内精密度

4.10　缺失数据的处理和异常值的处理

4.11　计算中使用的特定体重,如去脂体重、理想体重等的计算方法

4.12　计算软件(版本、软件公司等)

4.13　数据统计方法

4.14　候选的结构模型

4.15　基础模型的确定方法

4.16　个体间变异模型的确定方法

4.17　残差变异模型的确定方法

4.18　协变量分析策略

4.19　最终模型的评价方法

4.20　建模过程中采用的算法

5. 结果

5.1　分析中纳入的个体数量和观测值总量

5.2　研究中退出或失访的受试者数量

5.3　低于最低定量下限浓度和最低效应观测值的数量及其处理方法

5.4　患者人口统计学和临床变量信息表

5.5　简单总结最佳基础模型、单变量协变量分析、协变量选择的结果

5.6　最终模型的形式和结构示意图

5.7　最终模型参数表

5.8　最终模型评价(图表)

6. 讨论和结论

6.1　概述主要研究结果

6.2　对结果的解释

6.3　研究的局限性

6.4　意义(描述研究结果的适用性和外部有效性)

6.5　简要总结分析的主要研究结果及其意义(结论)

7. 其他

7.1　研究的资金来源

7.2　利益冲突声明

8. 参考文献

对历年中国学者发表的群体药动学文章作了报告质量评价,结果表明以下方面有较大的提高空间,须注意:

1. 摘要　尽管研究药物的给药途径常仅有一种,但并非所有读者均知晓,应说明研究药物的给药途径。

2. 引言　须简要叙述药物的药动学特征,包括吸收、分布、代谢和排泄,为后文做铺垫。

3. 方法部分

 （1）须说明缺失数据和异常值的处理方法。上述内容对所建立模型的外推至关重要。

 （2）说明给药和药动学计算中使用何种体重,如理想体重、实际体重或校正体重等,有利于对建立的模型进行评价,也有利于正确应用研究中获得的基于体重的给药方案。

 （3）提供数据探索性分析的统计方法,便于充分理解建模人群的基本特征。

 （4）说明药物浓度和效应的检测方法的定量下限,有助于解释结果,并评估模型的预测性能。

 （5）候选药动学结构模型(如一室或两室模型)的筛选是模型建立的基础,对其详细描述有助于理解模型的建立过程,亦有利于同类研究的比较。

4. 结果

 （1）提供低于定量下限的观测值数量,有助于解释受试者和观测值数量的差异。

 （2）须列出退出或失访的受试者数量,有利于评估研究人群的脱落情况和对结果产生的偏倚。

5. 讨论　阐述研究的局限性,可指出研究的不足和造成潜在偏倚的来源,也有助于与既往研究的比较。

参考文献

牛万洁,焦正,余尔茜,等. 中国群体药动学研究论文的质量评价. 中国医院药学杂志,2018,38(13):6-10.

Jamsen K M, Mcleay S C, Barras M A, et al. Reporting a Population Pharmacokinetic-Pharmacodynamic Study: A Journal's Perspective. Clinical Pharmacokinetics, 2014, 53(2): 111-122.

Kanji S, Hayes M, Ling A, et al. Reporting Guidelines for Clinical Pharmacokinetic Studies: The ClinPK Statement. Clinical Pharmacokinetics, 2015, 54(7): 783-795.

附录4 NONMEM 常见错误提示及解决方案

错 误 提 示	解 释 和 解 决 方 案
MINIMIZATION TERMINATED DUE TO PROXIMITY OF LAST ITERATION EST. TO A VALUE AT WHICH THE OBJ. FUNC. IS INFINITE (ERROR=136, 138) DUE TO PROXIMITY OF NEXT ITERATION EST. TO A VALUE AT WHICH THE OBJ. FUNC. IS INFINITE (ERROR=137) DUE TO INFINITE INITIAL VALUE OF OBJ. FUNC. AT INITIAL ESTIMATE (ERROR=135)	提示计算最小化终止时的目标函数值无穷大,该类错误可能是由于某一观测值为 0 所致 核查并删除该值;或在残差模型中添加一个很小的加和误差项,如: $Y = F * EXP(EPS(1)) + EPS(2)$,EPS(2) 固定为很小的值($<0.001$);或尝试 METHOD=HYBRID
MINIMIZATION TERMINATED PARAMETER ESTIMATE IS NEAR ITS BOUNDARY THIS MUST BE ADDRESSED BEFORE THE COVARIANCE STEP CAN BE IMPLEMENTS (ERROR=139)	提示模型中的某一参数估算时撞界 在 $THETA模块中放宽该参数的估算范围,重新定义参数;或构建新的数学表达式
Floating overflow	提示出现了分母为零的情况 须查找控制文件中数学公式作为分母的变量,检查这些变量在数据集中是否会出现等于 0 的情况。有时换用新的 Fortran 编译器可解决该问题
ETABAR test statistic reported by NONMEM not equal to zero	如果随机效应是独立的且呈正态分布,则模型参数估算采用最大似然估算。非零 ETABAR 检验(P 值)表明随机效应(ETAs)的均值与 0 是否有显著差异 可能的原因包括:模型未纳入协变量、ETAs 的收缩(如在随机效应分布的两侧发生相同的收缩,则不出现错误提示)、ETAs 分布的假设不成立(如对数正态分布更合适)、若数据集中包含大量受试者,P 值可能是假象。发生此类错误时,须核查 ETABAR 值与 0 的差异
OCCURS DURING SEARCH FOR ETA AT A NONZERO VALUE OF ETA K21, OR K31 IS TOO CLOSE TO AN EIGENVALUE 0PROGRAM TERMINATED BY FNLETA MESSAGE ISSUED FROM TABLE STEP	该提示常发生在运行 POSTHOC 时 须检查出现错误提示的个体,并核对该患者数据是否存在异常。可尝试在 $COV 中添加 NOABORT 选项;或改变参数估算的初始值
Number of function evaluations exceeded MAXEVAL (ERROR=131)	将 $COV 中的 MAXEVAL= 选项改为更大的值;或将当前的参数估算值(最后一次参数估算值)作为初始值重新计算

错　误　提　示	解　释　和　解　决　方　案
288 SIZE OF NMPRD4 EXCEEDED; LNP4 IS TOO SMALL IN NM-TRAN AND NONMEM	模型包含的固定效应和随机效应的个数超过最大数量。需在 NONMEM 中增加 TSIZE 和 NSIZE 的设定
(WARNING 2) NM-TRAN INFERS THAT THE DATA ARE POPULATION. (DATA ERROR) RECORD 1, DATA ITEM 1, CONTENTS: ID ITEM IS NOT A NUMBER.	该提示表明数据集中存在非数值字段 NONMEM 仅接受数值数据，不接受字符数据。当 $DATA 命令未采用 IGNORE 选项进行定义，而在数据集中出现字符时，可能发生此类错误
MINIMIZATION SUCCESSFUL HOWEVER, PROBLEMS OCCURRED WITH THE MINIMIZATION. REGARD THE RESULTS OF THE ESTIMATION STEP CAREFULLY, AND ACCEPT THEM ONLY AFTER CHECKING THAT THE COVARIANCE STEP PRODUCES REASONABLE OUTPUT	该提示与协方差矩阵有关，当参数估算梯度过大时可发生 检查标准误差较小但最终梯度较大的参数。此种情况下，协方差矩阵可能过度参数化，但方差估算值不一定接近于零 可调整模型参数，使其有近似的数量，也可在 $COV 中尝试 UNCONDITIONAL 或 MATRIX＝S 选项
PROGRAM TERMINATED BY OBJ ERROR IN CELS WITH INDIVIDUAL 5 ID ＝ .50000000E+01 WEIGHTED SUM OF "SQUARED" INDIVIDUAL RESIDUALS IS INFINITE MESSAGE ISSUED FROM ESTIMATION STEP AT INITIAL OBJ. FUNCTION EVALUATION	该提示表明个体残差平方和接近于零 检查残差变异的初始值是否很小，若是，则增大初始值；或者使用加和残差模型拟合对数浓度
TOT. NO. OF PRED-DEFINED RECS IN BUFFER 6 IS LESS THAN NO. OF DATA RECS WITH SOME INDIVIDUAL	总的 ID 的数据记录超过 NSIZES 定义的数据记录 须增加 NSIZES 并重新编译 NONMEM
R MATRIX ALGORITHMICALLY SINGULAR AND ALGORITHMICALLY NON - POSITIVE - SEMIDEFINITE COVARIANCE STEP ABORTED OR S MATRIX ALGORITHMICALLY SINGULAR AND ALGORITHMICALLY NON - POSITIVE - SEMIDEFINITE COVARIANCE STEP ABORTED	该提示不一定是错误提示，而是警告。当模型过度参数化时常会出现该提示 检查模型参数，特别是随机效应非常小（如 $<1\times10^{-6}$）的参数，并将这些参数移出模型，简化模型
MINIMIZATION TERMINATED DUE TO ROUNDING ERRORS (ERROR＝134)	计算时只能将数字保留为一定的有效位数，但在运算诸如矩阵求逆的过程中，可由于有效数字位数的丢失，从而导致计算终止 1. 使用新的初始值重新运行，并增加有效位数。如示例中，将 $COV 中的 SIGDIGITS＝3 改为 SIGDIGITS＝4，然后将初始值设定为运算终止时的估算值，有时此过程可能需重复多次 2. 使用新的初始值重新运行，并减少计算的有效数字，如示例中将有效位数改为 SIGDIGITS＝2，如果舍入错误是方差项的计算所致，则该方案是常见的解决方法 3. 简化模型 4. 忽略该错误或删除 $COV 步骤 5. $COV 中尝试 SLOW 选项 6. 对数据集中的个体进行重新排序。有学者指出舍入错误有时可能受浮点运算的影响，改变患者顺序（非患者个体的观测值顺序），可避免或解决一部分的舍入错误

附录5 NONMEM 的标准药动学模型和参数定义

ADVAN 模块	房　　室	基本和附加的药动学参数	
ADVAN1	1＝中央室 2＝输出室	K	消除速率常数
		S1 S2 F1 F0	中央室的换算系数 输出室的换算系数 中央室的吸收分数 输出分数
ADVAN2	1＝贮存室 2＝中央室 3＝输出室	KA K	吸收速率常数 消除速率常数
		S1 S2 S3 F1 F2 F0	贮存室的换算系数 中央室的换算系数 输出室的换算系数 贮存室的吸收分数 中央室的吸收分数 输出分数
ADVAN3	1＝中央室 2＝周边室 3＝输出室	K K12 K21	消除速率常数 中央室到周边室的速率常数 周边室到中央室的速率常数
		S1 S2 S3 F1 F2 F0	中央室的换算系数 周边室的换算系数 输出室的换算系数 中央室的吸收分数 周边室的吸收分数 输出分数
ADVAN4	1＝贮存室 2＝中央室 3＝周边室 4＝输出室	KA K K23 K32	吸收速率常数 消除速率常数 中央室到周边室的速率常数 周边室到中央室的速率常数
		S1 S2 S3 S4 F1 F2 F3 F0	贮存室的换算系数 中央室的换算系数 周边室的换算系数 输出室的换算系数 贮存室的吸收分数 中央室的吸收分数 周边室的吸收分数 输出分数

ADVAN 模块	房　室	基本和附加的药动学参数	
ADVAN10	1＝中央室 2＝输出室	VM KM	最大速率常数 米氏常数
		S1 S2 F1 F0	中央室的换算系数 输出室的换算系数 中央室的吸收分数 输出分数
ADVAN11	1＝中央室 2＝周边室 1 3＝周边室 2 4＝输出室	K K12 K21 K13 K31	消除速率常数 中央室到周边室 1 的速率常数 周边室 1 到中央室的速率常数 中央室到周边室 2 的速率常数 周边室 2 到中央室的速率常数
		S1 S2 S3 S4 F1 F2 F3 F0	中央室的换算系数 周边室 1 的换算系数 周边室 2 的换算系数 输出室的换算系数 中央室的吸收分数 周边室 1 的吸收分数 周边室 2 的吸收分数 输出分数
ADVAN12	1＝贮存室 2＝中央室 3＝周边室 1 4＝周边室 2 5＝输出室	KA K K23 K32 K24 K42	吸收速率常数 消除速率常数 中央室到周边室 1 的速率常数 周边室 1 到中央室的速率常数 中央室到周边室 2 的速率常数 周边室 2 到中央室的速率常数
		S1 S2 S3 S4 S5 F1 F2 F3 F4 F0	贮存室的换算系数 中央室的换算系数 周边室 1 的换算系数 周边室 2 的换算系数 输出室的换算系数 贮存室的吸收分数 中央室的吸收分数 周边室 1 的吸收分数 周边室 2 的吸收分数 输出分数

参考文献

Boeckmann A J, Sheiner L B, Beal S L. NONMEM user's guide (Part V). NONMEM Project Group, ICON plc, 2017: 173 - 174.

附录6 NONMEM 的 ADVAN 模块参数转换关系

参　　数		参数转换关系式
ADVAN1	**TRANS2**	
CL	清除率	$K = CL/V$
V	分布体积	
ADVAN2	**TRANS2**	
CL	清除率	$K = CL/V$
V	分布体积	$KA = KA$
KA	吸收速率常数	
ADVAN3	**TRANS3**	
CL	清除率	$K = CL/V$
V	中央室分布体积	$K12 = Q/V$
Q	房室间清除率	$K21 = Q/(VSS - V)$
VSS	稳态分布体积	
ADVAN3	**TRANS4**	
CL	清除率	$K = CL/V1$
V1	中央室分布体积	$K12 = Q/V1$
Q	房室间清除率	$K21 = Q/V2$
V2	周边室分布体积	
ADVAN3	**TRANS5**	
AOB	A/B	$K21 = (AOB * BETA + ALPHA)/(AOB + 1)$
ALPHA	alpha	$K = ALPHA * BETA/K21$
BETA	beta	$K12 = ALPHA + BETA - K21 - K$
ADVAN3	**TRANS6**	
ALPHA	alpha	$K = ALPHA * BETA/K21$
BETA	beta	$K12 = ALPHA + BETA - K21 - K$
K21	周边室到中央室的速率常数	$K21 = K21$
ADVAN4	**TRANS3**	
CL	清除率	$K = CL/V$
V	中央室分布体积	$K23 = Q/V$
Q	房室间清除率	$K32 = Q/(VSS - V)$
VSS	稳态分布体积	$KA = KA$
KA	吸收速率常数	

参　数		参数转换关系式
ADVAN4　TRANS4		
CL	清除率	$K = CL/V2$
V2	中央室分布体积	$K23 = Q/V2$
Q	房室间清除率	$K32 = Q/V3$
V3	周边室分布体积	$KA = KA$
KA	吸收速率常数	
ADVAN4　TRANS5		
AOB	A/B	$K32 = (AOB * BETA + ALPHA)/(AOB + 1)$
ALPHA	alpha	$K = ALPHA * BETA/K32$
BETA	beta	$K23 = ALPHA + BETA - K32 - K$
KA	吸收速率常数	$KA = KA$
ADVAN4　TRANS6		
ALPHA	alpha	$K = ALPHA * BETA/K32$
BETA	beta	$K23 = ALPHA + BETA - K32 - K$
K32	周边室到中央室的速率常数	$K32 = K32$
KA	吸收速率常数	$KA = KA$
ADVAN11　TRANS4		
CL	清除率	$K = CL/V1$
V1	中央室分布体积	$K12 = Q2/V1$
Q2	房室间清除率 1	$K21 = Q2/V2$
V2	周边室 1 分布体积	$K13 = Q3/V1$
Q3	房室间清除率 2	$K31 = Q3/V3$
V3	周边室 2 分布体积	$V3 = V3$
ADVAN11　TRANS6		
ALPHA	alpha	$K = ALPHA * BETA * GAMMA/(K21 * K31)$
BETA	beta	$V1 = ALPHA + BETA + GAMMA$
GAMMA	gamma	$V2 = ALPHA * BETA + ALPHA * GAMMA + BETA * GAMMA$
K21	周边室 1 到中央室的速率常数	$K13 = (V2 + K31 * K31 - K31 * V1 - K * K21)/(K21 - K31)$
K31	周边室 2 到中央室的速率常数	$K12 = V1 - K - K13 - K21 - K31$
ADVAN12　TRANS4		
CL	清除率	$K = CL/V2$
V2	中央室分布体积	$K23 = Q3/V2$
Q3	房室间清除率 1	$K32 = Q3/V3$
V3	周边室 1 分布体积	$K24 = Q4/V2$
Q4	房室间清除率 2	$K42 = Q4/V4$
V4	周边室 2 分布体积	$V4 = V4$
KA	吸收速率常数	$KA = KA$
ADVAN12　TRANS6		
ALPHA	alpha	$K = ALPHA * BETA * GAMMA/(K32 * K42)$
BETA	beta	$V2 = ALPHA + BETA + GAMMA$
GAMMA	gamma	$V3 = ALPHA * BETA + ALPHA * GAMMA + BETA * GAMMA$
K32	周边室 1 到中央室的速率常数	$K24 = (V3 + K42 * K42 - K42 * V2 - K * K32)/(K32 - K42)$
K42	周边室 2 到中央室的速率常数	$K23 = V2 - K - K24 - K32 - K42$
KA	吸收速率常数	$KA = KA$

附录 7 群体研究数据管理的基本要求

数据格式的转化和编辑应有详细的记录,可被重复和核验。数据管理时应注意以下几个方面:

1. 原始数据的编辑和保存

（1）原始数据文件应单独保存。

（2）对原始数据进行格式转换和编辑时,应开发程序脚本,以确保该过程的透明、可溯源和可重复。手动转换不易被完整记录和重现,不宜采用。

2. 数据目录的维护

（1）每个项目都应保存为单独的文件夹。应包括数据（DATA）和模型（MODEL）两个子文件夹。

（2）数据文件夹可包括原始数据（RAW）和衍生数据（DERIVED）两个子文件夹。

（3）模型文件夹可包括药动学（PK）和药效学（PD）子文件夹。

（4）药动学和药效学文件夹可进一步包括建模过程中的子文件夹,如结构模型、协变量模型等,如下例所示:

① 结构模型（STRUCTURAL MODEL）
　　一房室（ONE COMPARTMENT）
　　　　一级吸收（FIRST ORDER ABSORPTION）
　　　　零级吸收（ZERO ORDER ABSORPTION）
　　二房室（TWO COMPARTMENT）
　　· · · · · ·
② 协变量模型（COVARIATE MODEL）
　　清除率—年龄（AGE ON CL）
　　清除率—肌酐清除率（CLCR ON CL）
· · · · · ·

3. 数据目录示例

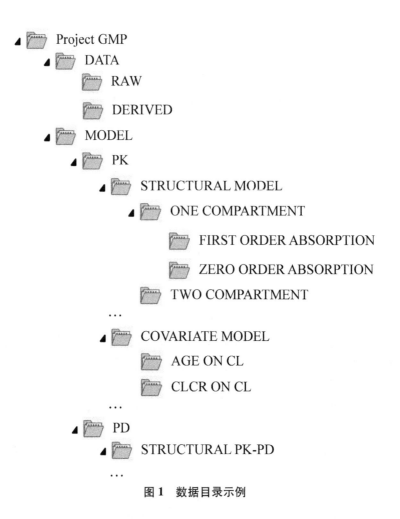

图1 数据目录示例

参考文献

Data Management University of Maryland. Center for Translational Medicine. https://ctm. umaryland. edu/#/ms-pharma [2019 - 5 - 19]

附录 8 NONMEM 的常用辅助工具

一、背景

NONMEM 软件自 1980 年问世以来,已成为定量药理学强有力的工具之一,被公认为群体分析的"金标准"。多年来,虽然 NONMEM 软件的版本不断更新,但其一直沿用了 DOS 界面,调用命令行运行。对于初学者来说具有一定的难度。

为了方便用户更好地使用 NONMEM 软件,开发商 ICON 公司开发了图形化的工作平台 PDxPop。群体分析研究者和 NONMEM 的爱好者们也开发了一系列的免费辅助工具软件,如 NONMEM 辅助统计工具包 Wings for NONMEM (WFN) 和 Perl speaks NONMEM (PsN),R 语言绘图程序包 Xpose 和 R for NONMEM(RfN),以及对学术用户免费的综合操作工作平台 Pirana 等,下面将逐一介绍这些常用辅助工具包。

二、WFN

(一) 概述

WFN 是一组 DOS 批处理命令文件和 awk 脚本,可帮助 NONMEM 用户提高工作效率。1989 年,Nick Holford 在加州大学旧金山分校编写第一版 WFN。当时,称之为 Wheels for NONMEM。该工具软件可呈现和简化 NONMEM 的输出,允许控制文件使用小写字母,并无须对 THETA、ETA、ERR 进行排序。该工具也可以从同一文件目录夹中运行多个 NONMEM 控制文件,兼容常用的软件或工具包,如 CrossGraphs、Xpose、RfN 等。

此外,WFN 还具备了高级的统计分析功能,包括非参数和参数自举法、协变量的随机化检验(randomization test)、对数似然性分析检验(log likelihood profile)、可视化预测检验(visual predictive check,VPC)、逐步法筛选协变量等。

(二) 安装

WFN 只能在成功安装了 NONMEM 和 Fortran 编译器的环境中运行。WFN 安装过程中,需指定 NONMEM 和 Fortran 的安装路径。例如,本章示例中将 NONMEM 和 Fortran 编译器的安装路径分别设定为"c:\nm74g"和"c:\nm74g\gfortran"。读者可根据自身实际情况更改。

1. 下载地址:http://wfn. sourceforge. net/wfndown. htm;根据安装的 NONMEM 版本下

载对应的 WFN 安装文件。如已安装了 NONMEM 7.4 版,可考虑下载 wfn743.exe。

2. 运行可执行文件 wfn743.exe,安装路径可自定义,但建议将 wfn 文件夹置于 NONMEM 文件夹之内,如"c:\nm74g\wfn"。运行 WFN 自解压文件后,所有文件将解压安装至指定文件夹。

3. 进入文件夹"c:\nm74g\wfn\bin",找到 wfn.txt,复制后或直接将扩展名改为.bat,创建可执行文件 wfn.bat。

4. 用文本编辑器如写字板等打开 wfn.bat,对下列参数进行更改,实现 WFN 配置文件的设置:

(1)" NMVER= "后填入 NONMEM 的主版本号,如 6、7。

(2)" NMVERMIN= "后填入扩展版本号,如 7.4 版本中的 4。

(3)进入" rem ******* Check this ************ "模块。

(4)" set NMHOME= "后填入 NONMEM 安装路径,如" c:\nm74g "。

(5)" set WFNHOME= "后填入 wfn 安装路径,如" c:\nm74g\wfn "。

(6)根据所用 Fortran 编译器的类别和版本,将对应" rem use this "项下的数个" rem "删除,并根据本机实际安装情况指定 Fortran 路径,注意" use this "前的" rem "不应删除,以正确调用 Fortran 编译器设置。如:

```
rem use this for gfortran compiler
set F77HOME=C:\nm74g\gfortran
```

(7)进入" rem ******* Compiler Version ********* "模块,根据 NONMEM 使用的编译器找到对应的模板":complier "。如果使用 gfortran,":gf"项下设置无须进行修改;如果使用 ivf(intel visual fortran),需要删除" rem set F77HOME=... "前面的" rem "以启用设置,设定 ivf 的实际安装路径,并将" call... "后的路径修改为" ifortranvars.bat "的实际路径;

(8)WFN 默认控制文件后缀名为" .ctl ",若欲运行后缀名为" .mod "的控制文件,可将" :set "项下的" set NMCTL=.ctl "修改为" set NMCTL=.mod "。

(9)最后保存修改并关闭文件。

5. 创建桌面快捷方式,输入

```
% SystemRoot% \system32\cmd.exe /k C:\nm74g\wfn\bin\wfn.bat
```

(三)使用方法
双击上述桌面快捷方式,运行 WFN 运行的界面见图 1。

```
OS          = Windows_NT
WFNHOME    = C: \nm74g\wfn
NMHOME    = C: \nm74g
NMBINHOME = C: \nm74g
F77HOME    = C: \nm74g\gfortran
F77TYP     = gf
F77EXE     = gfortran
F77OPT     = −O3 −ffast−math −w
NMCTL      = . ctl
NMOUT      = . lst
NMTBL      = . fit
NMLOG      = . log
NMIGNORE  = #
NMDIR      = . nm7
NMOBJ      = .
NMAWK      = gawk
LIBRARY_PATH = C: \Program Files\gfortran\lib


C: \nm74g\wfn\run>
```

图 1　WFN 操作界面

（1）更改工作环境至目标文件夹,如: cd　c: \project。

（2）运行模型:

```
nmgo filename
```

其中,filename 为控制文件名;待模型运行后,WFN 会自动生成相应文件夹,其中包含模型运算日志文件,模型运算结果,表格等文件。用户可根据需求导出相关文件以做下一步分析。WFN 常见输出结果格式主要有以下几种:

（1）lst: NONMEM 原始的结果输出文件。

（2）smy: 参数运算结果总结(不含控制文件)。

（3）smr: 参数运算结果总结(含控制文件)。

（4）log: 模型运行日志文件。

（5）ctl: 控制文件。

（6）fit: 表格文件(控制文件中含有 $TABLE NOPRINT 时输出)。

（7）msf: MSFO 文件。

（8）. coi,. cor,. cov,. cpu,. ext,. phi,. shk,. shm,. xml: 其他 NONMEM 输出文件。

（四）常用命令

表 1　WFN 的常用命令

命　　令	描　　述
CTS	参数自举法
NMAC	应用逐步法自动筛选协变量
NMBS	非参数自举法
NMCTL	将参数计算结果置入原始命令文件
NMGO	运行 NONMEM 代码文件
NMMBT	将多个模型的参数估算值合并在一张表格中显示
NMOBJ	将多个模型运行结果的目标函数值列表
NMRT	协变量的随机化检验（randomization test）
NMVPC	可视化预测检验

更多设置及操作代码，请参阅 WFN 官方网站（http://wfn. sourceforge. net）。

三、PsN

（一）概述

PsN 由 Niclas Jonsson 等基于 Perl 语言开发的工具包，汇集 NONMEM 各类功能。该工具包可通过简单的命令，实现对 NONMEM 功能的多重调用。PsN 不仅可以从输出文件中提取估算参数，设置数据文件子集和重新采样，还可以实现高级的统计功能。然而，PsN 同样不具备图形用户界面，由命令行进行控制操作。

（二）软件下载与安装

安装 PsN，首先须安装 Perl 语言。目前 Perl 有许多不同的发行版本，支持 PsN 的 Perl 语言包括 Active Perl 和 Strawberry Perl。两者的安装程序均可从互联网下载，任选其一即可。

1. 下载地址

读者可根据自身操作系统、NONMEM 和 fortran 编译器版本情况选择下载兼容的安装文件。

Active Perl：http://www. activestate. com/products/activeperl/downloads/

Strawberry Perl：http://strawberryperl. com/

PsN：http://uupharmacometrics. github. io/PsN/download. html

2. 安装

（1）安装 perl 语言：双击下载的 Active Perl 或 Strawberry Perl 安装包，实现 Perl 软件安装。此外，还须根据不同 Perl 语言，选择安装 Perl 的附加程序包。另须注意安装 Perl 包时需确保计算机联网并成功同步 internet 时间。

同步时间的方法如下：开启控制面板、选择时钟、语言和区域，再选择设置时间和日期，并在选项卡中的 Internet 时间；点击"更改设置（C）..."，确保选项"与 Internet 时间服务器同步(S)"为勾选状态;点击"立即更新(U)"。若当前服务器无法更新时间,可尝试更换其他服务器,直至成功同步 Internet 时间。

Strawberry perl: 以管理员身份启动命令提示符(cmd),输入以下命令:

```
cpan Math::Random
cpan Statistics::Distributions
cpan MooseX::Params::Validate
cpan XML::LibXML
cpan YAML::XS
```

Active Perl: 以管理员身份启动命令提示符(cmd),输入以下命令:

```
ppm install math-random
ppm install moosex-params-validate
ppm install statistics-distributions
ppm install archive-zip
ppm install file-copy-recursive
ppm install YAML-XS
ppm install XML-LibXM
```

(2) PsN 安装:解压 PsN 压缩包,双击 setup. pl,按照命令提示设置安装路径、配置文件和 NONMEM 版本信息,即可完成 PsN 安装(在此过程中推荐接受默认设置)。

(3) 创建桌面快捷方式。在桌面空白位置鼠标右键点击"新建—快捷方式",对象位置输入"%SystemRoot%\system32\cmd. exe /k ...",k 后面为 PsN 配置文件所在路径,如"C:\Perl64\bin\psn. bat"。单击下一步,输入快捷方式名称,如"PsN"。

(三)使用方法

启动命令提示符,进入 DOS 界面,更改工作环境至项目文件夹,如: cd c:\project;模型控制文件的调用运行: 输入 execute xxx,其中,xxx 为模型控制文件名称。

(四)常用命令

表 2　PsN 的常用命令

命　　令	描　　述
boot_scm	逐步法筛选协变量的自举法
bootstrap	非参数自举法
cdd	案例删除诊断
execute	运行 NONMEM 控制文件
lasso	Lasso 法筛选协变量
llp	对数似然性分析检验和最大似然参数估计
mcmp	蒙特卡洛映射功效分析

续　表

命　　令	描　　述
mimp	缺失数据的多重插补
scm	逐步法筛选协变量
update_inits	根据 NONMEM 先前运算结果的输出文件更新初始值
vpc/npc	可视化/数值化预测检验
xv_scm	交叉验证的逐步法筛选协变量

更多 PsN 命令和命令参数,请参阅 PsN 的官方网站(https://uupharmacometrics. github. io/PsN/docs. html) 。

四、Xpose

(一) 概述

Xpose 是 R 语言编写的建模辅助工具,由 Andrew Hooker 等人开发,常用于 NONMEM 输出的结果统计和绘图,可适用于各类操作系统。该工具可利用一个或多个 NONMEM 标准输出表格文件,生成图形或用于其他统计学分析。Xpose 具有数据检验、探索性数据分析、绘制模型诊断图、协变量筛选(GAM 法筛选协变量)和模型比较等功能。

(二) 安装

首先, 须安装 R 语言 (www. r-project. com)。然后 R 软件中, 输入 `install.packages("xpose4")`,选择下载的镜像,即可完成 Xpose 包的安装。

(三) 使用方法

1. 生成数据集

由于 Xpose 是对 NONMEM 输出结果进行处理。因此,使用 Xpose 之前,用户需首先在 NONMEM 控制文件中添加 `$TABLE` 模块,输出符合 Xpose 要求的数据列表。以下为常用数据列表的定义和生成代码:

```
$TABLE ID TIME AMT IPRED ... CWRES NOPRINT ONEHEADER FILE=sdtab001
$TABLE ID CL V KA ETA1 ... NOPRINT NOAPPEND ONEHEADER FILE=patab001
$TABLE ID AGE ... NOPRINT NOAPPEND ONEHEADER FILE=cotab001
$TABLE ID SEX... NOPRINT NOAPPEND ONEHEADER FILE=catab001
```

数据列表须按照以下规定输出:

sdtab(standard table):标准参数列表文件。

patab(parameter table):模型参数列表文件。

cotab(continuous variable table):连续型变量列表文件。

catab(categorical variable table):分类型变量列表文件。

文件名最后的数字(如上面的案例中 001)为相应模型文件序列,以便 Xpose 进行识别。

2. 数据集的导入

打开 R 软件,设置工作环境至目标目录下,输入以下命令:

```
library(xpose4)
xpose4()
```

根据提示输入要处理的模型文件的序号,如 001。数据导入后,根据主菜单选择相应的功能,详见图 2。

```
MAIN MENU
  Enter an item from the menu, or 0 to exit
  -> : Indicates a directory
  *  : Indicates functionality not yet available


1: Documentation ->
2: Preferences ->
3: Data checkout ->
4: Goodness of fit plots ->
5: Parameters ->
6: Covariate model ->
7: Model comparison ->
8: Conditional weighted residuals ->
9: Visual and numerical predictive check plots ->
10: License and citation information
11: Quit
```

图 2　Xpose 主菜单界面

(四) 常用功能

1. 数据核查和探索性分析

在主菜单界面中输入"3",将显示数据核查的功能菜单(图 3),可实现数据汇总、数

```
DATA CHECKOUT MENU
  \main\data checkout


1: Return to previous menu ->
2: Numerically summarize the covariates
3: Histograms of the covariates
4: QQ plots of the covariates
5: Scatterplot matrix of covariates
6: Check dataset
7: Observations vs independent variable
```

图 3　Xpose 中数据核查菜单

据核查绘制协变量直方图、协变量 Q-Q 图和协变量矩阵散点图。用户可在绘图窗口导出生成的图形,保存成 JPG、PDF、TIFF、BMP 等多种格式的文件。

2. 拟合优度图

在主菜单界面中输入"4",将显示拟合优度图的功能菜单(图4),可实现绘制基础拟合优度图、群体预测值与因变量散点图、群体预测值与自变量散点图、个体拟合图、结构模型诊断图、残差模型诊断图。

```
GOODNESS OF FIT PLOTS MENU
    \main\goodness of fit plots


1：Return to previous menu ->
2：Basic goodness of fit plots
3：Dependent variables vs predictions
4：Predictions vs independent variable
5：Individual plots
6：Structural model diagnostics ->
7：Residual error model diagnostics ->
```

图4 Xpose 中拟合优度图菜单

3. 参数分析

主菜单界面中输入"5",将显示参数分析的功能菜单(图5),实现参数的统计学分析,绘制参数分布的 Q-Q 图或直方图、参数矩阵散点图、随机变量参数分布图等。

```
PARAMETER PLOTS MENU
    \main\parameters


1：Return to previous menu ->
2：Numerically summarize the parameters
3：Distribution of parameters（QQ plots）
4：Distribution of parameters（histograms）
5：Scatterplot matrix of parameters
6：Parameter vs parameter
7：Distribution of random parameters（QQ plots）
8：Distribution of random parameters（histograms）
9：Scatterplot matrix of random parameters
10： * Random effects vs typical parameter values
```

图5 Xpose 中参数分析图菜单

4. 协变量模型

在主菜单界面中输入"6",将显示协变量的功能菜单(见图6)。其中,一部分功能与数据核查重复,如实现协变量参数汇总,协变量与参数散点图、协变量与加权残差散点图等。此外,增加了一个简单实用的协变量筛选方法——广义加和模型法(generalized additive models,GAM)。可进一步选择"7",实现 GAM 法对协变量进行筛选,为进一步筛选协变量提供参考。

```
COVARIATE MODEL MENU
    \main\covariate model

1：Return to previous menu ->
2：Numerically summarize the covariates
3：Scatterplot matrix of covariates
4：Parameters vs covariates
5： * Parameters vs covariates + model prediction
6：Weighted residuals vs covariates
7：GAM
8：Bootstrap of the GAM
9：Bootstrap of the SCM
10： * Tree
```

图 6　Xpose 中协变量模型菜单

5. 可视化预测检验图

在主菜单界面中输入"9",将显示可视化预测检验的功能菜单(见图 7),实现 VPC 和 NPC 图形绘制功能。

```
VISUAL AND NUMERICAL PREDICTIVE CHECK PLOTS MENU
    \main\Visual and numerical predictive check plots

1：Return to previous menu ->
2：Numerical predictive check plot
3：Visual predictive check (VPC) plot
4：Categorical VPC plot
5：Categorical and continuous VPC plot
6： * Settings
```

图 7　Xpose 中可视化预测检验和数值预测检验

6. 其他

此外,Xpose 还提供了条件加权残差(CWRES)的统计和绘图、模型比较和数据转换等功能。对于图形绘制的参数也可作修改,如定义颜色、坐标刻度、数据分类等。读者可参考 Xpose 的说明文档。

五、Pirana

(一)概述

NONMEM 操作平台为 DOS 界面,无论从代码输入还是结果输出处理,对于初学者来说都较难上手。因此,Ron Keizer 于 2007 年开发了图形化集成界面的 NONMEM 工作平台——Pirana。该软件目前属于 Certara 公司,其学术版向学术界免费开放下载使用,且在不断更新。

Pirana 将定量药理学建模和模拟等相关软件和工具,如 NONMEM 和免费工具 WFN、PsN 和 Xpose 等链接起来,调用和实现这些工具包的所有功能,为用户提供了模型建立、计算、评价和管理的一站式整合。在用户操作、过程记录、结果输出等方面,Pirana 提供了界面美观且强大的管理工具。Pirana 的主要优点如下:

(1) 简便的模型构建:Pirana 包括模型模板和向导,绘制拟合优度图的 R 语言代码库,模型诊断工具和模型转换工具

(2) 模型评价更简便:建模流程具有很好的可追溯性和重现性

(3) 过程记录更有序:可追溯模型运行的过程和结果

(4) 无缝访问开源工具:与最先进的群体 PK/PD 建模工具无缝连接,可用于可视化预测检验、协变量建模和非参数自举法分析等

(5) 兼容多种建模工作平台:可与 NONMEM、R、PsN 和 Monolix 等软件整合使用

(6) 运行环境多样:Pirana 提供桌面版和基于云的网络版本,可在所有主流操作系统(Windows,Mac OS 和 Linux)上运行。

(二) 安装

1. 软件下载和安装

登录官网(http://www.certara.com/software/pkpd-modeling-and-simulation-2/pirana-software/),并填写个人信息后,按操作系统下载软件安装包。双击安装包或右键单击打开,按软件提示进行安装即可。

2. 软件配置和链接其他工具软件

配置 Pirana 前请确保已成功安装 NONMEM、FORTRAN、PsN、R 等程序。以下每一步配置完成后,须点击 Save 保存。

(1) 启动 Pirana,单击 File 选项中的 Setting 选项。

(2) General 选项:勾选 Enable nmfe runs,Enable Pirana support for PsN,Enable Pirana support for WFN。

(3) Miscellaneous 选项:在 File extension(文件扩展名)栏下的 File extension of NONMEM file 框中填写为"ctl,mod,scm";在 WFN settings 栏下 WFN startup parameters 框中填写为所使用的 Fortran 缩写,例如采用 gfortran 则填写 gf;若填写 Intel Fortran,则填写 ivf。

(4) NONMEM 选项:单击右上方查找按钮,令 Pirana 自动搜索 NONMEM 程序;也可通过添加按钮手动添加路径。

(5) Software integration(整合其他软件)选项:填写对应软件的路径,如 R、Rstudio、PDF 阅读器、网页浏览器、文本文件编辑软件、数据表编辑软件、PsN 和 WFN 等。路径框为绿色表示路径设置正确,红色则代表路径不正确。注意:WFN.bat location 应定位至其

上层目录,其余软件均应定位至其执行文件(.exe)所在目录。

(6) gfortran 用户:Environment variables 选项,在 Add to PATH by Pirana 框中输入 gfortran 文件夹下 bin 文件夹的路径,如"c:\nm74g\gfortran\bin"。

(7) 除以上基本设置外,还可进行部分个性化配置。

(三) 使用方法

所有的模型控制文件及其附属文件,包括运算结果等,都可展示在 Pirana 主界面中。主界面可分成菜单栏、路径栏、快捷工具栏、模型窗口、代码界面和结果处理界面等,如图 8 所示。

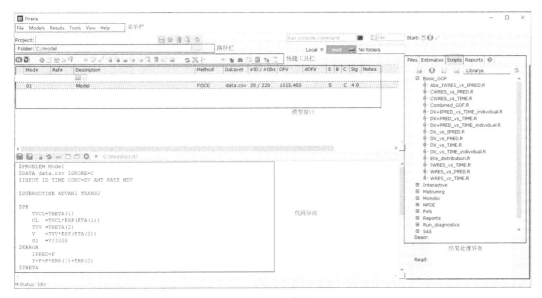

图 8　Pirana 主界面

其中,菜单栏可实现软件设置、模型处理、结果输出等多项操作;路径栏可选择模型或文件路径以导入模型;快捷工具栏可实现模型的运行、结果输出等操作;模型窗口不仅可以对模型进行操作,更有直观的结果展示;代码界面可方便用户修改控制文件;结果输出界面可实现绘图等多项功能。

此外,为更方便用户对模型进行操作,Pirana 提供了强大的右键菜单功能。用户可右键单击模型,实现对模型多种功能的操作。右键菜单详见图 9。

(四) 常用功能

1. 模型导入

选择地址栏中的打开按钮,搜索项目所在目录;也可在地址栏直接输入地址。模型及附属文件夹会自动显示在操作界面窗口。

2. 模型编辑

双击模型,或选中模型后单击快捷栏中的编辑按钮,可对控制文件进行编辑。用户也可通过菜单栏中的"Models"选项,实现模型复制、删除、重命名等操作。

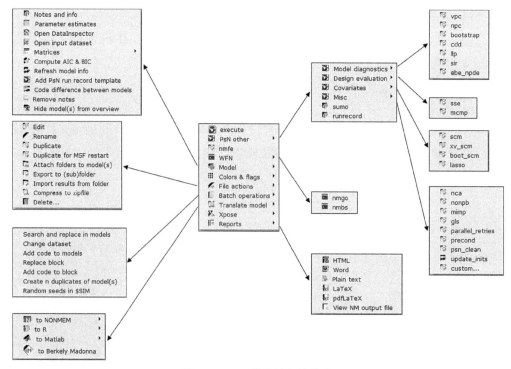

图 9 Pirana 软件的右键菜单

3. 调用 PsN 运行模型代码

选中模型,单击快捷栏中的运行按钮,或右键→"execute",在弹出的对话框中单击"开始",即可调用 PsN 运行模型。用户也可在"PsN command line"中输入更多操作代码,实现更多自定义功能。此外,可单击快捷工具栏中的"计算"按钮,计算模型赤池信息准则(Akaike information criterion,AIC)值和贝叶斯信息准则(Bayesian information criterion, BIC)值。

4. 调用 WFN 运行模型代码

选中模型,右键→"WFN"→"nmgo",在弹出的对话框中,单击"运行"按钮,即可调用 WFN 运行模型。同样,可单击快捷工具栏中的"计算"按钮,计算 AIC 和 BIC。

5. 运行结果展示

调用 PSN 运行模型成功后,选中模型,单击快捷栏中的显示按钮,操作界面将出现模型运算结果,如数据集中个体/观测值数量、OFV、OFV 变化值、最小化是否成功等。

表 3 模型运行的常见提示信息

提示缩写	含　义
S	模型计算最小化成功
C	协方差步骤成功
T	模型计算最小化中止,多与控制文件所设置的最大迭代次数过小有关
R	发生舍入错误(rounding error)
B	参数撞界,多与参数初值、上下限设置不当有关,可尝试修改参数初值、上下限
M	由于矩阵奇异性(matrix singularity)导致协方差计算失败

单击右侧结果处理界面中的"Estimate"选项,可直观地呈现模型的运算结果。

对于 WFN,用户运行后需要进入其结果文件夹,方可进行如上操作。

用户可单击 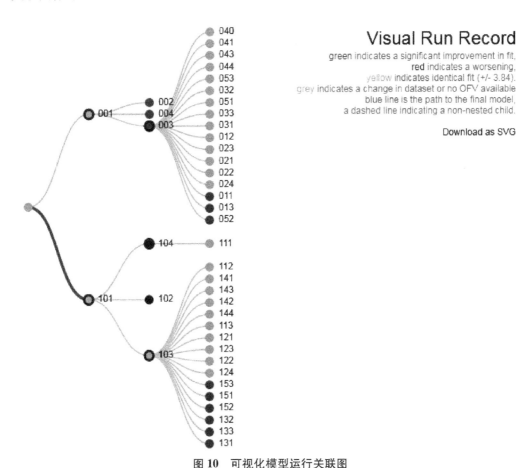 按钮,或单击菜单栏中的"Results"→"Run reports"→单击 按钮等以实现模型结果输出。

6. 模型比较

对于多个模型,Pirana 提供了模型结果比较功能。用户选择需比较的模型后,可对模型参数列表进行直接比较。

对建模者来说,往往需要建立一系列相关模型。为此,Pirana 提供了相当人性化的设计。用户在菜单栏"Model properties"中的"Reference model"选项中选择参考的模型以建立关联,单击快捷栏中的比较选项,可在操作界面实现模型从属关系展示。用户也可通过单击菜单栏中的"Results"→"Run records"→"Visual run records",绘制可视化的模型运行关联图,如图 10。

图 10　可视化模型运行关联图

7. 绘制诊断图

Pirana 另一个强大的功能就是图形绘制功能(需安装 R 软件)。用户点击右侧

"Scripts"选项,双击需绘制的图选项进行绘制,如"GOF"图、"VPC"图等。Pirana 会根据用户选择自动输出相应结果。

此外,为方便用户对模型进行可视化分类,Pirana 还提供了人性化的标签设置和模型颜色设置。更多功能请参阅 Pirana 使用说明书。

附录9 定量药理学资源网站介绍

一、专业学术组织

□ 欧洲群体研究学会（Population Approach Group in Europe，PAGE）

https://www.page-meeting.org/

　　欧洲群体研究学会的官方网站。该组织每年6月举办一次学术研讨会。网站提供了每年学术年会的议程、摘要和壁报等资料，可供查询并免费获取。

□ 国际定量药理学会（International Society of Pharmacometrics，ISoP）

https://insp.memberclicks.net/

　　国际定量药理学会官方网站。其前身是美国定量药理学会。

□ 英国药动学学会（PKUK）

http://www.pkuk.org.uk/content/Pageserver.asp

　　英国药动学学会的官方网站。

□ 澳大利亚和新西兰群体研究组（Population Approach Group in Australia and New Zealand，PAGANZ）

https://www.paganz.org/

　　澳大利亚和新西兰群体研究组的官方网站。该组织每年1月或2月举办一次学术研讨会。网站提供了每年学术年会的议程、摘要等资料，可供查询并免费获取。

二、著名研究机构

□ 瑞典乌普萨拉大学

http://www.sup-meeting.se/

　　Mats Kalsson教授领导的瑞典乌普萨拉大学的定量药理学组（Stockholm Uppsala Pharmacometrics，SUP）主页。

□ 新西兰奥克兰大学

http://holford.fmhs.auckland.ac.nz/

Nick Holford 教授的主页,包括药动学相关教学课程的课件和相关注释,发布群体方法的会议、研究项目等。

□ 定量药理学自学教程

https://ctm.umaryland.edu/#/ms-pharma

由美国临床药理学会(American College of Clinical Pharmacology)推荐,提供了定量药理学的自学教程。网站由马里兰大学的转化医学中心制作,是基于网页的交互式学习网站,包括了定量药理的基本理论、模型化方法和应用,并提供了丰富的示例和代码文件供学习。

□ Metrum

https://metrumrg.com/

Metrum 是提供建模和模拟服务的专业公司。该公司还提供了免费的群体分析的辅助计算工具和免费的教学视频教程。

□ Rosa

https://www.rosaandco.com/webinars

Rosa 是专业网络研讨会组织,提供了大量定量药理学新进展的视频。该组织通过让广泛的受众了解建模和仿真对研究和开发的各个方面可能产生的战略影响,从而促进和推广建模和仿真的理论和应用。

三、NONMEM 及其辅助工具

□ NONMEM 软件

https://www.iconplc.com/innovation/nonmem/

NONMEM 软件的官方网站

□ Wings for NONMEM(WFN)

http://wfn.sourceforge.net/

WFN 的官方网站,由新西兰奥克兰大学的 Nick Holford 教授维护。

□ Perl speaks NONMEM(PsN)

https://uupharmacometrics.github.io/PsN/

PsN 的官方网站,由瑞典乌普萨拉大学的定量药理学组维护。

☐ Xpose

http://xpose.sourceforge.net/

Xpose 的官方网站,由瑞典乌普萨拉大学的定量药理学组维护。

☐ Pirana

https://www.certara.com/software/pkpd-modeling-and-simulation－2/pirana-software/

Pirana 的官方网站。软件提供了界面友好、易于使用的 NONMEM 工作平台,并与常用工具包和软件如 R、Xpose、WFN、PsN 等集成。Pirana 支持在本地系统和计算机集群上进行建模,可以使用自定义脚本扩展,软件支持所有版本的 NONMEM,可在 Windows,Linux 和 Mac OS 上运行。

☐ Census 2

https://sourceforge.net/projects/census2/

Census 2 是 NONMEM 项目管理和集成平台,可比较和总览模型建立、运行后处理等。

四、其他群体药动学-药效学软件和辅助工具

☐ Phoenix NLME

https://www.certara.com/

Phoenix NLME™ 是 Certara 公司的新型数据处理和建模软件,用于群体 PK/PD 分析。Phoenix NLME 软件功能强大,可以通过广泛的内置模型库,图形化或通过用户自定义代码创建模型。软件集成了数据准备、模型选择和图表生成的图形工作流程,并可使用并行计算。

☐ PKBugs

http://www.mrc-bsu.cam.ac.uk/bugs

PKBugs 是贝叶斯统计分析的药动学程序,现有版本为 0.6,可以处理各种类型的模型,包括线性和非线性的混合效应模型。该软件运行时,须预先安装 WinBUGS。

☐ Lixoft

http://lixoft.com/

Lixoft 是一款由 Inria 与 Inserm 合作,并由强生、赛诺菲、诺华、罗氏、阿斯利康和 Exprimo 公司赞助开发的建模和模拟软件。软件中包含群体分析软件 Monolix、模型管理软件 Mlxplore 和数据管理软件 Datxplore 等,用于群体药动学-药效学的分析。该软件界面友好、操作简便,其核心算法是最大期望值算法。

五、非线性混合效应的优化采样

□ PFIM

http：//www. pfim. biostat. fr/

PFIM 是群体研究试验方案设计、优化和评估的 R 软件包。该软件内置常用的药动学模型库，也可采用微分方程组构建药效学或其他复杂模型。软件基于非线性混合效应模型中 Fisher 信息矩阵、采用了 Simplex 算法或 Fedorov - Wynn 算法。

□ PopED

http：//poped. sourceforge. net/

PopED 是非线性混合效应模型的优化实验设计工具。PopED 可以评估和优化群体和个体研究的实验设计。软件是基于 Fisher 信息矩阵，采用 R 语言编写。

□ 群体优化试验设计（PODE：population optimum design of experiments）

http：//www. maths. qmul. ac. uk/~bb/PODE/PODE. html

介绍非线性混合效应模型的优化实验设计的理论和该技术在药物研发中的应用。网站提供了每年 PODE 学术会议的资料和下载链接。

附录 *10* 中英文对照词表

英 文	中 文
Absolute prediction error, *APE*	绝对预测误差
Absorption fraction, *F*	吸收分数
Absorption lag time, *ALAG*	吸收延迟时间
Absorption model	吸收模型
Additional doses, ADDL	额外给药次数
Additive model	加和型模型
Additive plus constant coefficient of variation model	结合型模型
Akaike information criteria, AIC	赤池信息量准则
Allometric scaling model	异速放大模型
Amount, *AMT*	给药剂量
Apparent volume of distribution, *V/F*	表观分布容积
Area under the concentration-time curve, *AUC*	药时曲线下面积
Auto-induction	自身诱导
Backward elimination	逆向剔除
Base model	基础模型
Bayesian information criterion, BIC	贝叶斯信息准则
Between-subject variability, BSV	个体间变异
Biophase	生物相
Bootstrap	自举法
Bootstrap visual predictive check, BVPC	自举可视化预测检验
Boxplot	箱线图
Clearance, *CL*	清除率
Compartment, CMT	房室
Concentration at which 50% of effect is achieved	半数有效浓度
Condition number	条件数
Conditional weighted residuals with inter- and intra-subject variability interaction, CWRESI	含个体间变异和个体内变异交互作用的条件加权残差
Conditional weighted residuals, CWRES	条件加权残差

英 文	中 文
Constant coefficient of variation model, CCV model	常系数变异模型
Control file	控制文件
Convergence	收敛
Coverage plot	涵盖图
Covariate	协变量
Covariate model	协变量模型
Creatinine clearance, CL_{cr}	肌酐清除率
Cross-validation	交叉评价法
$CV\%$	百分变异系数
Data splitting	数据分割法
Delayed absorption	延迟吸收
Dependent variable, DV	因变量
Depot compartment	药物贮存室
Diagnostic plots	诊断图
Direct-effect model	直接效应模型
Dose-normalized	剂量标一化
Dosing event	给药事件
Dosing record	给药记录
Duration of infusion, D	输注持续时间
Effect compartment	效应室
Effect compartment model	效应室模型
Event identification, EVID	事件标识
Expectation-maximization algorithm, EM	最大期望值算法
Exploratory data analysis, EDA	探索性数据分析
Exponential model	指数型模型
Exposure-response	暴露-效应
Extended least square, ELS	扩展最小二乘法
External evaluation	外部评价
External validation	外部验证
First order conditional estimation with inter- and intra-subject variability interaction, FOCE-I	含个体间和个体内变异交互作用的一阶条件估算法
First-order absorption rate constant	一级吸收速率常数
First-order conditional estimation, FOCE	一阶条件估算法
First-order elimination rate constant	一级消除速率常数
First-order estimation, FO	一阶估算法
Fixed-effect	固定效应
Fixed-effect parameter	固定效应参数
Forward inclusion	前向纳入

英　　文	中　　文
General linear model	一般线性模型
General linear regression	一般线性回归法
General nonlinear model	一般非线性模型
Generalized additive models, GAM	广义加和模型法
Global sensitivity analysis, GSA	全局敏感性分析
Goodness-of-fit plot, GOF plot	拟合优度图
Gradient	梯度值
Hill coefficient	希尔系数
Identification, ID	身份标识
Importance sampling assisted by mode a posteriori estimation, IMPMAP	基于后验估计的重要抽样法
Indicator variable	指示变量
Indirect-effect model	间接效应模型
Individual model	个体模型
Individual parameter	个体参数
Individual prediction, IPRED	个体预测值
Individual residual, IRES	个体残差
Individual therapeutic concentration	个体治疗浓度
Individual weighted residual, IWRES	个体加权残差
Initial estimate	初始值
Input-output model	输入-输出模型
Inter-dose interval, II	给药间隔
Internal evaluation	内部评价
International normalized ratio, INR	国际标准化比值
Inter-occasion variability, IOV	场合间变异
Iterative two-stage method, ITS	迭代两步法
Laplace	拉普拉斯法
Latin hypercube sampling, LHS	拉丁超立方抽样
Local sensitivity analysis, LSA	局部敏感性分析
Locally weighted regression, LOESS	局部加权回归
Log-additive model	对数加法模型
Logic variable	逻辑变量
Log-normal distribution	对数正态分布
Lower bound	下限
Markov chain Monte Carlo, MCMC	马尔科夫链蒙特卡洛法
MAXEVAL	最大迭代次数
Maximum a posterior Bayesian estimation, MAPB	最大后验贝叶斯法
Maximum effect, E_{max}	最大效应
Maximum likelihood, ML	最大似然法

英　文	中　文
Mean absolute prediction error, *MAPE*	平均绝对预测误差
Mean prediction error, *MPE*	平均预测误差
Mean squared error, *MSE*	平均方差
Michaelis-Menten constant, K_m	米氏常数
Michaelis-Menten model	米曼氏模型
Missing data	缺失值
Missing dependent variable, MDV	缺失标识变量
Model evaluation	模型评价
Model informed drug development, MIDD	模型指导的新药研发
Model informed precision dosing, MIPD	模型指导的精准给药
Model refinement	模型优化
Model validation	模型验证
Modeling analysis planning	建模分析计划
Monte Carlo importance sampling expectation maximization method	蒙特卡洛抽样重要最大期望值法
Monte Carlo importance sampling, IMP	蒙特卡洛重要抽样法
Monte Carlo simulation	蒙特卡洛模拟
Nested model	嵌套模型
Nonlinear elimination	非线性消除
Nonlinear mixed effects modeling	非线性混合效应模型
Nonlinear model	非线性模型
Nonparametic method	非参数法
Nonparametric adaptive grid, NPAG	非参数自适应网格法
Nonparametric expectation maximazation, NPEM	非参数最大期望值法
Nonparametric maximum likelihood, NPML	非参数最大似然法
Normalized prediction distribution errors, NPDE	正态化预测分布误差检验
Numerical predictve check, NPC	数值预测检验
Objective function value, *OFV*	目标函数值
Observation	观测值
Observation compartment	观测室
Observation events	观测事件
Outlier	离群值
Overparameterization	过度参数化
Parametric method	参数法
Peak concentration, C_{max}	峰浓度
Percent relative standard error, *RSE%*	相对标准误差百分比
Percentile coefficient of variation	百分变异系数
Pharmacokinetics-pharmacodynamics	药动学-药效学

英　　文	中　　文
Population model	群体模型
Population parameter	群体参数
Population pharmacokinetics	群体药动学
Population pharmacokinetics-pharmacodynamics	群体药动学-药效学
Population prediction, PRED	群体预测值
Posterior predictive check, PPC	后验预测检验
Prediction	预测值
Prediction error, PE	预测误差
Prediction-corrected visual predictive check, pc-VPC	预测值校准可视化预测检验
Proportional model/constant coefficient model	比例型模型
Quality control, QC	质量控制
Quantified visual predictive check, QVPC	定量可视化预测检验
Quantile-quantile plot	分位数图
Random-effect	随机效应
Random-effect parameter	随机效应参数
RATE	给药速率
Relative error	相对误差
Relative time	相对时间
Resampling	重抽样法
Residual error	残差
Residual variability	残差变异
Root mean square error, *RMSE*	平均根方差
Sampling importance resampling, SIR	抽样重要性重抽样算法
Sandwich matrix computation	三明治矩阵计算
Scaling factor, Sn	换算系数
Scatter matrix plot of parameters	散点图矩阵
Scatter plot	散点图
Seed	种子数
Semi nonparametric, SMP	半非参数法
Sensitivity analysis	敏感性分析
Sequential fitting	序贯拟合
Serum creatinine, Scr	血清肌酐值
Shrinkage	收缩
Simulation	模拟
Simulation dataset	模拟数据集
Simulation plan	模拟计划
Standard error, *SE*	标准误差
Standardized mean prediction error, *SMPE*	标准化平均预测误差

英　文	中　文
Standardized prediction error, SPE	标准化预测误差
Standardized visual predictive check, SVPC	标准化可视化预测检验
Steady state, SS	稳态
Stepwise covariate modeling, SCM	逐步法
Stochastic approximation expectation-maximization, SAEM	随机近似期望最大化法
Structure model	结构模型
Target concentration intervention, TCI	目标浓度干预
The degree of freedom, df	自由度
Time after dose, TAD	给药后时间
Time after first dose, TAFD	首次给药后时间
Time after last dose, TALD	末次给药后时间
Transit absorption	渐进吸收
Trellis plot	栅栏图
Trend line	趋势线
Trial execution model	试验执行模型
Trough concentration, C_{trough}	谷浓度
Turnover model	翻转模型
Typical value	典型值
Unitless scalar value, usv	无单位标量值
Upper bound	上限
User-written model	自定义模型
Variance-covariance matrix	方差-协方差矩阵
Visual predictive check, VPC	可视化预测检验
V_{max}	最大反应速率
Volume of distribution, V	分布容积
Weighted residuals, WRES	加权残差
Within-subject variability, WSV	个体内变异
ε	残差变异
η	个体间变异
θ	固定效应参数
κ	场合间变异
π^2	场合间变异分布的方差
σ^2	残差变异分布的方差
ω^2	个体间变异分布的方差

索　引

索引 *1*　中文术语索引

索引2 英文术语索引